Optimierte Arzneimitteltherapie

Herausgeber:
MONIKA SCHÄFER-KORTING

Springer-Verlag Berlin Heidelberg GmbH

Michael Soyka

Alkoholabhängigkeit

Grundlagen und Therapie

Mit 12 Abbildungen und 56 Tabellen

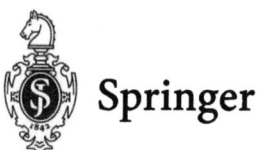 Springer

Professor Dr. MONIKA SCHÄFER-KORTING
FB Pharmazie-Institut Pharm. II
Pharmakologie und Toxikologie
Freie Universität Berlin
Königin-Luise-Straße 2+4
14195 Berlin

PD Dr. MICHAEL SOYKA
Psychiatrische Klinik der Ludwig-Maximilians-Universität
Nußbaumstraße 7
80336 München

ISBN 978-3-540-65261-8

Die Deutsche Bibliothek - CIP-Einheitsaufnahme
Soyka, Michael: Alkoholismus / M. Soyka. - Berlin; Heidelberg; New York; Barcelona; Hongkong;
London; Mailand; Paris; Singapur; Tokio: Springer, 1999
(Optimierte Arzneimitteltherapie)
  ISBN 978-3-540-65261-8   ISBN 978-3-642-58462-6 (eBook)
  DOI 10.1007/978-3-642-58462-6

Dieses Werk ist urheberrechtlich geschützt. Die dadurch begründeten Rechte, insbesondere die der
Übersetzung, des Nachdrucks, des Vortrags, der Entnahme von Abbildungen und Tabellen, der
Funksendung, der Mikroverfilmung oder der Vervielfältigung auf anderen Wegen und der Speicherung in Datenverarbeitungsanlagen, bleiben, auch bei nur auszugsweiser Verwertung, vorbehalten.
Eine Vervielfältigung dieses Werkes oder von Teilen dieses Werkes ist auch im Einzelfall nur in den
Grenzen der gesetzlichen Bestimmungen des Urheberrechtsgesetzes der Bundesrepublik Deutschland vom 9. September 1965 in der jeweils geltenden Fassung zulässig. Sie ist grundsätzlich vergütungspflichtig. Zuwiderhandlungen unterliegen den Strafbestimmungen des Urheberrechtsgesetzes.

© Springer-Verlag Berlin Heidelberg 1999
Ursprünglich erschienen bei Springer-Verlag Berlin Heidelberg New York 1999

Die Wiedergabe von Gebrauchsnamen, Warenbezeichnungen usw. in diesem Werk berechtigt auch
ohne besondere Kennzeichnung nicht zu der Annahme, daß solche Namen im Sinne der Warenzeichen- und Markenschutzgesetzgebung als frei zu betrachten wären und daher von jedermann
benutzt werden dürften.

Umschlaggestaltung: de'blik, Berlin
SPIN: 10568652   14/3133 - 5 4 3 2 1 0 - Gedruckt auf säurefreiem Papier

Geleitwort

Arzneimittel haben in den letzten Jahrzehnten zunehmend an Bedeutung in der Behandlung von Krankheiten gewonnen. Dies gilt für unterschiedliche Gebiete, nicht nur die Innere Medizin sondern auch für die Bereiche Gynäkologie, Urologie, Dermatologie und viele andere. So konnte die Zahl der operativen Eingriffe im Rahmen von Ulzera des Gastrointestinaltrakts durch die Einführung der H_2-Antihistaminika ganz wesentlich reduziert werden. Moderne Zytostatika bedeuten nicht nur eine deutliche Lebensverlängerung, sondern steigern auch die Lebensqualität bei bis in die jüngste Zeit weitgehend therapieresistenten Tumoren. Als Beispiel sei die Wirksamkeit von Paclitaxel beim Ovarialkarzinom genannt.

Obgleich dies einen erheblichen Fortschritt bedeutet, der sich allein mit der besseren Wirksamkeit der modernen Wirkstoffe - also ihrem hohen Nutzen - erklären läßt, stößt die Arzneimitteltherapie dennoch zunehmend auf Vorbehalte der Patienten. Dies ist eine Folge des immer stärkeren Bewußtwerdens um Gefahren, die von diesen stark wirksamen Pharmaka ausgehen können, d. h. den Arzneimittel-Risiken. Im Sinne einer Überreaktion sehen allerdings viele Laien, aber auch manche Ärzte im besonderen Maße auf die Risiken und vernachlässigen den Nutzen einer effizienten Arzneimitteltherapie. Eine sorgfältige Nutzen/Risiko-Analyse bezogen auf den einzelnen Patienten, seine spezielle Erkrankung und die zu erwägenden Wirkstoffe erlaubt eine rationale Arzneimitteltherapie, die den größtmöglichen Erfolg sichert.

Mit dem vorliegenden Werk, einem Band der Buchreihe „Optimierte Arzneimitteltherapie", soll medizinischen Fachkreisen, vor allem Ärzten und Apothekern, der Zugang zur rationalen und damit optimierten Arzneimitteltherapie bestimmter, in der Praxis wichtiger Erkrankungen erleichtert werden. Ausgewiesene Experten auf den jeweiligen Fachgebieten bewerten die heute verfügbaren Therapieansätze unter streng wissenschaftlichen Kriterien. Darüber hinaus lassen sie aber auch die eigene Einschätzung nicht zu kurz kommen. Gestützt auf dieses Expertenwissen wird der Leser in die Lage versetzt, eine eigene individuelle Bewertung für seinen Patienten vorzunehmen. Obgleich Nutzen und Risiko („Nutzen-Risiko-Relation") bei diesem Werk ganz im Vordergrund der Betrachtung stehen, wird auch die finanzielle Komponente der Arzneimitteltherapie nicht außer Acht gelassen. So enthalten die Werke auch Angaben zu den Therapiekosten – soweit dies angesichts des noch unterentwickelten Gebietes „Pharmakoökonomie" zum heutigen Zeitpunkt möglich ist (Aufwand-Nutzen-Relation; vgl. Korting, HC, Schäfer-Korting M (eds). The Benefit/Risk Ratio. A Handbook for the rational Use of Potentially Hazardous Drugs. CRC Press, Boca Raton, 1998).

Mein Dank als Herausgeberin gilt insbesondere den Autoren, ohne deren besonderen Einsatz diese Reihe nicht zustande kommen könnte. Nur die Bereitschaft einer so großen Zahl von Experten zur Mitwirkung macht diese Buchreihe möglich. Sie wäre aber auch nicht realisierbar ohne das hohe Engagement des Springer-Verlages, insbesondere von Herrn Dr. Mager, das vom autorisierten Umgang mit dem heute besonders großen Wagnis über die kompetente und vor allem rasche Herstellung bis zur adäquaten Distribution reicht. Danken möchte ich an dieser Stelle auch meiner Sekretärin, Frau Sandow, ohne deren geduldiges und perfektes Management die organisatorische Abwicklung auf große Probleme gestoßen wäre.

Berlin, im Januar 1999   Prof. Dr. MONIKA SCHÄFER-KORTING

Inhalt

1	**Grundlagen**	1
1.1	Epidemiologie von Alkoholmißbrauch und -abhängigkeit	1
1.2	Bisherige Versorgungssituation und sozioökonomische Überlegungen	8
1.3	Rechtliche Grundlagen der Behandlung Suchtkranker	14
1.4	Ergebnisse der Therapieforschung	19
2	**Diagnostik von Alkoholmißbrauch und -abhängigkeit**	31
2.1	Aktuelle Klassifikationssysteme ICD-10 und DSM-IV	31
2.2	Subtypen von Alkoholabhängigkeit	38
2.3	Diagnostische Verfahren zur Sicherung einer Alkoholabhängigkeit	41
2.3.1	Screeninginstrumente	42
2.3.2	Standardisierte Interviews	45
2.3.3	Fragebogentests	47
2.3.4	Mehrdimensionale Untersuchungsinstrumente	50
2.3.5	Diagnostik des Alkoholentzugssyndroms	51
2.4	Klinische Alkoholismusdiagnose	51
2.5	Biologische Alkoholismusmarker	54
3	**Alkoholbedingte Störungen im Bereich der inneren Medizin**	60
3.1	Leberstörungen	60
3.1.1	Fettleber	62

3.1.2	Alkoholhepatitis	63
3.1.3	Leberzirrhose	66
3.1.4	Hepatische Enzephalopathie	69
3.1.5	Weitere alkoholbedingte Leberstörungen	73
3.1.6	Lebertransplantation bei Alkoholabhängigen	75
3.2	Pankreasstörungen	78
3.3	Gastrointestinale Störungen	80
3.3.1	Akute erosive (hämorrhagische) Gastritis	81
3.3.2	Mallory-Weiss-Syndrom	82
3.3.3	Magenkarzinom	83
3.4	Ösophagusvarizen	83
3.5	Alkohol und Darmerkrankungen	83
3.6	Kardiovaskuläre Störungen	84
3.6.1	Alkoholische Kardiomyopathie	85
3.6.2	Alkoholbedingte kardiale Arhythmien	86
3.6.3	Arterielle Hypertonie	86
3.7	Andere Erkrankungen	87

4 Neurologische Folgestörungen 89

4.1	Epileptische Anfälle bei Alkoholabhängigen	89
4.2	Alkoholische Kleinhirnatrophie	102
4.3	Alkoholische Polyneuropathie	103
4.4	Alkoholische Myopathie	105
4.4.1	Akute hypokaliämische Myopathie der Alkoholiker	108
4.5	Alkoholismus-assoziierte Bewegungsstörungen	108
4.5.1	Alkoholischer Tremor	109
4.5.2	Alkoholinduzierte extrapyramidalmotorische Störungen	110
4.6	Alkoholischer Lagenystagmus und Schwindel	111
4.7	Augenbewegungen bei Alkoholismus	112
4.8	Marchiafava-Bignami-Syndrom	112
4.9	Zentrale pontine Myelinolyse	113
4.10	Tabak-Alkohol-Amblyopie	114
4.11	Alkoholische Myopathie	115
4.12	Zerebrale Gefäßschädigungen und Blutungen	116

4.13	Pachymeningosis haemorrhagica interna	117
4.14	Neurologische Störungen bei alkoholbedingten Hypovitaminosen	117
4.14.1	Vitamin-B_1-Mangel	117
4.14.2	Vitamin-B_{12}-Mangel	119
4.14.3	Folsäuremangel	120
4.14.4	Nikotinsäuremangel-Enzephalopathie	123
4.14.5	Vitaminpräparate	124
4.15	Alkoholbedingte Schlafstörungen	131
4.16	Hirnatrophien bei Alkoholabhängigen	133

5 Malnutrition und Elektrolytmangel ... 135

5.1	Alkoholeffekte auf fettlösliche Vitamine	138
5.2	Alkoholeffekte auf wasserlösliche Vitamine	139
5.3	Alkoholeffekte auf Elektrolyte	140

6 Alkoholentzug und Alkoholdelir ... 143

6.1	Alkoholentzugssyndrom	144
6.1.1	Clomethiazol	147
6.1.2	Benzodiazepine	150
6.1.3	Carbamazepin	154
6.1.4	Ergebnisse von Meta-Analysen	159
6.1.5	Sonstige Pharmaka	161
6.2	Alkoholdelir	163
6.2.1	Neuroleptika	167
6.2.2	Clonidin	168
6.3	Protrahiertes Alkoholentzugssyndrom	169

7 Alkoholpsychosen ... 171

7.1	Alkoholhalluzinose	171
7.2	Paranoide Störungen	178

| 7.2.1 | Alkoholischer Eifersuchtswahn | 178 |

| 8 | **Komorbide psychische Störungen** | **181** |

8.1	Affektive Erkrankungen	181
8.1.1	Tri- und tetrazyklische Antidepressiva	189
8.1.2	Atypische Antidepressiva	194
8.1.3	Monoaminoxidasehemmer (MAO-Hemmer)	194
8.1.4	Selektive Serotonin-Wiederaufnahmehemmer	195
8.2	Schizophrenie	198
8.3	Angststörungen	208
8.3.1	Buspiron	213

| 9. | **Alkoholintoxikation und hirnorganische Störungen** | **217** |

9.1	Alkoholintoxikation	217
9.2	Pathologischer Rausch	220
9.3	Wernicke-Korsakow-Syndrom	220
9.4	Alkoholdemenz	226
9.5	Hepatische Enzephalopathie	227

| 10 | **Pharmakogestützte Rückfallprophylaxe** | **231** |

10.1	Acamprosat	233
10.1.1	Theoretischer Hintergrund	233
10.1.2	Wirkungen	234
10.1.3	Pharmakokinetik	234
10.1.4	Wirksamkeit	235
10.1.5	Nebenwirkungsprofil	239
10.1.6	Interaktionen	241
10.1.7	Offene Fragen	241
10.2	Dopaminerge Pharmaka	242
10.2.1	Atypische Neuroleptika	248
10.2.2	Dopaminerge Agonisten	248

10.3	Opiat-Antagonisten (Naltrexon)	249
10.3.1	Wirkungen und Wirksamkeit	251
10.3.2	Nebenwirkungen und Kontraindikationen	255
10.4	Disulfiram	255
10.4.1	Wirkungen	256
10.4.2	Wirksamkeit	256
10.4.3	Pharmakokinetik	258
10.4.4	Nebenwirkungen	258
10.4.5	Gegenanzeigen	258
10.4.6	Wechselwirkungen	259
10.5	Kalziumkarbamid	259
11	**Tips für Patienten**	261
12	**Literatur**	267
	Sachverzeichnis	293

Abkürzungsliste

AA	Anonyme Alkoholiker
BAK	Blutalkoholkonzentration
CCT	Kraniale Computertomographie
CDT	Carbohydrat-defizientes Transferrin
DHS	Deutsche Hauptstelle gegen die Suchtgefahren
DSM	Diagnostisches und statistisches Manual psychischer Störungen
EEG	Elektroenzephalographie
EMG	Elektromyographie
GABA	Gamma-Aminobuttersäure
GGT	Gamma-Glutamyl-Transpeptidase
GLDH	Glutamat-Dehydrogenase
GOT	Glutamat-Oxalacetat-Transaminase
GPT	Glutamat-Pyruvat-Transaminase
ICD	International Classification of Diseases
IF	Intrinsic-Faktor
KV	Gesetzliche Krankenversicherung
MAO	Monoaminoxidase
MCV	Mittleres korpuskuläres Erythrozytenvolumen
MEOS	Mikrosomales Ethanol-oxidierendes System
NMDA	N-Methyl-D-Aspartat
NMR	Kernspintomographie
PET	Positronenemissionstomographie
RV	Gesetzliche Rentenversicherung
RVO	Reichsversicherungsordnung
SGB	Sozialgesetzbuch

Kapitel 1

1 Grundlagen

1.1 Epidemiologie von Alkoholmißbrauch und -abhängigkeit

Angaben zur Häufigkeit von Alkoholmißbrauch und -abhängigkeit in der Gesamtbevölkerung hängen entscheidend von den eingesetzten Diagnose- und Untersuchungsinstrumenten ab. Dabei liegen sowohl indirekte Schätzungen zur Häufigkeit von Alkoholabhängigkeit in der Bevölkerung etwa aus dem Alkoholkonsum/Kopf, als auch aussagekräftigere, epidemiologisch konzipierte Feldstudien vor. Was den Alkoholkonsum in der Gesamtbevölkerung in Deutschland angeht, so zeigt sich im Langzeitvergleich ein erheblich gesteigerter Pro-Kopf-Konsum von Alkohol seit dem 2. Weltkrieg, der erst in den letzten Jahren leicht rückgängig ist. So stieg der Pro-Kopf-Konsum reinen Alkohols in Litern von 3,3 l 1950 auf 12,5 l 1980 und viel seither geringgradig auf 11,2 l 1995 ab (Hüllinghorst 1996). Entsprechend ging z. B. auch der Bierkonsum in den Jahren von 1990 bis 1995 von 142,7 auf 137,7 l zurück. Im internationalen Vergleich liegt dabei Deutschland auch im Vergleich mit den westlichen Industrienationen an der Weltspitze (Italien 8,6 l, Großbritannien 7,3 l, USA 6,8 l reiner Alkohol/Kopf).

Bekannt ist seit langem die hohe Prävalenz von Alkoholismus bei Patienten in internistischen oder chirurgischen Abteilungen (Arolt et al. 1995; John et al. 1996, 1997; Maylath u. Seidel 1997; Moore et al. 1989).

Interessanter sind epidemiologisch konzipierte Untersuchungen, die leider nicht in ausreichender Zahl vorliegen. Besondere Bedeutung hat dabei in Deutschland die Oberbayerische Verlaufsuntersuchung (Fichter 1990 a,b; Fichter et al. 1989, 1996; Übersicht in Fichter 1997). Diese Untersuchungen, ebenso wie die noch breiter angelegte amerikanische „Epidemiological Catchment Area Study" (ECA-Studie, Helzer et al. 1988; Regier et al. 1990; Robins et al. 1988) wurden an repräsentativen Bevölkerungsstichproben durchgeführt, wobei mit Hilfe strukturierter bzw. standardisierter Interviews und einer operationalisierten psychiatrischen Diagnostik versucht wurde, die Häufigkeit psychischer Störungen in der Bevölkerung zu evaluieren. Die Ergebnisse dieser beiden Untersuchungen zeigten ähnliche Befunde (Tab. 1-1): Alkoholmißbrauch und -abhängigkeit waren mit 3,1% in Deutschland bzw. 2,9% in den USA die häufigste Störung, wobei Männer um ein Vielfaches häufiger betroffen waren als Frauen. In der oben genannten Studie war

Tabelle 1-1. Sechs-Monats-Prävalenzraten (in %) für Alkoholmißbrauch/-abhängigkeit in Oberbayern (UBS) sowie in ländlichen Gegenden der USA (ECA-Studie) nach soziodemographischen Merkmalen (Gewichtet). (Aus Fichter et al. 1996)

	Oberbayern: Upper Bavarian Studie UBS	Amerikanische Epidemiological Catchment Area (ECA) Studie
Geschlecht		
Männlich	10,4	6,5
Weiblich	0,8	0,3
Alter in Jahren		
18–24	1,8	6,3
25–34	7,6	2,1
35–44	0,9	5,4
45–54	6,6	3,1
55–64	5,1	0,3
65 +	1,4	1,1
Soziale Klasse		
1 Oberschicht	5,9	2,9
2 Obere Mittelschicht	0,9	3,2
3 Untere Mittelschicht	2,6	2,7
4 Obere Unterschicht	7,5	5,4
5 Untere Unterschicht	8,3	1,8
Familienstand		
Alleinstehend	4,1	5,8
Verheiratet	6,2	2,7
Verwitwet	1,1	1,2
Geschieden/getrennt	6,4	7,9

Alkoholismus in den niedrigen sozialen Schichten deutlich häufiger als in höheren sozialen Schichten verbreitet. Die 6-Monats-Prävalenzen für Alkoholmißbrauch und -abhängigkeit betrugen in Oberbayern 10,4% bei Männern, dagegen nur 0,8% für Frauen. Die Lebenszeit-Prävalenz für Alkoholismus war dagegen deutlich höher. In den USA betrug sie für „Alcohol-Disorders" in St. Louis 8%, in Edmonton/Canada 12%, in Puerto Rico 7,9%. Eine hohe Prävalenzrate für Alkoholismus ergab auch eine weitere epidemiologische Studie: die Münchener Follow-Up-Studie (Bronisch u. Wittchen 1992), die bei 25- bis 44Jährigen eine Lebenszeitprävalenz von 13% für das Vorliegen mindestens einer Alkoholdiagnose nach DSM-III, einem häufig angewandten Diagnose-Klassifikationssystem (s. S. 31f.), zeigte. Überraschend hohe Prävalenzraten für Alkoholmißbrauch und -abhängigkeit ergab auch eine aktuelle Untersuchung an 3021 Jugendlichen im Alter von 14-24 Jahren aus dem Großraum München, bei denen in 9,7% der Fälle die Diagnose eines Alkoholmißbrauchs und in 6,2% der Fälle die Diagnose einer Alkoholabhängigkeit gestellt wurde (Holly et al. 1997). Diese, gerade auch im Vergleich mit den epidemiologischen Ergebnissen bei Erwachsenen gefundene, extrem hohe Prävalenzrate bedarf aber noch einer weiteren Absicherung.

Bezüglich der Gesamtzahl der in Deutschland lebenden Alkoholabhängigen gehen die entsprechenden Schätzungen ungewöhnlich weit auseinander. In der wissenschaftlichen Literatur wurden dabei meist Schätzungen zwischen 2,5 bis 4 Millionen abgegeben (Übersicht in Soyka 1997 a,b). Die Deutsche Gesellschaft für Psychiatrie, Psychotherapie und Nervenheilkunde (DGPPN) geht dagegen in ihrem aktuellen Positionspapier sogar von einer Zahl bis zu 10 Millionen behandlungsbedürftiger Alkoholkranker aus (DGPPN 1997).

Ein lange Zeit vernachlässigter Aspekt der epidemiologischen Suchtforschung betrifft die hohe Komorbidität mit anderen psychischen Störungen wie z. B. Schizophrenien (Soyka et al. 1993) aber auch Manien, Drogenabhängigkeit und antisozialer Persönlichkeit (Robins et al. 1988). Etwas geringer ist dagegen die Komorbiditätsrate für Major Depression und Dysthymie. Insgesamt wiesen in der amerikanischen ECA-Studie 53% der Patienten mit Substanzmißbrauch und -abhängigkeit eine andere komorbide psychische Erkrankung auf.

Besonders hoch ist die Komorbidität von Alkoholismus mit Angsterkrankungen, Schizophrenien, Persönlichkeitsstörungen, teilweise auch affektiven Erkrankungen.

Nähere Angaben hierzu sowie zur Therapie der beschriebenen Erkrankungen finden sich in Kap. 8.

Angststörungen
Klinisch kann man unter den Angststörungen die Agoraphobie mit und ohne Panikstörung, die soziale Phobie, die einfache und isolierte Phobie, die generalisierte Angststörung und die posttraumatische Belastungsstörung differenzieren (s. Tab. 8-9). In DSM-IV, nicht aber in der ICD-10 (International Classification of Diseases), wird auch die Zwangsstörung unter den Angsterkrankungen aufgeführt. Leitsymptome der Panikstörung sind das wiederholte oder unerwartete Auftreten intensiver Angst oder Unbehagen verbunden mit verschiedenen psychovegetativen Symptomen (Zittern, Atemnot, Tachykardie, Schwitzen, Parästhesien, Übelkeit oder abdominelle Beschwerden). Es liegt auf der Hand, daß die meisten dieser Symptome auch beim Alkoholentzug auftreten können, was schwierige differentialdiagnostische Probleme aufwerfen kann. Häufig ist die Panikstörung auch mit einer Agoraphobie gekoppelt. Die generalisierte Angststörung ist durch eine starke Erwartungsangst oder übertriebene Angst verbunden mit Symptomen einer motorischen Spannung und vegetativen Übererregbarkeit sowie einer erhöhten Aufmerksamkeit gekennzeichnet. Typische Symptome einer solchen Übererregbarkeit sind Zittern, Atemnot, Schwitzen und Mundtrockenheit.

Eine Reihe von Untersuchungen haben eine Häufung von Angsterkrankungen bei Patienten mit Alkoholismus belegt (Übersicht bei Cox et al. 1990; George et al. 1990; Kushner et al. 1990; Schuckit et al. 1998). In diesem Zusammenhang, wie auch für andere psychische Störungen, wurde häufig die sogenannte Selbstbehandlungs- oder Streßreduktionshypothese als Erklärungsmodell für den häufigen Alkoholismus herangezogen (spannungslösender und anxiolytischer Effekt von Alkohol). Besonders aufschlußreich waren die Ergebnisse der epidemiologischen ECA-Studie, die eine hohe Komorbidität, speziell der Panikerkrankung mit Angststörungen zeigte (Krystal et al. 1992). Auf neurochemischer Ebene wurde sowohl eine Dysfunktion im noradrenergen (George et al. 1990) als auch im gabaergen und Serotoninsystem sowie eine erhöhte zerebrale Erregbarkeit für das Auftreten von Angst bei Alkoholiker verantwortlich gemacht.

In Familienuntersuchungen (Übersicht bei Maier et al. 1997) konnte ebenfalls eine gewisse Beziehung zwischen Angsterkrankungen und Alkoholismus gezeigt werden.

Affektive Erkrankungen
Affektive Erkrankungen lassen sich in uni- und bipolare affektive Erkrankungen differenzieren (s. Tab. 8-1).

Speziell in Bezug auf die Alkoholabhängigkeit wurde folgende Klassifikation depressiver Symptome bei Alkoholabhängigkeit vorgeschlagen:
- Affektive Erkrankungen mit sekundärem Alkoholismus
- Organisch bedingte affektive Störungen bei Alkoholismus
- Alkohol-toxisch bedingtes depressives Syndrom
- Depressive Syndrome im Rahmen eines Alkoholentzugs
- Reaktiv bedingtes depressives Syndrom mit Alkoholismus (z. B. depressive Anpassungsstörung)
- Depressive Syndrome im Rahmen einer anderen psychischen Störung (z. B. Schizophrenie) mit Alkoholismus
(Übersicht in Soyka 1995, 1997)

Eine Reihe von klinischen, aber auch epidemiologischen Untersuchungen, haben gezeigt, daß die Prävalenz für depressive Syndrome bei Alkoholabhängigen hoch ist (s. Kap. 8, Soyka et al. 1996). Wichtig für die Differentialdiagnose ist vor allem die chronologische Abfolge des Auftretens depressiver Syndrome bei Alkoholabhängigen. Wie auch für andere psychische Störungen ist die Differenzierung in primäre (dem Alkoholismus vorangehende) oder sekundäre (dem Alkoholismus folgende) depressive Syndrome differentialdiagnostisch häufig wegweisend, obwohl die chronologische Einordnung selbst noch nichts über die Frage der Ätiologie aussagt.

Für die Prognose und Therapie spielt diese Differenzierung offensichtlich eine große Rolle: Depressive Syndrome bei primär Alkoholabhängigen bilden sich schneller zurück als bei primär affektiven Erkrankungen, und die Intensität depressiver Syndrome bei primär affektiv Erkrankten scheint durch einen sekundären Alkoholismus nicht verstärkt zu werden (Brown et al. 1995).

In vielen klinischen Studien wurde eine Prävalenzrate für depressive Syndrome bei Alkoholabhängigen zwischen 30 und 60% ermittelt (Übersicht in Soyka et al. 1996). Auch hier lieferte die epidemiologische ECA-Studie die klarsten Ergebnisse: Danach lag das Lebenszeitrisiko für depressive Störungen bei männlichen Alkoholikern bei 5%, während es für weibliche 19% betrug (Helzer u. Pryzbeck 1988). Offensichtlich ist die Assoziation von Depressivität und Alkoholismus gerade bei Frauen von klinischer Relevanz.

Zu hohe Prävalenzraten für depressive Syndrome werden häufig dann gefunden, wenn eine entsprechende Diagnostik während der Entzugsbehandlung oder zu Beginn der Entwöhnungsbehandlung durchgeführt wird und nicht nach längerer Abstinenz. Hier treten häufig Schlafstörungen oder andere psychovegetative Syndrome auf, die häufig irrtümlich als Ausdruck einer Depression gewertet werden. Die Diagnose einer eigenständigen affektiven Erkrankung ist erst nach längerer Abstinenz möglich.

Besonders hoch ist die Komorbidität mit bipolaren affektiven Erkrankungen sowie der unipolaren Manie. Hier wurde ein 6,2fach erhöhtes relatives Risiko für Alkoholismus gefunden (Prävalenzrate 43,7% für Alkoholismus, Helzer u. Pryzbeck 1988). Offensichtlich tritt ein verstärkter Alkoholkonsum vor allem während manischer Phasen auf. Es gibt einige Hinweise, daß Patienten mit gleichzeitigem Substanzmißbrauch ein höheres Risiko für einen ungünstigen sogenannten Rapid-cycling-Verlauf haben (Keller et al. 1996; Sonne et al. 1994). Eine familiäre Häufung mit bipolaren Erkrankungen bei Patienten mit Alkoholismus ist unwahrscheinlich (Winokur et al. 1993).

Schizophrene Erkrankungen
Erst in den letzten Jahren ist auch die hohe Komorbidität von Schizophrenie und Alkoholismus erkannt und näher untersucht

worden (Übersicht in Mueser et al. 1990; Soyka 1994). In einer Reihe von klinisch-empirischen Untersuchungen wurden Prävalenzraten für Alkoholmißbrauch und -abhängigkeit bei Schizophrenen von 12–51% mitgeteilt. Schizophrene nehmen darüber hinaus vor allem Cannabis und Psychostimulanzien, dagegen seltener Narkotika einschließlich Opiate mißbräuchlich ein. In eigenen Untersuchungen an zwei großen Kollektiven stationär-psychiatrischer Patienten im Bezirkskrankenhaus Haar (n=447) und der Psychiatrischen Klinik der Universität München (n=183) wurde eine Life-time-Prävalenz für Alkoholmißbrauch von 34,6 bzw. 17,5% gefunden (Soyka et al. 1993). Ein Substanzmißbrauch bei männlichen Schizophrenen war dabei signifikant häufiger als bei weiblichen. Auch hier lieferten epidemiologische Befunde die klarsten Ergebnisse: In der ECA-Studie wurde bei Schizophrenen mit rund 34% eine vierfach erhöhte Alkoholismusrate gefunden (Helzer u. Pryzbeck 1988). Diese und einige andere Arbeiten belegen, daß sich in den meisten Fällen Alkoholismus erst nach Manifestation der Psychose entwickelt, obwohl gelegentlich auch gegenteilige Verläufe vorkommen. Klinisch unterscheiden sich schizophrene Patienten mit Alkoholismus von anderen Schizophrenen auf der psychopathologischen Ebene relativ wenig, sie weisen allerdings im Regelfall etwas mehr produktiv-psychotische Symptome und eher etwas weniger Negativsymptome auf, haben aber vor allem einen ungünstigeren Krankheitsverlauf und eine höhere Rehospitalisierungsrate, die möglicherweise auf eine deutlich größere Non-Compliance zurückzuführen ist. Gut belegt ist bei Schizophrenen mit Substanzgebrauch auch eine höhere Rate von Suizidversuchen, aggressiven und delinquenten Handlungen.

Die Wirkung von Alkohol auf die individuelle Psychopathologie ist sehr unterschiedlich, es wurden sowohl eine Verschlechterung als auch eine Verbesserung psychotischer Symptome unter Alkohol beschrieben.

Andere psychische Störungen
Hoch ist die Komorbidität von Alkoholismus auch mit verschiedenen Persönlichkeitsstörungen, speziell der sogenannten antisozialen Persönlichkeitsstörung und Borderline-Persönlichkeitsstörun-

gen, aber auch einer Reihe anderer psychischer Erkrankungen. Generell begünstigt das Vorliegen einer psychisch Störung die Entwicklung eines Alkoholismus, wobei sich im Mittel eine etwa doppelt so hohe Alkoholismusrate bei Patienten mit psychischen Störungen findet wie in der Normalbevölkerung.

1.2 Bisherige Versorgungssituation und sozioökonomische Überlegungen

Die Behandlungsprävalenzen Alkoholkranker liegen in psychiatrischen Kliniken bei 30–40%, in den internistischen und chirurgischen Abteilungen bei rund 20% (DGPPN 1997). Nach Auffassung der Weltgesundheitsorganisation wird der Bereich der Abhängigkeit von psychotropen Substanzen insgesamt dem Bereich Mental Health (d. h. Psychiatrie und Psychotherapie) zugerechnet. In Deutschland erbringen jedoch Allgemeinärzte und Hausärzte die Hauptleistung in der Versorgung dieser Patienten (70%), während niedergelassene Psychiater und Nervenärzte nur 4–5% der Suchtkranken behandeln. Dagegen haben die psychiatrischen Abteilungen und Fachkliniken nach Ansicht der DGPPN einen höheren Stellenwert und leisten rund ¼ der stationären Entgiftungsmaßnahmen. Aber auch diese werden überwiegend in den internistischen Abteilungen der Allgemeinkrankenhäuser durchgeführt.

Struktur und Dynamik der Suchtkrankenhilfe in der BRD sind von Wienberg (1992) sehr detailliert und kritisch beleuchtet worden. Bei eher zurückhaltender Einschätzung der Häufigkeit von Suchterkrankungen in Deutschland kam er zu dem Schluß, daß 4% der Bevölkerung als potentielle Zielgruppe von Hilfs- und Behandlungsangeboten anzusehen sind. Bei seinen Modellrechnungen legte Wienberg die „traditionelle Trias" der Behandlung Abhängiger (ambulante Kontaktaufnahme und Beratung in einer Fachberatungsstelle, stationäre Therapie, ambulante Nachsorge und im Optimalfall die Überleitung in eine Selbsthilfegruppe) zugrunde.

Genau bekannt ist die Häufigkeit der Entwöhnungsbehandlung im Sinne der Suchtvereinbarung für Alkohol- und Medikamentenabhängige in Fachkliniken. Im Jahre 1988 wurden z. B. 22.100 Entwöhnungsbehandlungen für Alkohol- und/oder Medikamentenabhängige durchgeführt (Ziegler 1989), so daß nach Wienberg (1992) weniger als 1% der potentiell zu erreichenden Abhängigen in entsprechenden Fachkliniken behandelt wurden. Weiter kam Wienberg zu dem Schluß, daß nur knapp 5% der Zielgruppe mindestens einmal pro Jahr Kontakt zu Beratungsstellen in freier Trägerschaft hatten. Etwa 125.000 „Behandlungsepisoden" für Alkohol- und Medikamentenabhängige wurden in stationär-psychiatrischen Einrichtungen durchgeführt (davon 45% Wiederaufnahmen), so daß in etwa 2,5% der zu erreichenden Zielgruppe in psychiatrischen Einrichtungen behandelt wurde. Dabei handelte es sich überwiegend nur um Entgiftungen, die von den gesetzlichen Krankenversicherungen durch die Beschränkung der Kostenübernahme in der Regel auf maximal 14 Tage bis längstens 3 Wochen begrenzt sind, ein relativ kurzer Zeitraum, um „angemessene Behandlungsperspektiven" zu eröffnen. Wienberg kam aufgrund seiner Berechnungen weiter zu dem Schluß, daß mindestens jeder zehnte Krankenhauspatient (in Allgemeinkrankenhäusern etc.) manifest alkoholkrank war und etwa 600.000 alkoholabhängige Patienten in einem Allgemeinkrankenhaus pro Jahr behandelt werden. Damit werden in medizinischen/chirurgischen Abteilungen von Allgemeinkrankenhäusern 8mal soviel Alkoholabhängige behandelt wie in psychiatrischen Krankenhäusern und Fachkliniken zusammen. Für den niedergelassenen Bereich berechnete Wienberg, daß niedergelassene Ärzte 10- bis 15mal mehr Abhängigkeitskranke erreichen als die Fachberatungsstellen der Gesundheitsämter. Die qualitativ nicht ausreichende Behandlung Alkoholkranker in Allgemeinkrankenhäusern ist im übrigen auch von der Expertenkommission der Bundesregierung kritisiert worden (BMJFFG, Bundesministerium für Jugend, Familie, Frauen und Gesundheit 1988), die feststellte:

„Die Strukturen des Allgemeinkrankenhauses kommen unbewußt den Bedürfnissen und Tendenzen des Abhängigen entgegen. Viele gehen deshalb gerne in ein Allgemeinkrankenhaus. Patientenangehörige und Ärzte neigen dazu, die Grundkrankheit mit allen ihren körperlichen, sozialen und beruflichen Folgeerscheinungen zu leugnen.... Abhängigkeitskranke werden während der Entzugsphase wie andere Patienten behandelt: Sie liegen im Bett, ihnen wird zu wenig abverlangt.... nicht selten werden während der Entzugsphase Beruhigungsmittel verordnet, die langfristig ein weiteres Abhängigkeitsproblem nach sich ziehen können".

Wienberg bilanziert: „Bei all dem erscheint es unbegreiflich, daß die Träger der gesetzlichen Krankenversicherung, die diesen Sektor annähernd vollständig finanzieren, nicht wirksam Einfluß auf die Verwendung ihrer Mittel nehmen." Das dies – auch einseitig – möglich ist, zeigt die Begrenzung der Akut-Behandlung in der Psychiatrie auf 2–3 Wochen. Wienberg fordert ebenfalls eine Novellierung der Empfehlungsvereinbarung von 1978 (siehe unten) und eine Aufgabe der starren zeitlichen Befristung der sogenannten Entzugsbehandlung auf 2–3 Wochen sowie zahlreiche andere strukturelle Veränderungen.

Zur Struktur der Versorgung der Suchtkranken in Deutschland geht Hüllinghorst (1996) davon aus, daß es in Deutschland ca. 1280 Beratungsstellen für Suchtkranke gibt (im Mittel eine Beratungsstelle für 67.500 Einwohner) und etwa 1730 Krankenhausbetten, die den Anforderungen für eine qualifizierte Entgiftung entsprechen würden. Ca. 12.000 stationären Therapieplätzen für Alkohol- und Medikamentenabhängige würden ca. 5000 für Drogenabhängige gegenüber stehen. Im Jahre 1995 waren für Alkoholkranke 35.459 Anträge auf eine Entwöhnungsbehandlung von den Rentenversicherungen („alte Bundesländer") genehmigt worden, gegenüber 4047 in den „neuen Bundesländern". Real waren 1993 30.501 Entwöhnungsbehandlungen durchgeführt worden. Die Zahl der nach §15 Sozialgesetzbuch VI bewilligten Rehabilitationsanträge auf Entwöhnungsbehandlungen bei Drogenabhängigkeit fallen dagegen mit 5524 deutlich geringer aus (1997: ca. 7800).

Die Zahl der abgeschlossenen stationären Entwöhnungen betrug 1994 im Bereich der alten Bundesländer 30.725 mit einer durchschnittlichen Behandlungsdauer von 120 Tagen (Männer) bzw. 122 Tagen (Frauen). Dabei handelte es sich in über 70% der Fälle um Alkoholabhängige (Hüllinghorst 1996). Für stationäre Behandlungen insgesamt legte das statistische Bundesamt zuletzt für das Jahr 1993 relevante Zahlen vor, wobei davon auszugehen ist, daß nicht alle Suchterkrankungen auch als solche verschlüsselt wurden. Insgesamt wurden 236.546 stationäre Behandlungsfälle gezählt, davon

158.649 wegen Alkoholabhängigkeit. Die Zahl der Arbeitsunfähigkeitstage der AOK-Pflichtmitglieder wegen Suchterkrankungen wurde im Westen auf 1.953.002 und im Osten auf 1.448.075 geschätzt (Hüllinghorst 1996).

Die durch die Behandlung Alkoholabhängiger verursachten Kosten sind erheblich. Nach Beyer (1996) beanspruchte die bislang noch ganz überwiegend stationäre Rehabilitation Suchtkranker immerhin 12% der Haushaltsmittel für Rehabilitationsleistungen. Die ambulanten Beratungs- und Behandlungsstellen für Suchtkranke werden dagegen überwiegend aus öffentlichen Mitteln finanziert. Folgt man der Jahresstatistik 1996 von ambulanten Beratungs- und Behandlungsstellen für Suchtkranke in der BRD (Simon et al. 1997), so betrug das durchschnittliche Budget einer ambulanten Beratungsstelle etwa 303.000 DM, wobei die meisten Mittel von Kommunen oder Land bereitgestellt wurden.

Die durchschnittlichen Kosten für eine Entwöhnungstherapie betrugen schon 1988 17.500 DM pro Patient, zuzüglich der Zahlung von Übergangshilfen im Wert von ca. 4500 DM. 1988 wandte die Rentenversicherung ca. 538 Millionen DM für stationäre Entwöhnungsbehandlungen auf (Ziegler 1989), mit seither deutlich steigender Tendenz.

Nach einer Modellrechnung der AOK Mettmann wurden allein in deren Bereich pro Jahr 1–2 Milliarden DM für die ambulante Versorgung Suchtkranker aufgewendet, bei denen entweder stationär oder wegen Arbeitsunfähigkeitsperioden eine oder mehrere der einschlägigen Suchtdiagnosen gestellt worden war. Eine andere Rechnung der AOK Stuttgart kam schon 1978 zu dem Ergebnis, daß die gesamten Kosten für die ambulante Versorgung von Alkoholabhängigen bei 12.000 DM pro Fall lagen (Borgers 1990).

Auch Glaeske (1992) folgerte aufgrund einer Analyse der Krankenkassendaten, daß es Versorgungsmängel gebe und alternative Versorgungsstrukturen wie regionale ambulante Behandlungs- und Beratungsdienste organisiert werden müßten. Hierfür einen Teil der bisher für die ambulante Arzneimittelversorgung angefallenen Kosten zu investieren, schien ihm als eine für die Suchtkranken gerechte Lösung.

Die volkswirtschaftlichen Schäden, die durch Alkoholismus hervorgerufen werden, können nur annähernd geschätzt werden. Sehr genau kennt man dagegen die Einnahmen durch die Alkoholsteuer, die im Jahr 1995 7,6 Milliarden DM betrugen (Hüllinghorst 1996). Brecht et al. (1996) versuchten die direkten und indirekten Kosten für Alkoholismus in der BRD zu ermitteln, die sich aus den direkten Behandlungskosten, dem Verlust an Arbeitsplätzen, den Verlust an Arbeitszeit und Kosten aus vorzeitiger Berentung und Sterblichkeit zusammensetzten. Die Arbeitsgruppe zog zu diesem Zweck die Statistik der Sozialversicherungen und andere offizielle Statistiken heran. Erfaßt wurden dabei speziell die Kosten für die Behandlung der Alkoholabhängigkeit (klassifiziert nach ICD-9-Kriterien), für chronische alkoholische Lebererkrankungen und -zirrhose sowie Alkoholpsychosen. Die durch Alkoholismus entstandenen Gesamtkosten (Datenbasis 1990) wurden von der Arbeitsgruppe auf 6,0 Milliarden DM geschätzt (indirekte Kosten 4,5 Milliarden DM, direkte Kosten 1,5 Milliarden DM). In ähnliche Richtung deuten andere Befunde. So wurden die Kosten für chronische Lebererkrankung und Leberzirrhose (in vielen Fällen auf Alkoholismus zurückzuführen) 1989 auf 4,5 Milliarden DM geschätzt (Banz et al. 1993, Rohrbacher et al. 1993). Die Kosten für Rehabilitationsprogramme wurden von Brecht et al. (1996) mit 373 Millionen DM, die für die ambulante Behandlung mit 331 Millionen DM angesetzt.

Die Kosten für Alkoholismus wären nach dieser Berechnung geringer als die Einnahmen aus der Alkoholsteuer, die jahrelang etwa 8 Milliarden DM betrug (Hüllinghorst, 1996). Die Autoren wiesen aber selber darauf hin, daß in ihrer Berechnung einige wichtige Faktoren nicht berücksichtigt worden waren. Dazu gehören insbesondere alle durch Gewalttaten/Unfälle bedingten Todesfälle (einschließlich Verkehrsunfälle und Suizide). Besonders problematisch ist, daß nur diejenigen Behandlungsfälle berücksichtigt wurden, die direkt auf eine Alkoholabhängigkeit zurückgeführt wurden, während alle diejenigen Fälle, in denen eine Alkoholabhängigkeit (Diagnosestellung nach ICD-Kriterien) nicht verschlüsselt wurde, unberücksichtigt bleiben mußten. Unberücksichtigt blieben in dieser Studie im übrigen auch alle Sozialhilfekosten. Selbst bei einer so konservativen Schätzung, wie sie die Arbeitsgruppe von Brecht et al.

(1996) vorgenommen hatte, waren mehr als 10% der Kosten für Rehabilitationsprogramme direkt auf eine Alkoholkrankheit zurückzuführen. Der durchschnittliche Tagessatz für eine stationäre Behandlung betrug dabei 151 DM (Datenbasis 1991). Insgesamt kam die Arbeitsgruppe zu dem Schluß, daß 2–4% aller Krankheitskosten in Deutschland direkt auf einen Alkoholismus zurückzuführen seien.

Auch Glaeske (1992) wies auf die sozioökonomischen Probleme hin, die Suchtkranke hervorrufen würden. So betonte er, daß Beschäftigte mit Suchterkrankungen etwa 16mal häufiger fehlten, 2,5mal häufiger krank waren und 3,5mal häufiger in Betriebsunfälle verwickelt waren als der Rest der Belegschaft (Glaeske 1992).

Zu den durch Alkoholismus verursachten sozioökonomischen Folgeschäden und Kosten wird derzeit eine vom Bundesministerium für Gesundheit unterstütze Untersuchung am Robert-Koch-Institut in Berlin durchgeführt, deren Ergebnisse aber frühestens 1999 vorliegen dürften.

Bezüglich der Gesamtkosten der von den deutschen Rentenversicherungsträgern erbrachten Leistungen läßt sich folgendes feststellen: Die Ausgaben aller Reha-Träger für medizinische, berufliche und soziale Leistungen zur Rehabilitation betrugen 1994 rund 30 Milliarden DM und sind seit 1980 auf das Dreifache gestiegen (Clade 1997). Die Ausgaben der Krankenversicherung für Reha-Maßnahmen beliefen sich 1995 auf 5,1 Milliarden DM (+70% gegenüber 1991). Dabei haben sich insbesondere in den kostenintensiveren Leistungsgruppen Sucht und psychische Erkrankungen höhere Kosten ergeben. Insgesamt betrugen die Ausgaben der Rentenversicherungsträger (BFA und LVA) im Jahre 1995 10,1 Milliarden DM. Zunehmend werden auch Kosten-Nutzen-Analysen zur Effizienz der medizinischen Rehabilitation verlangt. Nach einer Übersicht von Clade (1997) ist eine stationäre Reha-Maßnahme für den Rentenversicherungsträger dann „rentabel", wenn die Frührentenzahlung wegen Berufs- oder Erwerbsunfähigkeit im Durchschnitt mindestens 3,4 Monate hinausgezögert werden kann. Es ist anzunehmen, daß bei Abstinenzraten von 30–40% die meisten Alkohol-Entwöhnungstherapien dieser Forderung genügen dürften.

1.3 Rechtliche Grundlagen der Behandlung Suchtkranker

Krankheit im Sinne des §182 der Reichsversicherungsordnung (RVO) ist ein regelwidriger Körper- oder Geisteszustand, der eine ärztliche Heilbehandlung und/oder Arbeitsunfähigkeit zur Folge hat. Auch eine Suchterkrankung, wie z. B. Alkoholabhängigkeit, ist ein derartiger regelwidriger Körper- und Geisteszustand und damit Krankheit im Sinne der gesetzlichen Krankenversicherung (KV) und der gesetzlichen Rentenversicherung. Zuständigkeitsbereiche der Kostenträger bei der Gewährung ambulanter Leistungen zur Rehabilitation Alkohol-, Medikamenten- und Drogenabhängiger sind dabei nach §1236 RVO geregelt.

Alkoholabhängige erhalten nicht nur zur Behandlung alkoholbedingter Folgestörungen, sondern auch der Sucht selbst die gleichen Leistungen der ambulanten und stationären Behandlung – sowie andere ergänzende und finanzielle Leistungen – wie Patienten mit anderen Erkrankungen. Für die Krankenhilfe der KV ist die Frage, ob ein Abhängiger Schuld an seiner Abhängigkeit trägt, rechtlich nicht relevant. Das vielfach diskutierte etwaige gesundheitliche Fehlverhalten (z. B. im Sinne von Sucht) hat erst im Zusammenhang mit Leistungsansprüchen, z. B. auf Krankengeld Bedeutung (Übersicht bei Krasney 1989). Für die stationäre Behandlung Alkoholabhängiger ergeben sich, anders als für andere psychische Störungen, einige Sonderaspekte. Die stationäre Entwöhnungsbehandlung eines Alkoholabhängigen stellt eine Behandlung in einer Spezialeinrichtung im Sinne des §184a RVO dar und nicht eine Krankenhausbehandlung im Sinne des §184 RVO. Die Kosten für die Durchführung einer Entwöhnungsmaßnahme trägt dafür im Regelfall der Rentenversicherungsträger (z. B. BFA oder LVA). Nur in Einzelfällen werden hier die Kosten von den Krankenkassen übernommen. Grundsätzlich fällt also die Behandlung Suchtkranker sowohl in den Aufgaben- und Zuständigkeitsbereich der Krankenversicherung als auch der Rentenversicherungen. Diese haben eine Verwaltungsvereinbarung geschlossen (Krasney 1987), nach der bei einem Alkoholabhängigen, der sowohl in der KV wie in der RV versichert ist, die Kosten für die sogenannte Entgiftungsbehandlung im Krankenhaus von der KV, die anschließende Entwöhnungsbehandlung im Rah-

men der Rehabilitationsmaßnahme von der RV übernommen werden. Für die Rentenversicherungsträger steht dabei der rehabilitative Aspekt im Vordergrund. Laut Sozialgesetzbuch VI ist die Wiederherstellung der Erwerbsfähigkeit die zentrale Aufgabe der Rehabilitation. In §9 SGBV VI heißt es hierzu:
(1) Die Rentenversicherung erbringt medizinische, berufsfördernde und ergänzende Leistungen zur Rehabilitation, um
1. den Auswirkungen einer Krankheit oder einer körperlichen, geistigen, seelischen Behinderung auf die Erwerbsfähigkeit der Versicherten entgegen zu wirken oder sie zu überwinden und
2. dadurch Beeinträchtigungen der Erwerbsfähigkeit der Versicherten oder ihr vorzeitiges Ausscheiden aus dem Erwerbsleben zu verhindern oder sie möglichst dauerhaft in das Erwerbsleben wieder einzugliedern.

Im §13 Abs. I SGB VI wird dem Rehabilitationsträger (Rentenversicherung) ein Gestaltungsermessen dahin eingeräumt, im Einzelfall – unter Beachtung der Grundsätze der Wirtschaftlichkeit und Sparsamkeit – Art, Dauer, Umfang, Beginn und Durchführung von Rehabilitationsleistungen sowie die Rehabilitationseinrichtung nach pflichtgemäßem Ermessen zu bestimmen (Beyer 1996), d. h., daß nicht jedem Antrag auf Durchführung einer Entwöhnungstherapie entsprochen werden kann und muß. Die meisten Rentenversicherungsträger haben eigene Kliniken zur Durchführung von Entwöhnungsmaßnahmen aufgebaut oder Verträge mit entsprechenden Einrichtungen abgeschlossen. Das Gesetz überläßt es dem Träger der Rentenversicherung, ob er die Leistungen in einer eigenen Einrichtung oder in einer vertraglich mit ihm verbundenen Fremdeinrichtung durchführt.
Im Jahre 1995 beanspruchte die Suchtrehabilitation immerhin ca. 12% der Haushaltsmittel für Rehabilitationsleistungen (Beyer 1996). Da gerade im Bereich Rehabilitation erhebliche Kürzungen zu erwarten, z. T. auch beschlossen sind, dürfte auch die Suchtrehabilitation, zumindest mittelfristig hiervon betroffen sein.
Die Dichotomie von Entziehungs- bzw. Entgiftungstherapie einerseits und Entwöhnungstherapie andererseits mit unterschiedlichen Kostenträgern wirft nicht nur einige bürokratische Hürden auf,

sondern ist auch aus therapeutischer Sicht nicht unproblematisch. Dies betrifft zum Beispiel Alkoholiker mit gleichzeitig bestehender psychiatrischer Grunderkrankung. Die Fachgesellschaft „Deutsche Gesellschaft für Psychiatrie, Psychotherapie und Nervenheilkunde" hat in ihrem aktuellen Positionspapier (1997) gefordert, daß die Empfehlungsvereinbarung zur Finanzierung der Behandlung durch „Krankenkassen und Rentenversicherungsträger in den nächsten Jahren überwunden wird", zu Gunsten gemeindenaher Behandlungskonzepte, die in einer Hand liegen. Bei der Entwicklung und Evaluation entsprechender Behandlungsprogramme wird die Psychiatrie weitere konzeptuelle und wissenschaftliche Arbeit zu leisten haben, dabei kommt ihr zustatten, daß seit Mitte der 90er Jahre zunehmend auch die Psychiatrischen Universitätskliniken ihre Aufgabe in der Behandlung, Erforschung und Länge der Abhängigkeitserkrankungen besser wahrnehmen als früher... Damit wird es möglich werden, kombinierte stationär-ambulante Behandlungskonzepte umzusetzen bzw. geeignete Patienten primär ambulanten Therapien zuzuführen und wissenschaftlich zu evaluieren. Eine wichtige Forschungsfrage für die nächsten Jahre wird sein, genaue Kriterien einer differentiellen Therapieindikation zu definieren."

Die rechtlichen Grundlagen für die Durchführung und Finanzierung ambulanter Entwöhnungstherapien wurden 1991 durch eine „Empfehlungsvereinbarung ambulanter Rehabilitationsmaßnahmen Sucht" der Kranken- und Rentenversicherungsträger geregelt. In dieser Rahmenvereinbarung wurden unter anderem Indikationsrichtlinien, Ausschlußkriterien und Qualitätsstandards für die Durchführung entsprechender Therapiemaßnahmen festgehalten. Als Indikation zur ambulanten Rehabilitation Alkoholabhängiger nennt die Rahmenvereinbarung folgendes:

- Relatives intaktes soziales Umfeld.
- Bereitschaft und Fähigkeit zur Suchtmittelabstinenz.
- Fähigkeit und Motivation zur aktiven Mitarbeit, regelmäßigen Teilnahme sowie Einhaltung des Therapieplans.
- Ausreichende berufliche Integration.
- Stabile Wohnsituation.

Als Ausschlußkriterien werden folgende genannt:
- Schwere körperliche und neurologische Folgeschäden.
- Psychiatrische Störungen, die nur stationär zu behandeln sind (z. B. akute Psychose, Suizidgefahr).
- Fehlen sozialer Integration.
- Fehlende Behandlungsbereitschaft.
- Notwendigkeit der Herausnahme aus dem pathogenen Milieu.

Die Empfehlungsvereinbarung enthält neben Indikationskriterien auch Anforderungen an die Einrichtungen und definiert den Umfang der ambulanten Rehabilitationen (s. dazu Alverdes u. Bär 1994). Nach der Empfehlungsvereinbarung werden Leistungen zur ambulanten Rehabilitation in einem Zeitraum von bis 18 Monaten erbracht, wobei zunächst 80 therapeutische Einheiten (Gruppensitzungen 100 Minuten, Einzelgespräche 50 Minuten) bewilligt werden können. In Einzelfällen kann eine Verlängerung gewährt werden. Dringend verbesserungswürdig ist nach Ansicht einiger Autoren (Alverdes u. Bär 1994) vor allem der Rahmen für die therapeutischen Gespräche mit Bezugspersonen, die mit 12 möglichen Gesprächen als zu gering angesehen wurde.

Die skizzierten Indikationen für eine ambulante Rehabilitation bei Abhängigkeitskranken sind verschiedentlich, so auch von der Deutschen Hauptstelle gegen die Suchtgefahren (DHS), kritisch beleuchtet worden. Als besondere Möglichkeiten der ambulanten Rehabilitation von Abhängigkeitskranken (s. Jahrbuch Sucht 1995 der DHS gegen die Suchtgefahren) werden folgende Aspekte genannt:
- Realitätsbezug, d.h. hier Erprobung und Prüfung neuen Verhaltens im Alltag.
- Herausforderung von Eigeninitiative bzw. Verhinderung einer passiven Haltung („Kurdenken").
- Erfordern des selbstverantwortlichen Handelns.
- Gruppenkohäsion unter ambulanten Bedingungen als Schutz vor erneutem Suchtmittelkonsum unter den Anforderungen der Bewährung im gewohnten Lebensumfeld.
- Prävention und therapeutische Nutzbarkeit von möglichen und realen Rückfallsituationen unter den Bedingungen der Alltags-

realität mit der Möglichkeit zur Entwicklung von konkreten Rückfallbewältigungsstrategien.
- Förderung von Autonomie.
- Angebot einer Rehabilitationsmöglichkeit im Rahmen eines breiten Spektrums ambulanter Maßnahmen.
- Kontinuität der Hilfe (ohne Einrichtungs- und Therapeutenwechsel).

Als weitere Vorteile werden die Wohnortnähe mit Einbeziehung des sozialen Umfelds, Berufstätigkeit während der Rehabilitation sowie Selbsthilfepotentiale und die Möglichkeit der Angehörigenarbeit genannt. Wichtig ist nach Ansicht der DHS, wie im §4 der Empfehlungsvereinbarung über die Leistung zur ambulanten Rehabilitation Alkohol-, Medikamenten- und Drogenabhängiger erwähnt, die Voraussetzung, daß Maßnahmen der Beratung und Motivierung der eigentlichen Therapie vorangegangen sein müssen. Als mögliche Ergebnisse der Eingangsphase (ambulante Rehabilitation) wird dabei genannt daß,
- die ambulante Rehabilitation erfolgversprechend ist und fortgeführt wird,
- die ambulante Reha-Maßnahme beendet wird und die weitere Betreuung in weniger strukturierter Weise erfolgt,
- die Rehabilitation nur unter teilstationären oder vollstationären Bedingungen fortgesetzt werden kann.

Die Abgrenzungskriterien zu teilstationärer und vollstationärer Rehabilitation sind bereits oben angesprochen worden. Insgesamt wird eine ambulante Rehabilitation Drogenabhängiger von der DHS als wenig erfolgversprechend angesehen. „Den besonderen Lebenslagen der Abhängigen von illegalen Drogen ist entsprechend Rechnung zu tragen."

Mit Stand vom 1.6.1996 hatten immerhin 378 Beratungsstellen einen – zum Teil vorläufigen – Vertrag abgeschlossen, um ambulante Rehabilitation Suchkranker durchzuführen (Hüllinghorst 1996).

Bislang wird nur ein sehr kleiner Teil der finanziellen Mittel für ambulante Rehabilitation eingesetzt. Im Jahre 1994 betrugen die pauschalisierten Entgelte für diese Leistungen lediglich 4,7% des

Gesamtetats. „Von einer Etablierung des Angebotes der ambulanten Rehabilitation kann noch nicht gesprochen werden" (Fett 1996).

Als Qualitätsstandards fordert die Empfehlungsvereinbarung unter anderem das Vorliegen eines wissenschaftlich begründeten Therapiekonzeptes sowie eine Zusatzqualifikation der Mitarbeiter in Form von Verhaltenstherapie, tiefenpsychologischer Gesprächstherapie oder Sozialtherapie sowie das Vorliegen von Berufserfahrung.

Im folgenden soll die Frage diskutiert werden, was die psychiatrische Forschung bislang zur Beurteilung der Effizienz ambulanter und auch teilstationärer Entwöhnungstherapien Alkoholkranker beitragen kann.

1.4 Ergebnisse der Therapieforschung

Generell läßt sich die Alkoholismusbehandlung nach Feuerlein (1998) idealtypisch in vier Behandlungsphasen einteilen:
- Kontaktphase
- Entgiftungsphase
- Entwöhnungsphase
- Nachsorgephase

Stationäre Entwöhnung
Die Effizienz stationärer Entwöhnungstherapien ist katamnestisch gut belegt und vielfach empirisch überprüft worden (Übersicht in Soyka 1995 a,b,c; 1996, 1997; Fichter u. Frick 1992). In der vor allem anglo-amerikanischen Literatur wurde früher oft die sogenannte Ein-Drittel-Regel wiedergegeben (Emrick 1975), nach der in Mehrjahreskatamnesen stationär behandelter Alkoholabhängiger etwa 1/3 der Patienten abstinent, 1/3 sporadisch bis unregelmäßig, 1/3 kontinuierlich rückfällig waren. Einige Untersuchungen hatten dabei sogar noch schlechtere Behandlungsergebnisse berichtet (Übersicht in Soyka 1995 a). Die größten Meta-Analysen in Literaturübersichten wurden von Miller und Hester (1986) vorgelegt, die sogar zu dem Schluß kamen, daß die Überlegenheit stationärer gegenüber ambulanter Entwöhnungstherapien bislang nicht aus-

reichend belegt ist. Die neueste Meta-Analyse zur Frage der Effizienz stationärer Entwöhnungstherapien wurde von Süß (1995) vorgenommen, der eine Reihe experimenteller und nicht experimenteller Arbeiten überwiegend aus dem anglo-amerikanischen Bereich evaluierte und zu dem Schluß kam, daß Alkoholabhängige nach stationären Behandlungen bei einer Katamnese von im Mittel 15 Monaten etwa eine Abstinenzrate von mind. 35% aufwiesen, wobei diese Ergebnisse vergleichbar waren mit der früher häufig geäußerten „Ein-Drittel-Regel". Längerfristige Katamnesen lieferten in der Meta-Analyse nur Abstinenzraten von 26–28%. Die wichtigste deutschsprachige katamnestische Untersuchung zur Frage der Effizienz stationärer Entwöhnungstherapien wurde von Feuerlein und Küfner (1989) vorgelegt, die Ergebnisse einer 4-Jahres-Katamnese von verschiedenen Entwöhnungstherapien berichteten. Nach ihren Befunden waren nach vier Jahren noch 46% der Patienten, die die Behandlung regulär abschließen konnten, abstinent (Tab. 1-2). Vergleichsweise günstige Ergebnisse wurden auch von stationären Kurzzeittherapien bei allerdings hoch selektionierten Patientenkollektiven berichtet (Längle et al. 1994). Dabei muß betont werden, daß die Befunde in unterschiedlichen katamnestischen Untersuchungen nicht nur aufgrund der verschiedenen Behandlungskonzepte (z. B. verhaltenstherapeutische gegenüber eklektisch orientierten Therapien) nur bedingt miteinander vergleichbar sind. Vor allem erscheint bemerkenswert, daß die durchschnittliche stationäre Entwöhnungstherapie in Deutschland im Regelfall 3–6 Monate dauert, in den USA dagegen 4 Wochen (Süß 1995).

Ambulante Entwöhnung
Während stationäre Entwöhnungstherapien also vergleichsweise gut untersucht wurden, liegen bislang nur wenige Studien zur Effizienz rein ambulanter Entwöhnungstherapien bei Alkoholabhängigen vor (Pfeiffer et al. 1987). Besser untersucht wurden neue Methoden zur ambulanten Entgiftung. Dabei steht die Forderung nach vermehrten ambulanten Therapien, auch aus sozialpsychiatrischer Sicht, seit längerem im Raum (Rössler et al. 1993). Rein ambulante oder teilstationäre Behandlungen Alkoholabhängiger

Tabelle 1-2. Ergebnisse zur Abstinenz in der MEAT-Studie (M = Männer, F = Frauen). (Aus Küfner et al. 1988)

		Katamnesen nach		
		6 Monaten	18 Monaten	48 Monaten
Ausschöpfungsquote		85 %	84 %	81 %
abstinent	M + F	67 %	53 %	46 %
(gesamter	M	69 %	55 %	48,5 %
Katamnesezeitraum)	F	60,5 %	47 %	41 %
gebessert	M + F	11 %	8,5 %	3 %
	M	10 %	9 %	3 %
	F	14 %	8 %	2 %
ungebessert	M + F	22 %	38 %	51 %
	M	20 %	36 %	48 %
	F	25,5 %	44,5 %	57,5 %

sind in den vergangenen Jahren vermehrt etabliert worden. Argumente für solche Therapien sind unter anderem die vergleichsweise geringen Kosten, die Möglichkeit der realitätsnahen Erprobung erlernter Fähigkeiten und die Möglichkeit, berufs- oder familienbegleitender Therapiemaßnahmen. Interessant erscheint eine Modellrechnung von Pettinati und Belden (1996), nach der die Gesamtkosten einer stationären Therapie im Vergleich zu ambulanten Therapiemaßnahmen etwa 6,4fach höher waren. Allerdings blieb bei dieser Modellrechnung der Behandlungserfolg unberücksichtigt.

Zur Effizienz ambulanter Entwöhnungstherapien liegen bislang leider nur wenige Studien vor. Im Großraum München (Dachau) wurde 1991 die „klientenzentrierte Problemberatung" als Modellprojekt für eine rein ambulante Motivations- und Rehabilitationsbehandlung Alkoholabhängiger etabliert. Das Therapiekonzept beruht im wesentlichen auf tiefenpsychologischen Grundlagen. Die eigentliche Psychotherapie gliedert sich dabei in zwei Phasen, nämlich eine mindestens 8- bis max. (Regelfall) 12wöchige Motivationsphase sowie eine gegebenenfalls sich anschließende 6- bis 9monatige, ebenfalls rein ambulante Entwöhnungstherapie. Letztere beinhaltet wöchentliche Einzelgespräche, die Teilnahme an der themenzentrierten Gruppe (Gruppentherapie), tiefenpsychologisch ausgerichtete Gruppentherapien (sog. Bezugsgruppe) sowie Paar- und Angehörigengespräche. Dabei verläuft der Therapieprozeß in drei Stadien (Orientierungs-, Haupttherapie und Ablösungsphase, Abb. 1-1, Abb. 1-2).

Neben der tiefenpsychologischen Grundorientierung finden andere Psychotherapieverfahren ihre Anwendung, wie z. B. Verhaltenstherapie, Gesprächspsychotherapie, Familientherapie, Psychodrama und Gestalttherapie (Übersicht in Soyka et al. 1997). Von Anfang an war eine enge Kooperation dieser Therapieeinrichtung mit der Psychiatrischen Klinik der Universität München etabliert worden, wo vor Behandlungsbeginn viele Patienten auch stationär behandelt bzw. entgiftet wurden. Gleichzeitig war eine katamnestische Untersuchung zur Frage der Effizienz des Therapieprojektes begonnen worden. Im Zeitraum von Januar 1992 bis Oktober 1994 wurden alle 65 Patienten, die die eigentliche Rehabilitationsphase

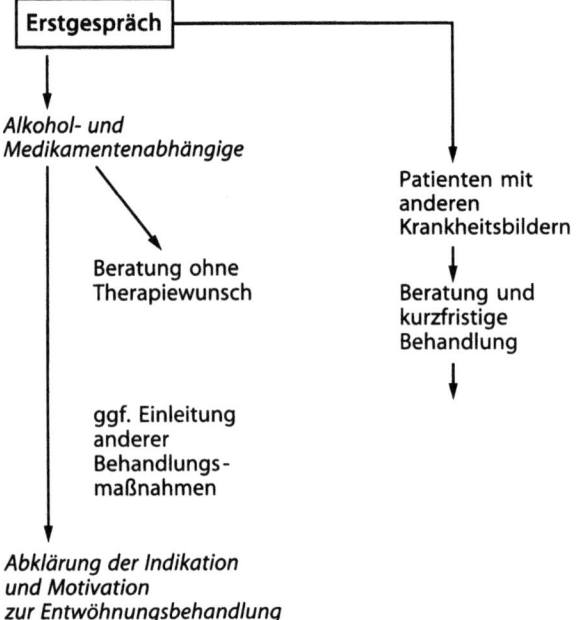

Abb. 1-1. Behandlungsarme in der Kontaktphase. (Aus Soyka et al. 1997)

im Rahmen des Therapieprojektes erreicht hatten, erfaßt und katamnestisch verfolgt. Die wichtigsten soziodemographischen klinischen und psychologischen Variablen waren dabei mit Hilfe der Dokumentationsstandards, die von der Deutschen Gesellschaft für Suchtforschung und Therapie vorgeschlagen wurden (1986), protokolliert. Die Untersuchung und Befragung erfolgte unabhängig von den behandelnden Ärzten durch Mitarbeiter der Psychiatrischen Klinik der Universität München. Von den insgesamt 65 Patienten konnten nach 18–24 Monaten (Katamnesedauer 19 Monate) 51 Pa-

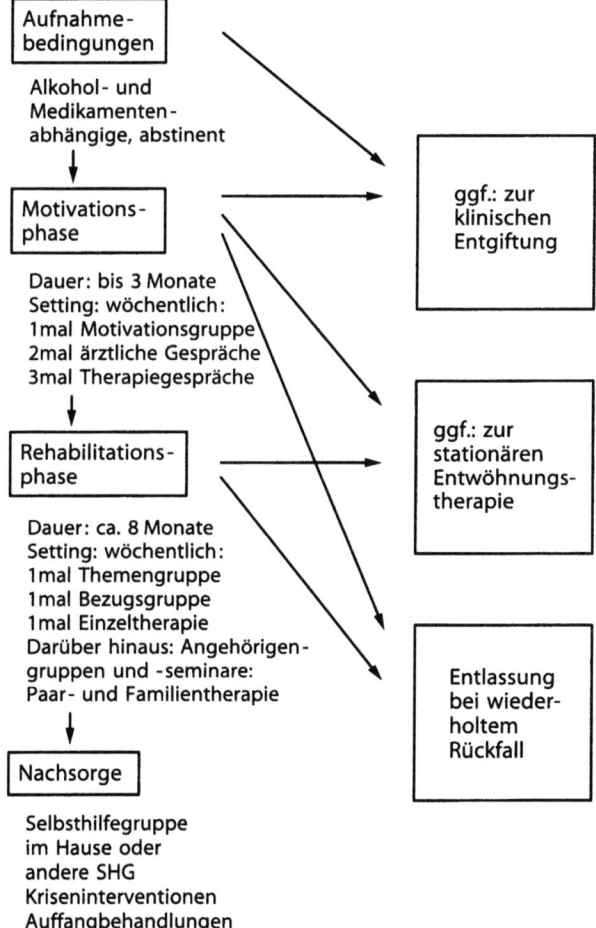

Abb. 1-2. Diagramm des Therapiekonzepts. (Aus Soyka et al. 1997)

tienten persönlich nachuntersucht werden bzw. es konnten verläßliche Informationen gewonnen werden, 13 Patienten waren nicht erreichbar oder lehnten eine Befragung ab. Nicht erreichte oder kooperationsunwillige Patienten wurden als rückfällig bewertet. Von 51 nachuntersuchten Patienten waren 40 regulär entlassen worden, 8 hatten die Behandlung der Therapieeinrichtung abgebrochen. Von den 51 nachuntersuchten Patienten waren 31 Patienten (48% der Gesamtstichprobe) durchgehend abstinent geblieben, 1 Patient war an den Folgen seines Alkoholismus verstorben, 7 (11%) hatten eine Befragung verweigert, 6 (9%) waren unerreicht geblieben (Tab. 1-3).

Auch wenn man von einigen Selektionskriterien, die schon aus den in der Rahmenvereinbarung angesprochenen Ein- und Ausschlußkriterien resultieren, ausgehen kann, belegen diese ersten Erfahrungen, daß ambulante Entwöhnungstherapien, zumindest bei einer speziellen Subgruppe von Alkoholabhängigen zu Behandlungsergebnissen führen können, die mit denen stationärer Behandlungstherapien vergleichbar sind. Aus wissenschaftlicher Sicht erscheint es wichtig, weitere Untersuchungen zur Frage der Effizienz ambulanter Entwöhnungstherapien auch mit prospektiv angelegten Untersuchungsdesigns durchzuführen. Insgesamt sind die bisheri-

Tabelle 1-3. Behandlungsergebnisse bei ambulant entwöhnten Patienten. Katamnesedauer 18 bzw. 24 Monate. (Aus Soyka et al. 1997)

	Ambulanz	
	n	%
behandelte Klienten/Patienten	65	100
Nachuntersuchte Kl./Pat.	51	78,5
nicht nachuntersucht wegen:		
Tod (Folge d. Alkoholismus)	1	1,5
Verweigerung	7	10,8
unerreicht	6	9,2
Anzahl der Kl./Pat. mit durchgehender Abstinenz bei Befragung (18 bzw. 24 Monate)	31	47,7

gen Therapieerfahrungen mit rein ambulanten Entwöhnungstherapien noch sehr begrenzt.

Wie oben erwähnt kamen Miller und Hester (1986) zu dem Schluß, daß eine Überlegenheit stationärer gegenüber ambulanter Entwöhnungstherapien noch nicht belegt ist. Diese Meinung ist aber vor dem Hintergrund der spezifischen Behandlungs- und Versorgungssituation Alkoholkranker in den USA zu sehen, wo im Regelfall nur kurzfristige stationäre Interventionen möglich sind. Als Ausschlußkriterium für rein ambulante Behandlungen werden aus psychiatrischer Sicht vor allem Suizidalität, starke Depressivität und Psychosen genannt. Auch Schuckit (1992) kam zu dem Schluß, daß ambulante Therapien ähnlich effektiv sein können wie stationäre Behandlungen. Bisher wurde nur die Nachsorge alkoholkranker Patienten bzw. die eigentliche Rückfallprophylaxe im ambulanten Setting untersucht (Küfner 1981; Schuckit 1992). Nicht in der eigenen Untersuchung, aber in anderen Interventionsstudien wurde die hohe Abbruchrate Alkoholkranker in ambulanten Therapien herausgestellt (Pettinati et al. 1993). Ein Prädiktor für einen Therapieabbruch war dabei ein positiver Urintest für Medikamente und/oder Drogen, so daß es naheliegend erscheint, Patienten mit polytoxikomanen Suchtverhalten nicht primär ambulant zu behandeln.

Eine wichtige und interessante Studie zum Vergleich der verschiedenen Therapieformen wurde vor kurzem in den USA beendet. Bei dem sogenanntem Project MATCH (Project MATCH Research Group 1997, Übersicht in Feuerlein et al. 1998) handelt es sich um eine aus zwei unabhängig voneinander durchgeführten Teilstudien bestehende Untersuchung über die ambulante Entwöhnungstherapie von Alkoholabhängigen sowie über die Nachbehandlung (sog. Aftercare). In der ersten Teilstudie wurden drei verschiedene, jeweils detailliert vorgegebene ambulante Therapieformen miteinander verglichen. 952 Patienten (72% Männer) wurden in die Studie aufgenommen. In der zweiten Teilstudie ging es um drei verschiedene, in ähnlicher Weise wie bei der Entwöhnungstherapie strukturierte Formen der Nachbehandlung nach einer kurzen stationären oder tagesklinischen Behandlung. Hierbei wurden 774 Patienten eingeschlossen (80% Männer). Die Patienten wurden zufallsgesteuert einer von drei Therapieformen mit mehreren Einzelsitzungen über 12 Wochen zugeführt, nämlich einer kognitiven Verhaltenstherapie der Problembewältigung (12 Einzeltherapiesitzungen), einer Motivationsentwicklungstherapie mit insgesamt 4 Sitzungen sowie einem 12-Stufen-Protokoll in Anlehnung an die von den anonymen Alkoholikern (AA) entwickelten Therapiekonzepte (12 Einzelsitzungen). Bei der rein ambulanten Entwöhnungsbehandlung waren nach 1 Jahr nur 19% der Patienten völlig abstinent, 46% hatten einen Rückfall mit mindestens drei Trinktagen hintereinander. In der zweiten Teilstudie war die Abstinenzrate mit 35% während der gesamten Katamnesezeit deutlich besser, 40% tranken mindestens 3 Tage hintereinander, zeigten also einen schwerwiegenden Rückfall auf.

Im Vergleich mit den anderen, oben angesprochenen Ergebnissen von Therapiestudien ist zu berücksichtigen, daß es sich um ein vergleichsweise niederfrequentes Therapieangebot handelte. Trotzdem ist bemerkenswert, daß die Abstinenzraten, vor allem im primär ambulanten Therapierahmen nicht günstiger ausfielen. Bei der rein ambulanten Entwöhnungstherapie zeigte sich eine leichte Überlegenheit der kognitiven Verhaltenstherapie gegenüber den beiden anderen Behandlungsformen, die aber klinisch nicht relevant war. Bei der Nachbehandlung ergab sich ein kleiner statistisch signifikanter Effekt zugunsten des 12-Stufen-Programms der AA. Die Patienten dieser Gruppe berichteten nämlich über etwas mehr Tage ohne Alkohol gegen Ende der Katamnesezeit. Die Ergebnisse der Drei-Jahres-Katamnese, die z. T. noch nicht publiziert sind, lassen keine wesentlichen Unterschiede zwischen den Therapieformen erkennen. Insgesamt ist festzustellen, daß es bei Alkoholismus generell sehr schwierig ist, die Überlegenheit des einen über das andere Therapieverfahren zu zeigen (Übersicht in Feuerlein et al. 1998). Aufgrund der bisher vorgelegten Daten läßt sich feststellen, daß die Behandlungserfolge des 12-Stufen-Programms in der Tendenz etwas besser sind als die der beiden anderen Therapieformen. Patienten ohne psychiatrische Störung wiesen speziell bei diesem Therapieprogramm einen größeren Behandlungserfolg auf, bei schwerer gestörten Patienten war dies nicht nachweisbar. Die Übertragung der Ergebnisse auf andere Bereiche ist kritisch zu diskutieren.

Teilstationäre Entwöhnung
In den letzten Jahren wurden einige tagesklinische teilstationäre Einrichtungen etabliert, bislang aber nur wenig Untersuchungen zur Effizienz entsprechender Einrichtungen durchgeführt. Nach Angaben von Hüllinghorst (1996) existieren 15 Tageskliniken mit etwa 500 Therapieplätzen. In München wurde 1992 eine von der Caritas als Träger unterhaltene Tagesklinik für Suchtkranke eingerichtet, die wie die beschriebene klientenorientierte Problemeratung in Dachau ebenfalls von der Psychiatrischen Klinik der Universität München evaluiert wurde. In dieser Tagesklinik können dabei 3 Gruppen von je 8 Patienten behandelt werden, wobei die Behandlungsdauer 8-12 Wochen beträgt und in eine Aufnahme- und Rehabilitationsphase aufgeteilt ist. Die Therapieeinrichtung orientiert sich dabei an den Grundlagen der Sozialtherapie (Übersicht in Soyka et al. 1998). Behandlungsziele sind die Suchtabstinenz, soziale Integration, Persönlichkeitsentwicklung und körperliche Stabilisierung. Als spezielle Indikation für eine tagesklinische Behandlung nennt die Therapieeinrichtung selber einen für den Patienten belastenden Arbeitsbereich, Rückfälligkeit nach früheren Behandlungen oder eine nicht ausreichende Motivation des Patienten für eine stationäre Entwöhnungstherapie. Auch hier wurde eine entsprechende katamnestische Untersuchung zur Frage der Effizienz der tagesklinischen Behandlung Alkoholkranker durchgeführt. Mit einer Abstinenzrate von etwa 36% wurde ein angesichts der relativen Kürze des Programmes beachtliches Behandlungsergebnis erzielt.

Die therapeutischen Erfahrungen mit tagesklinischen Einrichtungen für Suchtkranke sind bislang sehr begrenzt. Wagner et al. (1996) stellten in ihrer Übersicht fest, daß es im Vorjahr erst 15 tagesklinische Einrichtungen für Suchtkranke in der BRD gab, und kaum eine Einrichtung bislang klinische bzw. katamnestische Erfahrungen vorgelegt hat. Als Vorteile der tagesklinischen Behandlung gelten unter anderem folgende:
- Geringere Störung des täglichen Lebens, da die Patienten in gewohnter Umgebung bleiben.
- Patienten können sich Familienproblemen nicht entziehen, nehmen weiter an sozialen Aktivitäten teil.

- Patienten werden weniger abhängig von Institutionen, der Übergang von Intensivbehandlung zur Nachsorge ist weniger mühsam.
- Tagesklinische Behandlung wird leichter akzeptiert
- Hospitalisierung „triggert" regressive Verhaltensweisen und blockiert die Wiederaufnahme von Verantwortlichkeit gegenüber Familie, Arbeit und sich selbst.
- Bei tagesklinischer Behandlung sind die Kosten für den Patienten und die Krankenkassen geringer (Übersicht in Wagner et al. 1996).

Die meisten tagesklinischen Einrichtungen für Suchtkranke sind entweder darauf spezialisiert, Patienten mit bestimmten psychiatrischen Grund- und Begleiterkrankungen zu behandeln (sog. Doppeldiagnosepatienten) oder wenden sich primär an Drogenabhängige. Nur sehr wenige Einrichtungen haben einen speziellen rehabilitativen Ansatz im Sinne einer abstinenzgerichteten Therapie zum Inhalt.

Die längste Erfahrung mit der tagesklinischen Behandlung von Suchtkranken dürfte in Deutschland die Arbeitsgruppe von Kielstein haben, der noch in den 70er Jahren in Magdeburg eine entsprechende Einrichtung initiierte, deren Therapiekonzept im Laufe der Jahre mehrfach etwas modifiziert wurde (Kielstein 1991, 1996, 1997). Die katamnestischen Ergebnisse dieser tagesklinischen Behandlung, die in der Regel 4 bis 5 Wochen dauert, sind nicht systematisch untersucht worden. Nach Kielstein (1996) konnten aber befriedigende Behandlungsergebnisse, insbesondere durch eine relativ geringe Rate von Therapieabbrüchen (24%), erreicht werden. Positive Erfahrungen sind auch von einer tagesklinische Einrichtung in Bielefeld berichtet worden (Westermann u. Wessel 1996), die für die Jahre 1992 und 1993 eine nicht näher spezifizierte Nachuntersuchung im Jahre 1994 durchführte mit allerdings geringem Ausschöpfungsgrad (70% für das Jahr 1992, 35% für das Jahr 1993). Von den Befragten gaben aber immerhin 58% an, seit 12 bis 30 Monaten dauerhaft abstinent zu leben. Solche Befragungen können systematische Therapie- und Verlaufsuntersuchungen nicht ersetzen, deuten aber darauf hin, daß die Akzeptanz tagesklinischer Behandlung zumindest bei einem Teil der Alkohol- und wahrscheinlich auch Medikamentenabhängigen vergleichsweise hoch ist.

Eine Kurzzeitkatamnese für die tagesklinische Behandlung alkohol- und kokainabhängiger Patienten wurde von McKay et al. (1994) vorgelegt, der für ein vierwöchiges Therapieprojekt immerhin eine Haltequote (Patienten, die in der Therapie verbleiben) von 77% für alkohol- und 55% für kokainabhängige Patienten fand. Patienten, die die Behandlung regulär beendeten, besuchten häufiger Selbsthilfegruppen als andere Patienten. Andere gesicherte Prädiktoren für den Behandlungserfolg konnten nicht gefunden werden.

2 Diagnostik von Alkoholmißbrauch und -abhängigkeit

Für die diagnostische Zielsetzung bei Verdacht auf Alkoholmißbrauch und -abhängigkeit ergeben sich verschiedene Perspektiven, die sich in folgende Aufgabengruppen unterscheiden lassen (Feuerlein et al. 1998):
- Erfassung des Alkoholkonsums.
- Diagnostische Abklärung des Alkoholismus im Sinne einer klassifikatorischen Einordnung.
- Gesamtklärung der Ausgangssituation bzw. der Lebenslage des Abhängigen einschließlich des sozialen Umfeldes.
- Diagnostik zur individuellen Prognose zum Beispiel bei Begutachtungen.
- Therapiezuordnung (selektive Indikation).
- Diagnostik für spezifische Interventionen im Rahmen eines Therapieprogrammes.

Die einzelnen diagnostischen Aufgaben unterscheiden sich dabei sehr deutlich und sollen im folgenden getrennt besprochen werden. In diesem Kapitel geht es im wesentlichen um die Erstellung und Sicherung der Globaldiagnose, Abklärung einer Behandlungsmotivation, Prognose und Therapieindikation.

2.1 Aktuelle Klassifikationssysteme ICD-10 und DSM-IV

Die beiden bis zu einem gewissen Grade in Konkurrenz stehenden psychiatrischen Klassifikationssysteme ICD-10 (WHO) und DSM-IV der American Psychiatric Association benennen eine Reihe alkoholbedingter Störungen, die in den Tabellen 2-1 und 2-2 zusammenfassend dargestellt sind. Sie unterscheiden sich z. T. erheblich,

Tabelle 2-1. ICD-10 – Kodierung psychischer und Verhaltensstörungen im Zusammenhang mit Alkohol

F10.0	akute Intoxikation
.00	ohne Komplikation
.01	mit Verletzung oder anderer körperlicher Schädigung
.02	mit anderer medizinischer Komplikation
.03	mit Delir
.04	mit Wahrnehmungsstörungen
.05	mit Koma
.06	mit Krampfanfällen
.07	pathologischer Rausch
F10.1	schädlicher Gebrauch
F10.2	Abhängigkeitssyndrom
.20	gegenwärtig abstinent
.21	gegenwärtig abstinent, aber in beschützender Umgebung
.22	gegenwärtig Teilnahme an einem ärztlich überwachten Entzug mit Ersatzdrogen*
.23	gegenwärtig abstinent, aber in Behandlung mit aversiven oder hemmenden Medikamenten (z. B. Disulfiram)
.24	gegenwärtiger Substanzmißbrauch
.25	ständiger Substanzmißbrauch
.26	episodischer Substanzmißbrauch (Dipsomanie)
F10.4	Entzugssyndrom mit Delir
.40	ohne Krampfanfälle
.41	mit Krampfanfällen
F10.5	psychotische Störung
.50	schizophrenieform
.51	vorwiegend wahnhaft
.52	vorwiegend halluzinatorisch
.53	vorwiegend polymorph
.54	vorwiegend depressive Symptome
.55	vorwiegende manische Symptome
.56	gemischt
F10.6	durch Alkohol bedingtes amnestisches Syndrom
F10.7	durch Alkohol bedingter Restzustand und verzögert auftretende psychotische Störung
.70	Nachhallzustände (flashbacks)*
.71	Persönlichkeits- und Verhaltensstörung
.72	affektives Zustandsbild
.74	andere anhaltende kognitive Beeinträchtigung
.75	verzögert auftretende psychotische Störung
F10.8	andere durch Alkohol bedingte psychische oder Verhaltensstörungen
F10.9	nicht näher bezeichnete durch Alkohol bedingte psychische oder Verhaltensstörung

* bei Alkohol kaum anzuwenden

Tabelle 2-2. DSM-IV- Kodierung für Störungen im Zusammenhang mit Alkohol

Störungen durch Alkoholkonsum
305.00 Alkoholmißbrauch
303.90 Alkoholabhängigkeit

Alkoholinduzierte Störungen
303.00 Alkoholintoxikation
291.80 Alkoholentzug
291.0   Alkoholintoxikationsdelir
        Alkoholentzugsdelir
292.2   Persistierende Alkoholinduzierte Demenz
291.1   Persistierende Alkoholinduzierte Amnestische Störung
291.x   Alkoholinduzierte Psychotische Störung
  .5   mit Wahn
  .3   mit Halluzinationen
291.8   Alkoholinduzierte affektive Störung
        Alkoholinduzierte Angststörung
        Alkoholinduzierte sexuelle Funktionsstörung
        Alkoholinduzierte Schlafstörung
291.9   Nicht näher bezeichnete Störung im Zusammenhang mit Alkohol

wobei die ICD-10-Diagnostik eine wesentlich ausführlichere Unterklassifikation verschiedener Folgeschäden anbietet und sich umgekehrt einige alkoholbedingte Folgestörungen wie z. B. die Alkoholinduzierte sexuelle Funktionsstörung und die Alkohol-induzierte Schlafstörung nur im DSM-IV finden, nicht dagegen in der ICD-10.

Die Klinik der jeweiligen einzelnen neuropsychiatrischen Syndrome und Folgestörungen wird in den jeweiligen Abschnitten beschrieben. An dieser Stelle geht es vor allem um die z. T. etwas unterschiedliche Definition und konzeptuelle Ausgestaltung von Alkoholmißbrauch und Alkoholabhängigkeit in den beiden Diagnosesystemen.

Die diagnostischen Kriterien für Alkoholmißbrauch bzw. den schädlichen Gebrauch von Alkohol und Alkoholabhängigkeit sind in den Tabellen 2-3 und 2-4 im Zusammenhang dargestellt. Beide Klassifikationssysteme gehen davon aus, daß es sich bei Abhängigkeit um ein Symptomcluster handelt, d. h. beide sind polythetisch strukturiert, und nicht ein spezifisches, sondern mehrere Symptome sind notwendig und auch ausreichend, um die Diagnose zu sichern.

Das der ICD-10-Klassifikation substanzbedingter Störungen zugrunde liegende Konzept von Mißbrauch/schädlichem Gebrauch und Abhängigkeit geht auf Modelle von Edwards zurück (Edwards u. Gross 1976; Edwards et al. 1977). Danach bezeichnet „schädlicher Gebrauch" ein Konsumverhalten, „das zu einer Gesundheitsschädigung (körperlich oder psychisch) führt", während das Abhängigkeitssyndrom „eine Gruppe körperlicher, Verhaltens- und kognitiver Phänomene umfaßt, bei denen der Konsum einer Substanz oder Substanzklasse für die betroffene Person Vorrang hat gegenüber Verhaltensweisen, die von ihm früher höher bewertet wurden" (WHO 1994). Das biaxiale Edwards-Konzept wurde übernommen; es besagt, daß Mißbrauch und Abhängigkeit zwei von einander unabhängige Phänomene sind. Diese kommen bei schwerer Ausprägung (klinischen Fällen) zwar oft gemeinsam vor, dies ist aber nicht obligat. So zeigten Felduntersuchungen, daß gelegentlich auch Abhängige ohne erkennbare wesentliche negative Folgen des Suchtkonsums vorkommen. Eine „harmlose" Abhängigkeit von Alkohol ist allerdings auf Dauer nicht denkbar (Schmidt 1997).

Eine andere Perspektive (z. B. DSM-IV) ist, daß „Mißbrauch/schädlicher Gebrauch" nicht nur Folge exzessiven Trinkens ist, sondern auch Vorläufer unangepaßten Konsums sein kann, wenn die Kriterien der Abhängigkeit (noch) nicht erfüllt sind. Verlaufsuntersuchungen bestätigen beide Konzepte. Danach lassen sich zumindest zwei Gruppen exzessiver Trinker unterscheiden: Eine Gruppe, die zu einem asymptomatischen Trinken zurückkehren konnte und damit nicht abhängig ist, und eine andere Gruppe, die das nicht mehr konnte (Schmidt 1997).

ICD-10 ist als polythetisches System strukturiert, d. h. kein einzelnes diagnostisches Kriterium wird als notwendig oder hinreichend erachtet. Die Diagnose „Abhängigkeitssyndrom" läßt sich dann stellen, wenn eine bestimmte Anzahl von Symptomen erfüllt ist (s. u.). Verschiedene Untersuchungen zur Validität des Abhängigkeitssyndroms haben gezeigt, daß die Merkmale eine hohe Interkorrelation haben, auf einem gemeinsamen Faktor beruhen und weitgehend unabhängig von den Folgeschäden sind, was für die Unidimensionalität des Syndroms spricht. Die steigende Anzahl der Symptome mit zunehmendem Schweregrad belegen die Homogeni-

Tabelle 2-3. ICD-10 und DSM-IV Kriterien für Alkoholmißbrauch bzw. den schädlichen Gebrauch von Alkohol

ICD-10 -Kriterien schädlicher Gebrauch

Ein Konsummuster psychotroper Substanzen (Alkohol), das zu einer Gesundheitsschädigung führt. Dies kann eine körperliche Störung ... oder eine psychische Störung sein, z. B. eine depressive Episode nach massivem Alkoholkonsum.

Diagnostische Leitlinien

Die Diagnose erfordert eine tatsächliche Schädigung der psychischen oder physischen Gesundheit des Konsumenten.

Schädliches Konsumverhalten wird häufig von anderen kritisiert und hat auch häufig unterschiedliche negative soziale Folgen. Die Ablehnung des Konsumverhaltens oder einer bestimmten Substanz von anderen Personen oder einer ganzen Gesellschaft ist kein Beweis für den schädlichen Gebrauch, ebenso wenig wie etwaige negative soziale Folgen z. B. Inhaftierung oder Eheprobleme.

Eine akute Intoxikation oder ein „Kater" (hangover) beweisen allein noch nicht den „Gesundheitsschaden", der für die Diagnose schädlicher Gebrauch erforderlich ist.

Schädlicher Gebrauch ist bei einem Abhängigkeitssyndrom (F10.2), einer psychotischen Störung (F10.5) oder bei anderen spezifischen alkoholbedingten Störungen nicht zu diagnostizieren.

DSM-IV-Kriterien Substanzmißbrauch

A. Ein unangepaßtes Muster von Substanzgebrauch führt in klinisch bedeutsamer Weise zu Beeinträchtigungen oder Leiden, wobei sich mindestens eines der folgenden Kriterien innerhalb desselben 12-Monats-Zeitraums manifestiert.
   1. Wiederholter Substanzgebrauch, der zu einem Versagen bei der Erfüllung wichtiger Verpflichtungen bei der Arbeit, in der Schule oder zu Hause führt...
   2. Wiederholter Substanzgebrauch in Situationen, in denen es aufgrund des Konsums zu einer körperlichen Gefährdung kommen kann...
   3. Wiederkehrende Probleme mit dem Gesetz in Zusammenhang mit dem Substanzgebrauch...
   4. Fortgesetzter Substanzgebrauch trotz ständiger oder wiederholter sozialer oder zwischenmenschlicher Probleme, die durch die Auswirkungen der psychotropen Substanz verursacht oder verstärkt werden...

B: Die Symptome haben niemals die Kriterien für Substanzabhängigkeit der jeweiligen Substanzklasse erfüllt...

Tabelle 2-4. ICD-10- und DSM-IV-Kriterien für Alkoholabhängigkeit

ICD-10-Kriterien „Abhängigkeitssyndrom"

Es handelt sich um eine Gruppe körperlicher, Verhaltens- und kognitiver Phänomene, bei denen der Konsum einer Substanz oder einer Substanzklasse für die betroffene Person Vorrang hat gegenüber anderen Verhaltensweisen, die von ihr früher höher bewertet wurden. Ein entscheidendes Charakteristikum der Abhängigkeit ist der oft starke, gelegentlich übermächtige Wunsch, psychotrope Substanzen (Alkohol) zu konsumieren.

Es gibt Hinweise darauf, daß die weiteren Merkmale des Abhängigkeitssyndroms bei einem Rückfall nach einer Abstinenzphase schneller auftreten als bei Nichtabhängigen.

Diagnostische Leitlinien

Die sichere Diagnose „Abhängigkeit" sollte nur gestellt werden, wenn irgendwann während des letzten Jahres drei oder mehr der folgenden Kriterien gleichzeitig vorhanden waren:
1. Ein starker Wunsch oder eine Art Zwang, psychotrope Substanzen zu konsumieren.
2. Verminderte Kontrollfähigkeit bezüglich des Beginns, der Beendigung und der Menge des Konsums.
3. Ein körperliches Entzugssyndrom (F10.3 und F10.4) bei Beendigung oder Reduktion des Konsums...
4. Nachweis einer Toleranz...
5. Fortschreitende Vernachlässigung anderer Vergnügen oder Interessen zugunsten des Substanzkonsums, erhöhter Zeitaufwand, um die Substanz zu beschaffen, zu konsumieren oder sich von den Folgen zu erholen.
6. Anhaltender Substanzkonsum trotz Nachweis eindeutiger schädlicher Folgen...

DSM-IV-Kriterien Substanzabhängigkeit (Alkoholabhängigkeit)

Ein unangepaßtes Muster von Substanzgebrauch (Alkohol) führt in klinisch bedeutsamer Weise zu Beeinträchtigungen oder Leiden, wobei sich mindestens drei der folgenden Kriterien manifestieren, die zu irgendeiner Zeit indemselben 12-Monats-Zeitraum auftreten:
1. Toleranzentwicklung, definiert durch eines der folgenden Kriterien:
   a) Verlangen nach ausgeprägter Dosissteigerung, um einen Intoxikationszustand oder erwünschten Effekt herbeizuführen.
   b) Deutlich verminderte Wirkung bei fortgesetzter Einnahme derselben Dosis.
2. Entzugssymptome, die sich durch eines der folgenden Kriterien äußern:
   a) Dieselbe (oder eine sehr ähnlich Substanz) wird eingenommen, um Entzugssymptome zu lindern oder zu vermeiden.
3. Die Substanz wird häufig in größeren Mengen oder länger als beabsichtigt eingenommen.
4. Anhaltender Wunsch oder erfolglose Versuche, den Substanzgebrauch zu verringern oder zu kontrollieren.
5. Viel Zeit für Aktivitäten, um die Substanz zu beschaffen...
6. Wichtige soziale, berufliche oder Freizeitaktivitäten werden aufgrund des Substanzmißbrauchs aufgegeben oder eingeschränkt.
7. Fortgesetzter Substanzmißbrauch trotz Kenntnis eines anhaltenden oder wiederkehrenden körperlichen oder psychischen Problems, das wahrscheinlich durch den Substanzmißbrauch verursacht oder verstärkt wurde...

tät des Abhängigkeitssyndroms, seine Universalität der Nachweis in verschiedenen Suchtmittelformen (Übersicht in Schmidt 1997). Untersuchungen der Weltgesundheitsorganisation haben interessanterweise gezeigt, daß das Abhängigkeitssyndrom weltweit in ähnlicher Weise vorkommt, was die transkulturelle Validität des Abhängigkeitssyndroms bestätigt (Hall et al. 1993).

Auf eine generelle Besonderheit der Alkoholismusdiagnostik sei noch explizit hingewiesen: Der klinische Laie wird die Diagnose Alkoholmißbrauch oder -abhängigkeit intuitiv im wesentlichen anhand der Menge des konsumierten Alkohols sowie möglicher Folgeschäden stellen. Gerade die Trinkmenge spielt aber als einzelnes Symptom weder in ICD-10 noch in DSM-IV eine entscheidende Rolle, das heißt, ein bestimmter „Schwellenwert", ab dem man einen Alkoholmißbrauch oder gar eine Alkoholabhängigkeit annehmen kann, ist nicht zwingend vorgegeben. So kann eine Alkoholabhängigkeit bei einer täglichen Trinkmenge von z. B. zwei Flaschen Bier vorliegen, etwa bei einem Patienten mit starkem Toleranzverlust.

Alkoholmißbrauch
ICD-10 kennt den Begriff „Alkoholmißbrauch" nicht mehr, er ist, ausgehend von dem englischen Begriff „harmful use", durch den Begriff „schädlicher Gebrauch" ersetzt worden, ein Terminus, der zumindest in der deutschen Übersetzung nicht überzeugen kann.

DSM-IV geht demgegenüber weiter von „Alkoholmißbrauch" aus. Die Übereinstimmung zwischen beiden Diagnosesystemen ist hier relativ gering.

In der ICD-10 wird explizit festgestellt, daß die Diagnose eines Alkoholmißbrauchs bzw. des schädlichen Gebrauchs von Alkohol nur dann gerechtfertigt ist, wenn das Konsummuster „zu einer Gesundheitsschädigung" führt. Dies kann eine körperliche oder psychische Störung sein. Nicht aufgeführt sind soziale Folgeschäden, wie sie bei Alkoholmißbrauch sehr häufig sind. Diese berücksichtigt dagegen DSM-IV bei der Diagnosestellung Substanzmißbrauch. Unter den vielen Symptomen, von denen mindestens eines für die Diagnosestellung erforderlich ist, finden sich nicht nur die körperlichen Folgestörungen, sondern auch das wiederholte Auftreten zwischenmenschlicher Probleme. Es liegt auf der Hand, daß beide Diagnosesysteme sehr unterschiedliche Ansätze verfolgen und daher die Übereinstimmung hinsichtlich der Diagnose „Alkoholmißbrauch" eher gering ist.

Alkoholabhängigkeit
Im Vergleich zu früheren Fassungen ist im DSM-IV die Anzahl der diagnostischen Kriterien für Alkoholabhängigkeit von 9 auf 7 reduziert worden, mindestens 3 Kriterien müssen erfüllt sein. Die ICD-10 kennt 6 Kriterien für Abhängigkeit, von denen ebenfalls 3 erfüllt sein müssen, um die Diagnose zu stellen. Die Übereinstimmung von DSM-IV und ICD-10 bezüglich der Diagnose Abhängigkeit ist höher als für die Diagnose Alkoholmißbrauch (Übersicht in Soyka 1997; Feuerlein et al. 1998). Wichtig erscheint, daß auch psychische Faktoren, die für eine Abhängigkeitsentwicklung sprechen explizit genannt werden. Dazu gehört in der ICD-10 insbesondere „ein starker Wunsch oder eine Art Zwang psychotrope Substanzen zu konsumieren", also ein „craving-artiger" Effekt, den man heute als zentralen Mechanismus von Suchterkrankungen ansehen kann.

2.2 Subtypen von Alkoholabhängigkeit

Wie oben dargestellt, werden heute unter der Diagnose Alkoholabhängigkeit sehr unterschiedliche Typen von Abhängigen subsumiert. Dies ergibt sich schon aus dem polythetischen, syndromalen Ansatz von ICD-10 und DSM-IV, bei denen eine Reihe verschiedener, sehr unterschiedlicher Kriterien für die Sicherung der Diagnose erfüllt sein können, aber kein einzelner Punkt zwingend erfüllt sein muß. Die meisten Kliniker werden übereinstimmen, daß es sich bei Alkoholabhängigen um eine sehr heterogene Gruppe mit stark unterschiedlichen Persönlichkeitstypen handelt. Abgesehen von der in Kap. 1 beschriebenen häufigen Komorbidität von Alkoholabhängigkeit und bestimmten psychiatrischen Störungen, wie z. B. Schizophrenie oder Depression, wurden in den vergangenen Jahrzehnten zahlreiche verschiedene Subtypologien von Alkoholabhängigkeit vorgeschlagen, von denen allerdings nur wenige faktische Bedeutung erlangt haben oder empirisch ausreichend überprüft sind (Übersicht in Soyka 1995, 1997; Preuss et al. 1997).

Eine weit verbreitete Typologie ist die von Jellinek (1960), der aufgrund empirischer Untersuchungen an Alkoholabhängigen eine überwiegend am Trinkstil orientierte Typologie entwarf (Tab. 2-5). Die beiden klinisch relevanten abhängigen Trinker sind der sogenannte γ-Typ (süchtige Trinker) bei dem zuerst eine psychische, danach eine körperliche Abhängigkeit mit Kontrollverlust, aber erhaltener Fähigkeit zur Abstinenz vorliegt, sowie der δ-Typ („Spiegeltrinker"), bei dem ein rauscharmer, kontinuierlicher Alkoholkonsum vorliegt.

Andere Untersucher haben versucht, auch biologische und genetische Variablen bei der Definition verschiedener Subtypen zu berücksichtigen. Eine sehr einfache, aber für verschiedene Fragestellungen durchaus praktikable Unterscheidung wurde von Schuckit (1985) vorgeschlagen, die zwischen einem primären Alkoholismus (Alkoholabhängigkeit vor dem Auftreten anderer psychiatrischer Störungen) und einem sekundären Alkoholismus (Entwicklung ei-

Tabelle 2-5. Typologie der Alkoholabhängigkeit. (Nach Jellinek, 1960)

α-Typ	β-Typ	γ-Typ	δ-Typ	ε-Typ
Problem-, Erleichterungs-, Konflikttinker	Gelegenheitstrinker	Süchtiger Trinker	Rauscharmer, kontinuierlicher Alkoholkonsum	Episodischer Trinker
Abhängigkeit nur psychisch	Weder psychische noch körperliche Abhängigkeit	Zuerst psychische, dann körperliche Abhängigkeit	Physische Abhängigkeit	Psychische Abhängigkeit
Kein Kontrollverlust, aber undiszipliniertes Trinken mit Fähigkeit zur Abstinenz	Kein Kontrollverlust	Kontrollverlust mit Phasen von Abstinenz	Keine Abstinenz, kein Kontrollverlust	Kontrollverlust, jedoch Fähigkeit zur Abstinenz

ner Alkoholabhängigkeit bei verschiedenen psychischen Grunderkrankungen, speziell einer Persönlichkeitsstörung mit antisozialen Tendenzen) unterschied. Eine besondere Bedeutung hat weiter die von Cloninger et al. (1981) aufgrund von Familien- und Adoptionsschulen erarbeitete Typologie (Tab. 2-6). Cloninger stellte dabei einen stark genetisch determinierten Typ II mit eher ungünstigen Verlauf, der im wesentlichen nur bei Männern auftritt, einem Typ I gegenüber. Bei letzterem wird das Trinkverhalten stärker von Umweltfaktoren bestimmt, der Mißbrauch entwickelt sich im Gegensatz zu Typ II eher später. Cloninger versucht im übrigen das Auftreten der beiden Alkoholtypologien im Rahmen eines neurobiologischen Lernmodells zu erklären, und postulierte das Vorliegen bestimmter Persönlichkeitseigenschaften, wie z. B. „Reward-Dependence", „Harm-Avoidance" (geringe Risikobereitschaft) und „Sensation-Seeking", die mit bestimmten Alkoholtypen in Verbindung stehen sollen.

Cloninger versuchte insbesondere seine Typologie im Rahmen eines neurobiologischen Lern-Modells zu interpretieren und schlug eine Korrelation von klinischen Variablen und neurobiologischen Befunden vor. Typ-1-Alkoholkranke zeigten demnach eine starke „Reward-Dependence" (Belohnungsabhängigkeit), die im Zusammenhang mit dem noradrenergen System stehen soll. Außerdem sollen Typ-1-Alkoholiker durch eine hohe „Harm-Avoidance" charakterisiert sein, die im Zusammenhang mit dem serotoninergen System stehen soll. Weiterhin wiesen sie ein niedriges „Sensation-Seeking" (verstärkte Suche nach neuen Stimuli) auf, was in Zusam-

Tabelle 2-6. Typologie der Alkoholabhängigkeit. (Nach Cloninger et al. 1981, 1987)

Typ I:	Typ II:
Eher von Umweltfaktoren abhängig	Stärker genetisch determiniert
Später Beginn (nach dem 25. Lebensjahr)	Früher Beginn (vor dem 25. Lebensjahr)
Bei beiden Geschlechtern vorkommend	Auf das männliche Geschlecht begrenzt
Eher milder Verlauf des Alkoholabusus	Eher schwerer Verlauf des Alkoholabusus
Hohe „reward dependence"	Niedrige „reward dependence"
Hohe „harm avoidance"	Niedrige „harm avoidance"
Niedriges „Sensation seeking"	Hohes „Sensation seeking"

menhang mit dem dopaminergen System gebracht wurde. Dem gegenüber sollen Typ-2-Alkoholkranke eher ein verstärktes „Sensation-Seeking", aber eine geringere „Harm-Avoidance" und „Reward-Dependence" im Vergleich zu Typ-1-Alkoholkranken zeigen. Zur Messung dieser Persönlichkeitseigenschaften schlugen Cloninger et al. (1991) das „Tri-Dimensional-Personality-Questionnaire" vor, das auch in einer deutschen Übersetzung vorliegt (Dufue et al. 1995).

Eine weitere wichtige Subtypologie wurde von Babor et al. (1992) vorgelegt (Tab. 2-7), die einen Typ A mit spätem Beginn des Alkoholismus und einen Typ B mit frühem Beginn des Alkoholismus unterschied. Der Typologie von Babor liegen sorgfältige Klusteranalysen zugrunde. In einigen katamnestischen Untersuchungen zeigten Typ-A-Alkoholiker einen günstigeren Verlauf als Typ-B-Alkoholiker, so daß dieser Typologie unter Umständen auch ein prädiktiver Wert zukommen könnte.

In die klinische Routinediagnostik hat bislang lediglich die Jellinek-Typologie Einzug gehalten, die langjährig mit gutem Erfolg verwendet wird, um verschiedene Trinkstils zu charakterisieren. Inwieweit zukünftig auch eine der anderen genannten Alkoholtypologien Bedeutung erlangen wird, ist bislang offen.

2.3 Diagnostische Verfahren zur Sicherung einer Alkoholabhängigkeit

Es sind verschiedene Versuche unternommen worden, die Diagnose eines Alkoholismus zu vereinfachen und zu objektivieren. Einige der wichtigsten Untersuchungsinstrumente werden im Detail besprochen. Zur Anwendung kommen Screeninginstrumente, standardisierte Interviews und Fragebogentests. Mehrdimensionale Untersuchungsinstrumente liefern auch Anhaltspunkte für eine differentielle Therapie. Die wichtigsten Gütekriterien für einen Test sind Zuverlässigkeit und Validität. Bei der Konstruktion und Validierung von diagnostischen Instrumenten ist vor allem bei der Beurteilung von Alkoholstörungen grundsätzlich besonders zu beachten, daß die Validierung nicht oder zumindest nicht alleine anhand

Tabelle 2-7. Typologie der Alkoholabhängigkeit. (Nach Babor et al. 1992)

Typ A:	Typ B:
Später Beginn (30–34 Jahre)	Früher Beginn (vor 21. Lebensjahr)
Wenig Risikofaktoren in der Kindheit	Vermehrt Risikofaktoren in Familie und Kindheit
Geringer Grad der Abhängigkeit	Starke Ausprägung der Abhängigkeit, Mißbrauch auch von anderen Substanzen
Wenig körperliche und soziale Konsequenzen des Alkoholkonsums	Deutlich körperliche und soziale Konsequenzen des Alkoholkonsums nach kürzerer Zeit
Geringe psychiatrische Komorbidität	Hohe psychiatrische Komorbidität
Geringe Belastungsfaktoren im familiären und beruflichen Umfeld	Hohe Belastungsfaktoren im familiären und beruflichen Umfeld
Gute therapeutische Prognose	Schlechte therapeutische Prognose

einer Kontrollgruppe von nicht alkoholgefährdeten Gesunden, sondern auch an psychisch oder somatisch Erkrankten durchgeführt wird (Feuerlein et al. 1998 bzw. Kap. 7). Bei der Konstruktion der verschiedenen Testinstrumente müssen die nicht durch Alkohol bedingten Störungen auf psychischen, sozialen und somatischen Gebieten mitberücksichtigt werden. Entsprechende Tests müssen eine ausreichende Sensitivität, vor allem aber auch Spezifität aufweisen.

2.3.1 Screeninginstrumente

In vielen Fällen wird man die Diagnose eines Alkoholismus zunächst aus den klinisch manifesten Befunden und Symptomen ableiten wollen. Einer dieser Ansätze ist der als Screeninginstrument einsetzbare Alcohol-Clinical-Index (Skinner et al. 1986), der 17 klinische Symptome umfaßt, die meist direkte Zeichen von alkoholbezogenen Störungen sind (z. B. Spider Naevi, Palmarerythem) aber auch andere Symptome betreffen (z. B. Tätowierungen). Außerdem werden 13 Symptome aus der medizinischen Anamnese einbezogen, die auf Alkoholfolgeerkrankungen hinweisen können (z. B. morgendliches Zittern). Sind mindestens vier der klinischen und anamnestischen Kriterien vorhanden, handelt es sich mit einer Wahrscheinlichkeit von 0,88 um Alkoholiker und nicht um soziale Trinker.

Ein besonders einfacher, aussagefähiger Kurzfragetest ist der sogenannte CAGE-Test, der nur aus vier Fragen besteht:
1. Have you ever felt your ought to cut down on your drinking?
   Haben Sie schon einmal daran gedacht Ihren Alkoholkonsum zu reduzieren?
2. Have people annoyed you by criticizing your drinking?
   Wurden Sie schon von Leuten bezüglich Ihres Trinkens kritisiert?
3. Have you ever felt bad or guilty about your drinking?
   Haben Sie sich jemals schlecht oder schuldig aufgrund Ihres Trinkens gefühlt?
4. Have you ever had a drink first thing in the morning to steady your nerves or get rid of a hangover?
   Haben Sie schon einmal morgens als erstes Alkohol getrunken, um Ihre Nerven zu beruhigen oder ein Gefühl der Abgeschlagenheit zu beseitigen?

Zwei oder mehr positive Antworten identifizieren bereits „problem drinker" sehr zuverlässig. Von 366 psychiatrischen Patienten der ersten Untersuchung beantworteten 81 Patienten zwei oder mehr Fragen positiv, in Felduntersuchungen wurden allerdings mit diesem Test deutlich schlechtere Ergebnisse ermittelt (Übersicht in Soyka 1995).

Ein weiteres wichtiges Screening-Verfahren ist der Michigan Alcoholism Screening Test (MAST; Selzer 1971), der vor allem im anglo-amerikanischen Sprachraum weite Verbreitung gefunden hat und von dem eine Reihe verschiedener, z. T. verkürzter Versionen existieren. Die Ursprungsfassung bestand aus 25 verschiedenen Fragen. Die Sensitivität wurde allerdings von einer Reihe von Untersuchern eher kritisch gesehen (Anderson 1989). Insbesondere die Rate positiver Antworten und Ergebnisse war zu hoch. Dennoch wird der „MAST" heute noch in vielen Untersuchungen als Screeninginstrument eingesetzt.

Ein weiteres Screeninginstrument zumindest zur Frühdiagnose eines Alkoholismus ist der AUDIT (Alcohol Use Disorders Test, Babor u. Grant 1989), der aus 10 Kernfragen besteht, die vom Patienten beantwortet werden und 8 Parametern, die der Arzt erfragen muß. Der Test erfaßt im Unterschied zu anderen Verfahren auch Trinkmenge und Trinkfrequenz der Patienten. Auch bei diesem Fragebogentest lassen sich allerdings ausgeprägte Dissimulationstendenzen häufig nicht vermeiden. Der Test wird von der WHO zur Diagnostik der Alkoholabhängigkeit empfohlen (Tab. 2-8).

Tabelle 2-8. Alcohol use Disorder Test = AUDIT (modifiziert für den Gebrauch in deutschsprachigen Ländern). (Aus Wetterling und Veltrop 1997)

Sehr geehrte Patientin, sehr geehrter Patient!
Da Alkohol vielfach zu gesundheitlichen Schäden führt, werden Sie in diesem Fragebogen nach Ihren Trinkgewohnheiten gefragt. Bitte beantworten Sie die Fragen so genau wie möglich, da sie Grundlage für ein ärztliches Gespräch sind.
Beachten Sie bitte, daß auch Bier ein alkoholisches Getränk ist!
Als Maßeinheit gilt 1 Drink = 1 Glas/Dose Bier oder 1 Glas Wein/Sekt oder 1 Glas Korn, Rum, Schnaps, Weinbrand, Whisky oder ähnliches.

	0	1	2	3	4
Wie oft haben Sie alkoholische Getränke getrunken?	Nie	1mal im Monat oder seltener	2mal im Monat	3mal im Monat	4- oder mehrmals im Monat
Wieviele Drinks trinken Sie pro Tag?	1–2	3–4	5–6	7–9	10 oder mehr
Wie oft trinken sie 6 oder mehr Drinks pro Tag?	Nie	Weniger als einmal im Monat	Einmal im Monat	Einmal in der Woche	Fast täglich
Wie oft hatten Sie im letzten Jahr das Gefühl, Sie könnten nicht aufhören zu trinken, wenn Sie angefangen haben?	Nie	Weniger als einmal im Monat	Einmal im Monat	Einmal in der Woche	Fast täglich

Tabelle 2-8. *Fortsetzung*

	0	1	2	3	4
Wie oft konnten Sie im letzten Jahr nicht das tun, was von Ihnen erwartet wurde, weil Sie Alkohol getrunken hatten?	Nie	Weniger als einmal im Monat	Einmal im Monat	Einmal in der Woche	Fast täglich
Wie oft brauchten Sie schon morgens ein alkoholisches Getränk, weil Sie vorher stark getrunken hatten?	Nie	Weniger als einmal im Monat	Einmal im Monat	Einmal in der Woche	Fast täglich
Wie oft haben Sie im letzten Jahr nach dem Alkoholtrinken Gewissensbisse gehabt oder sich schuldig gefühlt?	Nie	Weniger als einmal im Monat	Einmal im Monat	Einmal in der Woche	Fast täglich
Wie oft haben Sie sich nicht an die Ereignisse der Nacht zuvor erinnern können, weil Sie Alkohol getrunken hatten?	Nie	Weniger als einmal im Monat	Einmal im Monat	Einmal in der Woche	Fast täglich
Haben Sie sich oder einen anderen schon einmal verletzt, weil Sie Alkohol getrunken hatten?	Nein	Ja, aber nicht im letzten Jahr		Ja, im letzten Jahr	
Hat Ihnen ein Verwandter, Freund oder Arzt geraten, Ihren Alkoholkonsum zu verringern?	Nein	Ja, aber nicht im letzten Jahr		Ja, im letzten Jahr	

Über 8 Punkte: Alkoholabhängigkeit wahrscheinlich.

2.3.2 Standardisierte Interviews

Insbesondere für wissenschaftliche Untersuchungen wird heute in der Regel eine Sicherung der Diagnose Alkoholmißbrauch/-abhängigkeit durch gezielte und zumindest halb-standardisierte Interviews gefordert. Hierzu sind eine Reihe von Interviewverfahren und Checklisten entwickelt worden. Dazu gehören das „strukturierte klinische Interview für DSM-III-R" (deutsch SKID, englisch SCID) oder das SCAN (Schedules for Clinical Assessment in Neuropsychiatry), als ein Nachfolger sei das CIDI (Composite International Diagnostic Interview; WHO 1990; Wittchen et al.1990; Wittchen u. Semler 1990) genannt. Dabei handelt es sich um ein voll-standardisiertes Interview, das Diagnosen auf der Basis von ICD-10 und DSM-IV-R-Kriterien ermöglicht. Der CIDI-Score deckt den gesamten Bereich psychischer Störungen ab. Will man jedoch in einer bestimmten Gruppe spezielle Informationen, etwa zum Zeitverlauf, zu Folgeschäden, Menge und Frequenz des Alkoholkonsums (als Maß für den Schweregrad) und zum Gebrauch anderer Suchtmittel erheben, kann als separates Instrument die Version des CIDI-Sam verwendet werden (Cottler et al. 1989), die in deutscher Übersetzung auch als computergestütztes Interview vorliegt.

Wichtig für die Handhabung ist, daß das CIDI auch von trainierten Laien angewandt werden kann und sich daher auch als Instrument für Felduntersuchungen anbietet. Der Anwendung sollte ein einwöchiges Training vorausgehen. Für klinische Fragestellungen ist das CIDI wegen seiner starken Strukturierung nur schwer einsetzbar. Hier werden in der Regel eher Symptome oder Checklisten verwandt, die ein größeres Maß an Freiheit, dafür aber auch ein geringeres Maß an Objektivität und Zuverlässigkeit aufweisen (Feuerlein et al. 1998; Kap. 7).

Weitere wichtige Untersuchungsinstrumente sind der häufig eingesetzte sogenannte Addiction Severity Index (ASI), 5. Version von McLellan et al. (1992), sowie das SCAN-Interview. Der ASI dient vor allem der Erfassung des Schweregrades der Störung in den Bereichen körperliche Befindlichkeit sowie der Erfassung der rechtlichen und psychischen Situation. Der Alkoholkonsum der letzten 30 Tage wird dabei genauer erfaßt.

Das von der American Psychiatric Association 1994 vorgeschlagene „Schedules for Clinical Assessement in Neuropsychiatry" SCAN-Interview (Easton et al. 1997) ist ein strukturiertes Interview, das von erfahrenen Klinikern angewendet wird. Es ist in umfangreichen Untersuchungen auf seine Zuverlässigkeit bei Suchterkrankungen überprüft worden (Easton et al. 1997).

2.3.3 Fragebogentests

Zur Selbstbeurteilung sind eine kaum überblickbare Vielzahl von verschiedenen Untersuchungsinstrumenten entwickelt worden (Übersicht in Feuerlein et al. 1998). Das wichtigste ist der bereits oben angesprochene MAST in seinen verschiedenen Abwandlungen und Kurzfassungen. Seine Sensitivität ist mit 88% deutlich besser als die Spezifität mit 50%.

Im deutschen Sprachraum hat der Kurzfragetest für Alkoholgefährdete (KFA; Feuerlein u. Küfner 1976) eine gewisse Bedeutung erlangt. Er umfaßt 22 Fragen, die somatische und psychosoziale Variablen sowie das Trinkverhalten und die innere Einstellung zum Alkoholkonsum erfassen. Er kann als Screeninginstrument eingesetzt werden, dient aber vor allem zur Differentialdiagnostik und Therapieplanung. Er wurde sowohl zur Selbsteinschätzung der eigenen Alkoholgefährdung als auch zu epidemiologischen Untersuchungen verwendet.

Ein besonderes Problem ist, daß bislang der Schweregrad der Abhängigkeit nicht sicher erfaßt werden kann. Hierzu wurden neben dem ASI (siehe oben) zwei Untersuchungsinstrumente, die Göttinger Abhängigkeitsskala (GABS; Jacobi et al. 1987) und Lübecker Abhängigkeitsskala (LAS; John et al. 1992) vorgeschlagen. Beide sind allerdings insbesondere hinsichtlich ihrer prognostischen Wertigkeit nicht ausreichend überprüft. Die GABS besteht aus 31 Items. Der Fragebogen ist vom Patienten selbst auszufüllen.

Der LAS erfaßt Kriterien des Abhängigkeitssyndroms wie Einengung des Trinkverhaltens (Alkoholkonsum nach körperlichem und psychischen Bedarf), körperliche Entzugssyndrome, Entzugssymptome im psychischen Bereich (unwiderstehliches Verlangen nach Alkohol, Ängste), Toleranzentwicklung (mit Leberschädigung einhergehendes zunehmendes, später möglicherweise abnehmendes „Vertragen" von Alkohol), Alkoholkonsum nach Entzugssymptomen, Entzugserscheinungen bei erneutem Trinken nach Abstinenz.

Das zumindest im deutschsprachigen Raum wichtigste, umfassende Screening-Instrument ist bislang immer noch der Münchner Alkoholismus-Test (MALT; Feuerlein et al. 1977). Er umfaßt zwei Teile, einen Selbstbeurteilungsteil mit 24 und einen Fremdbeurteilungsteil mit 7 Items. Der Fremdbeurteilungsteil ist dabei vierfach höher gewichtet als der Selbstbeurteilungsteil (Tab. 2-9). Ein Summenwert von 6–10 Punkten legt den Verdacht auf eine Alkoholabhängigkeit, ein Summenwert von 11 und mehr Punkten die Diagnose einer Alkoholabhängigkeit nahe. In verschiedenen Untersuchungen wurde für den Test eine gute Spezifität und Sensitivität ermittelt (Übersicht in Soyka 1995). Nachuntersuchungen ergaben eine Gesamteffizienz von 94%. Nicht-Alkoholiker wurden zu 95%, Alkoholiker zu 88% richtig identifiziert.

Ein weiteres, vor allem im anglo-amerikanischen Sprachraum häufig angewandtes Untersuchungsinstrument, ist das „Alcohol Use Disorder and Associated Dissabilities Interview Schedule - Alcohol Drug Revised" (AUDADIS-ADR; Chatterji et al. 1997). Dieses Untersuchungsinstrument wurde ursprünglich von der WHO 1992 vorgeschlagen. Es ist ebenfalls mehrfach überarbeitet worden. Die Zuverlässigkeit für die Diagnostik von Suchterkrankungen wurde in großen Untersuchungen als gut bewertet (Chatterji et al. 1997).

Generell stellt sich bei allen vorgestellten Untersuchungsinstrumenten die Frage nach der Zuverlässigkeit und Validität für die Diagnostik von alkohol- und drogeninduzierten Störungen. Diesbezüglich sind von der WHO breit angelegte Untersuchungen durchgeführt worden, deren Ergebnisse jetzt vorliegen (Übersicht in Üstün et al. 1997). In der WHO-Studie zur Zuverlässigkeit und Validität von CIDI, SCAN und des AUDADIS-ADR wurden insgesamt 12 Zentren in 10 verschiedenen Ländern mit 1825 Patienten untersucht. Dabei wurden die diagnostischen Kriterien nach ICD-10 und DSM-IV für Alkoholabhängigkeit bzw. Mißbrauch/schädlichem Gebrauch herangezogen. Dabei zeigte sich, daß die Übereinstimmung für die Diagnose von Abhängigkeitserkrankungen sehr gut (0,7–0,9), aber für Alkoholmißbrauch/schädlichem Gebrauch deutlich schlechter war. Die Aussagekraft aller drei Untersuchungsinstrumente für wissenschaftliche und klinische Fragestellungen kann aber aufgrund der vorgelegten Untersuchungen als gesichert gelten.

Tabelle 2-9. Merkmalskatalog des Münchener Alkoholismus-Tests (MALT). (Nach Feuerlein et al. 1977)

Vom Arzt zu beurteilen
1. Lebererkrankung: mindestens ein klinisches Symptom (z. B. vermehrte Konsistenz, Vergrößerung, Druckdolenz o. ä.) und mindestens ein pathologischer Laborwert (z. B. GOT, GPT oder γ-GT) sind notwendig.
2. Polyneuropathie (trifft nur zu, wenn keine anderen Ursachen bekannt sind, z. B. Diabetes mellitus oder eindeutige chronische Vergiftungen)
3. Delirium tremens (jetzt oder in der Vorgeschichte)
4. Alkoholkonsum von mehr als 150 ml (bei Frauen 120 ml) reinem Alkohol ein- oder mehrmals im Monat
5. Alkoholkonsum von mehr als 300 ml (bei Frauen 240 ml) reinem Alkohol ein- oder mehrmals im Monat
6. Foetor alcoholicus (zur Zeit der ärztlichen Untersuchung)
7. Familienangehörige oder engere Bezugspersonen haben schon einmal Rat gesucht wegen Alkoholproblemen des Patienten (z. B. beim Arzt, dem Sozialdienst oder anderen entsprechenden Einrichtungen)

Vom Patienten selbst zu beurteilen
1. In der letzten Zeit leide ich häufiger an Zittern der Hände.
2. Ich hatte zeitweilig, besonders morgens, ein Würgegefühl oder Brechreiz.
3. Ich habe schon einmal versucht, Zittern oder morgendlichen Brechreiz mit Alkohol zu kurieren.
4. Zur Zeit fühle ich mich verbittert wegen meiner Probleme und Schwierigkeiten.
5. Es kommt nicht selten vor, daß ich vor dem Mittagessen bzw. zweiten Frühstück Alkohol trinke.
6. Nach den ersten Gläsern Alkohol habe ich ein unwiderstehliches Verlangen, weiter zu trinken.
7. Ich denke häufig an Alkohol.
8. Ich habe manchmal auch dann Alkohol getrunken, wenn es vom Arzt verboten wurde.
9. In Zeiten erhöhten Alkoholkonsums habe ich weniger gegessen.
10. An der Arbeitsstelle hat man mir schon einmal Vorhaltungen wegen meines Alkoholtrinkens gemacht.
11. Ich trinke Alkohol lieber, wenn ich allein bin.
12. Seitdem ich mehr Alkohol trinke, bin ich weniger tüchtig.
13. Ich habe nach dem Trinken von Alkohol schon öfters Gewissensbisse (Schuldgefühle) gehabt.
14. Ich habe ein Trinksystem versucht (z. B. nicht vor bestimmten Zeiten zu trinken).
15. Ich glaube, ich sollte mein Trinken einschränken.
16. Ohne Alkohol hätte ich nicht so viele Probleme.
17. Wenn ich aufgeregt bin, trinke ich Alkohol, um mich zu beruhigen.
18. Ich glaube, der Alkohol zerstört mein Leben.
19. Einmal möchte ich aufhören mit dem Trinken, dann wieder nicht.
20. Andere Leute können es nicht verstehen, warum ich trinke.
21. Wenn ich nicht trinken würde, käme ich mit meinem Partner besser zurecht.
22. Ich habe schon versucht, zeitweilig ohne Alkohol zu leben.
23. Wenn ich nicht trinken würde, wäre ich mit mir zufrieden.
24. Man hat mich schon wiederholt auf meine „Alkoholfahne" angesprochen.

2.3.4 Mehrdimensionale Untersuchungsinstrumente

Entsprechende Fragebögen sind so konzipiert, daß sie nicht nur als Screeningverfahren eingesetzt werden können, sondern auch Anhaltspunkte zur Differentialdiagnostik und Indikationsstellung für eine differentielle Therapie liefern sollen. Das wichtigste diesbezügliche Untersuchungsinstrument ist das Alcohol Use Inventory. Eine deutsche Bearbeitung dieses Fragebogens ist das Trierer Alkoholismusinventar (TAI) mit 77 Items und 7 Skalen (Scheller et al. 1984).

Ziel des TAI ist es, Aussagen über einzelne therapeutisch relevante Bereiche bei dem Patienten treffen zu können, z. B. Verlust der Kontrolle über das Verhalten während des Alkoholkonsums, soziale Aspekte des Trinkens (sozialer Rückzug, etc.), Trinkmotive, Suchtverhalten usw. Auch der Partnerbereich wird erfaßt.

Mit Hilfe dieses Untersuchungsinstrumentes wurde eine Alkoholiker-Typologie entwickelt, für die auch verschiedene therapeutische Vorgehensweisen konzipiert worden sind. Insgesamt können 5 Subgruppen identifiziert werden. Die Effektivität kann noch nicht ausreichend beurteilt werden (Feuerlein et al. 1998; Kap. 7).

Ein weiteres wichtiges Instrument ist der Fragebogen zur Klassifikation des Trinkverhaltens Alkoholabhängiger (FTA; Roth 1987). Bei diesem handelt es sich um einen Selbstbeurteilungsbogen zur Einschätzung des Trinkverhaltens in Anlehnung an die Phaseneinteilung in der Alkoholismustypologie nach Jellinek (1960). Männer und Frauen werden anhand getrennter Skalen bewertet. Der Test hat allerdings bislang in Deutschland keine größere Verbreitung erlangt.

Für eine Reihe von anderen Fragestellungen wurden spezielle Fragebogeninstrumente entwickelt. Dazu gehört zum einen die für Therapiestudien zunehmend relevante Erfassung des Alkoholverlangens („Craving"). Hierzu sind im internationalen Sprachraum eine Reihe von Skalen vorgestellt worden. Das bekannteste Instrument dieser Art ist derzeit die Obsessive-Compulsive-Drinking-Scale (OCDS; Anton et al.1996) die in einer Reihe von Untersuchungen geprüft wurde. Im deutschen Sprachraum wurden mehrere Craving-Skalen, unter anderem der Lübecker Craving-Fragebogen (Veltrup 1994) mit 4 Subskalen (Craving in gedrückter Stimmung, in gehobener Stimmung, bei Ärger und Anspannung, bei Zufriedenheit und Entspannung) entwickelt.

Zur Erfassung der Patientenmotivation wurde von Körkel und Schindler (1996) ein Kurzfragebogen zur Abstinenzzuversicht (KAZ-35) entwickelt. Auch dieses Instrument muß noch näher evaluiert werden. Dies gilt auch für eine Reihe anderer Fragebögen zur Erfassung der Behandlungsmotivation (Petry 1993).

Im Rahmen einer umfasenderen Alkoholdiagnostik kann auch die standardisierte Erfassung von Persönlichkeitsmerkmalen sinnvoll sein. Eines der bekanntesten Beispiele hierfür ist der in einer computerisierten Version vorliegende Persönlichkeitsfragebogen MMPI, der seit vielen Jahren in der klinischen Routine verwendet wird. Auf die Vielzahl der im Bereich der Persönlichkeitsdiagnostik angewandten Untersuchungsinstrumente und Fragebögen kann hier aus Platzgründen nicht im Detail eingegangen werden. Bereits oben wurde auf das von Cloninger et al. (1991) vorgeschlagene „Tri-Dimensional-Personality-Questionnaire" hingewiesen.

2.3.5 Diagnostik des Alkoholentzugssyndroms

Zur Beurteilung der Alkoholentzugssymptomatik wurden ebenfalls verschiedene diagnostische Instrumente entwickelt. Dabei muß berücksichtigt werden, daß kaum eines der Symptome des Alkoholentzugssyndroms spezifisch ist, sondern vielmehr bei verschiedenen Störungen, z. B. auch beim Entzug von anderen Substanzen auftreten kann. Die gebräuchlichste Skala zur Erfassung der Entzugssymptomatik ist die CIWA-Skala, von der Übersetzungen in verschiedenen Sprachen und auch Varianten vorliegen (Ursprungsfassung Sullivan et al. 1989). Auch hier liegt eine deutsche Fassung vor (Tab. 2-10).

2.4 Klinische Alkoholismusdiagnose

Oft wird ein Alkoholabusus vom behandelnden Arzt nicht aufgrund anamnestischer Angaben oder des Einsatzes der oben skizzierten

Tabelle 2-10. CIWA-AR-Skala zur Erfassung der Entzugssymptomatik

A. Vegetative Symptomatik:

1.) *Pulsfrequenz*
0<100   1 = 100–110   2 = 110–120   3>120   :
Herzrhythmusstörungen

2.) *Diastolischer Blutdruck*
0<95   1 = 95–100   2 = 100–105   3>105   :

3.) *Temperatur*
0<37,0   1<37,0–37,5   2 = 37,5–38,0   3>38,0   :

4.) *Atemfrequenz*
0<20   1 = 20–24   2>24   :

5.) *Schwitzen*
0 = kein   1 = leicht   2 = deutlich   3 = massiv   :
           feuchte Hände   Stirn und Gesicht   profuses Schwitzen

6.) *Tremor*
0 = kein   1 = leicht   2 = deutlich   3 = schwer   :
           Arm vorhalten   Finger + Spreizen   spontan

Teilscore: Vegetative Symptomatik   V =

B. Psychische Symptomatik:

1.) *Psychomotorische Unruhe*
0 = kein 1 = Nesteln 2 = Wälzen im Bett 3 = will aufstehen 4 = erregt :

2.) *Kontakt*
0 = kann   1 = leicht   2 = schweift an-   3 = geordnetes   :
kurzem   ablenkbar   dauernd ab   Gespräch unmöglich
Gespräch
folgen

3.) *Orientierung (Zeit, Ort, Person)*
0 = voll   1 = eine   2 = zwei   3 = alle gestört   :
orientiert Qualität gestört Qualitäten gestört

4.) *Halluzinationen (optisch, akustisch, taktil)*
0 = keine   1 = suggestibel   2 = eine Qualität   3 = zwei Qualitäten   :
            (liest ein   (z. B. optisch)   (opt. + takt.)
            leeres Blatt
            vor)

4 = alle Qualitäten   5 = szenische Hall. (Film, mehrere Hall.
                               hintereinander mit Handlungsablauf).

5.) *Angst*
0 = keine   1 = leicht   2 = stark
             (auf Befragen)   (spontan angegeben)

Teilscore psychische Störungen P =

Gesamtscore S = P + V =

(s. dazu Stuppaeck et al. 1994)

Untersuchungsinstrumente gestellt, sondern aufgrund des klinischen Erscheinungsbildes. Hierfür sind die klinische Erfahrung und der „geübte" klinische Blick oft wegweisend. An dieser Stelle sollen nicht die einzelnen neuropsychiatrischen Folgeschäden des Alkoholismus im Detail dargestellt werden, auf einige diagnostisch oft wegweisende klinische Symptome sei aber explizit hingewiesen.

Primär läßt sich bei vielen Alkoholabhängigen oft eine sogenannte Fazies Alcoholica mit unreiner Haut, vergröberten Gesichtszügen, Teleangiektasien, eventuelle auch Rhinophym feststellen. Ebenfalls ist schon im Initialkontakt häufig ein Fötor Alcoholicus zu erkennen, der erstaunlich oft, auch bei starker Ausprägung vom Patienten bagatellisiert wird. Auch ein Tremor der Hände und gerötete Konjunktiven oder eine Konjunktivitis lassen sich bereits primavista feststellen, häufig auch eine erhöhte Schweißneigung. Im psychovegetativen Bereich finden sich neben verschiedenen anderen vegetativen Fehlfunktionen häufig eine gewisse motorische Unruhe, erhöhte Reizbarkeit und Nervosität. Ebenfalls im Initialkontakt können häufig schon neurologische Folgeschäden, insbesondere eine Polyneuropathie mit entsprechendem Gangbild festgestellt werden, aber auch eine Kleinhirnsymptomatik mit Ataxie und Dysdiadochokinese. Das Gangbild kann auch durch eine beinbetonte Muskelatrophie akzentuiert sein. Häufig findet sich auch ein aufgeblähter Bauch. Die Initialuntersuchung sollte die Leber (Lebervergrößerung, Fettleber) erfassen.

Keineswegs obligat, aber doch recht häufig, ist das äußere Erscheinungsbild von Alkoholikern auch auf andere Weise auffällig: Die Kleidung ist oft nicht völlig in Ordnung, Stürze oder andere Verletzungsfolgen werden berichtet oder sind sichtbar, häufig wirkt der Patient ungepflegt.

Sehr häufig wird der Patient im Initialkontakt oder im weiteren Verlauf von besorgten Angehörigen begleitet, die wichtige fremdanamnestische Angaben zu Trinkgewohnheiten und Folgeschäden beitragen können. Im gemeinsamen Gespräch können eventuelle Bagatellisierungs- und Dissimulationstendenzen aufgedeckt und auch angesprochen werden.

Die klinische Erfahrung zeigt, daß einige wichtige Fragen hinsichtlich sozialer Folgeschäden sehr häufig schon zur Diagnose hinführen können. Dazu gehören Fragen nach:
- dem beruflichen Status (Arbeitsplatzverlust? Abmahnung?),
- familiärem Umfeld (Ehestreitigkeiten, Trennungen, Scheidungen?),
- Führerscheinverlust,
- Arbeitsunfällen, Unfällen, Verletzungen unter Alkoholeinfluß,
- eventuellen Straftaten unter Alkoholeinfluß, Bewährungsauflagen.

Nicht alle Punkte müssen im ersten diagnostischen Gespräch abgefragt werden, sie können aber gute Hinweise im Hinblick auf ein eventuelles Alkoholproblem geben. Beim evidenten klinischen Verdacht auf einen Alkoholmißbrauch/Alkoholabhängigkeit und hartnäckigen Bagatellisierungs- bzw. Dissimulationstendenzen bietet sich im übrigen der Einsatz sogenannter biologischer Marker an.

2.5 Biologische Alkoholismusmarker

Eine Reihe von Labortests können bei der Diagnostik von Alkoholmißbrauch und -abhängigkeit helfen. Sieht man von einigen speziellen biochemischen bzw. genetischen Markern ab, die vor allem in der experimentellen Forschung eine Rolle spielen und deren Validität noch nicht ausreichend überprüft ist (Übersicht in Soyka 1997) handelt es sich hierbei im wesentlichen um klinisch-chemische Parameter, die alkoholbedingte Stoffwechselveränderungen oder Folgestörungen anzeigen. Dazu gehören insbesondere die sog. Leberwerte, das MCV, das Carbohydrat defiziente Transferrin (CDT) sowie die sogenannte Begleitstoffanalytik.

Gamma-Glutamyl-Transpeptidase (GGT)
Ihr Anstieg ist primär Ausdruck einer Enzyminduktion in der Leber, weniger einer Leberzellschädigung (s. auch Kap. 3). Bei Leberzellschädigungen kommt es auch zu Erhöhungen anderer leber-

spezifischer Enzyme wie z. B. der Glutamat-Oxalacetat-Transaminase (GOT) und Glutamat-Pyruvat-Transaminase (GPT), außerdem der Glutamat-Dehydrogenase (GLDH). In der Regel ist eine erheblich erhöhte Trinkmenge notwendig, um zu einem Anstieg der GGT zu führen. Eine tägliche Alkoholbelastung von 60 g über drei Wochen reicht hierfür meist nicht aus. Die diagnostische Sensitivität der GGT wird mit 50–90% angegeben, ihre Spezifität mit 70%. Eine Reihe von anderen Noxen, vor allem Medikamenten sowie zahlreiche andere Erkrankungen, inkl. Hepatitis, können zu Leberwerterhöhungen und damit zu falsch positiven Ergebnissen führen. Ein Anstieg von GOT und GPT sind als Ausdruck einer hepatozellulären Schädigung aufzufassen, ihre Sensitivität für die Alkoholismusdiagnostik ist geringer als die der GGT.

Mittleres korpuskuläres Erythrozytenvolumen (MCV)
Bei Alkoholabhängigen ist eine Makrozytose über 96–100 fl (abhängig von der Methodik) häufig. Kausal dürfte vor allem eine alkoholtoxische Knochenmarksschädigung, unabhängig von einem Folsäuremangel, von Bedeutung sein (s. auch Kap. 4). Sensitivität und Spezifität sind nicht höher als bei der GGT, wegen der langen Erythrozytenüberlebensdauer kommt es aber erst nach 2–3 Monaten zu einer Normalisierung der Werte, was für die Beurteilung der Aussagefähigkeit dieses Markers von Bedeutung ist. Auch Makrozytosen können andere Ursachen haben, dazu gehören nicht-alkoholische Leberschädigungen, Retikulozytose, Vitamin-B_{12}- und Folsäuremangel sowie Nikotinmißbrauch.

Carbohydrat-defizientes-Transferrin (CDT)
In den letzten Jahren ist vor allem die Bedeutung des CDT als biologischer Alkoholismusmarker verstärkt in das klinische und wissenschaftliche Interesse gerückt. Transferrin ist ein 80kD-Glykoprotein, das Eisen über den Blutkreislauf mit Hilfe eines weiteren Proteins in die Zelle transportiert. Das Transferrin-Gen gehört zu einer Genfamilie, die aus mehreren Mitgliedern besteht und deren genomische Sequenz am langen Arm des Chromosoms 3 lokalisiert ist. Es liegen drei genetisch verschiedene Formen des Transferrins vor. In Mitteleuropa überwiegt die sogenannte C-Form (ca. 98% der

Bevölkerung). Transferrin wird zu 90% in der Leber synthetisiert. Ca. 6% des Transferrins besteht aus Kohlenhydraten, die am C-terminalen Ende der Asparaginsäure in Form von zwei komplexen Ketten gebunden werden. Es handelt sich um die Oligosaccharide N-Acetylglucosamin, an welche Mannose, Galaktose und Sialinsäure gebunden werden. Letztere ist elektrisch geladen und determiniert so den isoelektrischen Punkt (PI), der mit Hilfe der isoelektrischen Fokussierung erfaßt wird. Zwischen 0 bis 6 Sialinsäurereste können gebunden werden. Die C-Form des Transferrins zeigt einen PI von 5,4, der nach chronischer Alkoholexposition auf über 5,65 ansteigt.

Zahlreiche Untersuchungen haben gezeigt, daß es bei Alkoholabhängigen zu Erhöhungen des CDT kommt. Die pathophysiologischen Grundlagen sind bislang nicht völlig verstanden, wahrscheinlich ist eine Störung des Glykoprotein/Glykolipidstoffwechsels. Sensitivität und vor allem Spezifität von CDT-Erhöhungen bei Alkoholabusus sind mindestens so gut wie bei der GGT. Falsch positive CDT-Erhöhungen gibt es vor allem bei bilärer Leberzirrhose. Im Handel befinden sich Testreagenzien für eine Reihe verschiedener Nachweismethoden für CDT, die in ihrer Aussagefähigkeit aber wohl vergleichbar sind. Bei einer Halbwertszeit von etwa 14 Tagen normalisieren sich pathologische CDT-Werte in der Regel innerhalb von zwei bis längstens drei Wochen (Tab. 2-11).

Andere Parameter
Andere bei Alkoholbelastung veränderte klinisch-chemische Parameter sind vor allem die Blutfette, wobei eine Hypertriglyzeridämie und Hypercholersterinämie bei Alkoholabhängigen häufig vorkommen. Nicht selten sind auch die Konzentrationen von HDL-Cholesterin und Apolipoprotein erhöht.

Für forensische Fragestellungen ist die sogenannte Begleitstoffanalytik von wesentlicher Bedeutung. Hierbei werden verschiedene Inhalts- und Begleitstoffe alkoholischer Getränke wie Methanol, Isopropanol, Aceton und andere erfaßt. Daraus lassen sich Rückschlüsse auf Trinkmenge und Zeitpunkt der Aufnahme ziehen (Gilg et al. 1995).

Tabelle 2-11. Übersicht über eine Auswahl wesentlicher und aussagekräftiger klinisch-chemischer und hämatologischer Parameter zur Diagnose von Alkoholmißbrauch bzw. Alkoholismus. (Aus Gilg 1995)

	Normalwerte	Reaktion nach Kurzzeitbelastung	Diagnostische Sensitivität (%)	Diagnostische Spezifität (%)	Praktikabilität	Normalisierung nach Entzug
Leberenzyme						
GGT	<28 U/l	-	50-90	ca. 70	+ + + +	2-5 W.
GOT (ASAT)	<18 U/l	-	30-50	ca. 90	+ + + +	1-3 W.
GPT (ALAT)	<22 U/l	-	20-45	ca. 70	+ + + +	1-4 W.
GLDH	<4 U/l	-	5-60	?	+ + +	?
Beta-Hexosaminidase	<6,2 U/l	+	hoch	?	+	2-4 d
hämatolog. Parameter						
MCV	<92/100 fl	-	40/70-96	ca. 60-90	+ + + +	1-3 Mon.
CDT	<20/26 U/l	-	ca. 50-90	90-100	(+ +)	ca. 2 W.
HDL-Chol	<50 mg/dl	-	ca. 50-90	hoch	+ + +	1-4 W.
Apolipoprot. A ½		-	>45	hoch	+ +	ca. 2 W.
Metaboliten						
Acetaldehyd		(+)	-	-	+	
Acetat	0,75 mM	?	-	-	(+ +)	?
Isopropanol	<2 ml/l	(+)	-	?	(+ +)	Std.
Aceton	<7 mg/l	-	-	-	(+ +)	Std.
Methanol	<10 mg/l	(+ +)	(ca. 80)	hoch	(+ +)	Std.-1d
Urin						
5-HTOL/5-HIAA	<20	+	60 %	hoch	+	Std.
Dolichol	4,7 ng/ml	+	gering	?	+	Tage-W.
TIQ (Salsolinol)					+	

+ Speziallabor, + + spez. Methodik außerhalb Klinikroutine, + + + Sonderuntersuchung im Routinelabor, + + + + einfache Klinikroutine
Sensitivität: Prozentualer Anteil positiver Befunde bei Alkoholikern
Spezifität: Prozentualer Anteil negativer Befunde bei Nichtalkoholikern

Kapitel 3

3 Alkoholbedingte Störungen im Bereich der Inneren Medizin

Es gibt kaum ein Organsystem, das durch chronischen Alkoholkonsum nicht geschädigt werden kann. Umstritten ist bislang die Festlegung von Grenzwerten, ab denen ein Alkoholkonsum als schädlich betrachtet werden kann. In der Literatur wird hier für Männer häufig der Grenzwert von 60 g Alkohol/d angegeben, für Frauen dagegen ein deutlich geringerer Schwellenwert von etwa 20–40 g/d (Übersicht in Feuerlein et al. 1998). Diese Werte sind aber nicht unumstritten und empirisch nicht ausreichend belegt. Die genannten Grenzwerte beziehen sich vor allem auf die häufigste alkoholbedingte Folgestörung, nämlich Lebererkrankungen.

Alkohol kann entweder durch direkte Einwirkung auf die Zelle Organschädigungen, aber auch lokale Gewebsschädigungen induzieren oder indirekt toxisch wirken durch Stoffwechselstörungen, wie z. B. eine mit dem Alkoholismus einhergehende Mangelernährung (Malnutrition) und Hypovitaminosen. Durch Interaktion mit anderen toxischen Substanzen können toxische Metabolite gebildet werden, wie z. B. Acetaldehyd (Ashley et al. 1977; Ishak et al. 1991). Andere pathophysiologische Mechanismen können hinzutreten. Dazu gehören beispielsweise Veränderungen der Durchblutung. Zu berücksichtigen ist ferner, daß viele alkoholische Getränke toxische Begleitstoffe, wie z. B. Fuselalkohole (Methanol etc.) oder Nitrosamine enthalten, die ebenfalls verschiedene Organe schädigen können. Die pathophysiologischen Grundlagen bestimmter alkoholbedingter Folgestörungen sind in entsprechenden Handbüchern umfassend dargestellt worden (Seitz et al. 1995).

Seit langem gesichert ist die deutlich erhöhte Mortalität Alkoholabhängiger im Vergleich zur Normalbevölkerung (Übersicht in Feuerlein 1998). Die Übersterblichkeit von Alkoholabhängigen betrug dabei in verschiedenen Studien zwischen 2,5 und 4,7%, in der deutschen MEAT-Studie (s. Kap. 1-4) wurde sogar eine Übersterblichkeit von etwa 8% gefunden. Die häufigsten Todesursachen bei alkoholkranken Männern sind die Leberzirrhose (15,6%), Tumore des oberen Verdauungstraktes (4,9%) und der Lunge (3,8%), ischämische Herzerkrankungen (14,7%) sowie unnatürliche Todesursachen, speziell Unfälle (5,6%) und Suizide (12,6%). Bei Frauen waren Leberzirrhose (19,8%) und Suizide (15,4%) die häufigsten Todesursachen (Lindberg u. Agren 1988).

Über die wichtigsten internistischen Erkrankungen bei Alkoholismus liegen eine Reihe von Übersichten vor. Nach Ashley (1977) gehören zu den häufigsten Erkrankungen bei Alkoholikern die Fettleber, chronische obstruktive Lungenerkrankungen, Traumen, Bluthochdruck und Mangelernährung (Tab. 3-1).

3.1 Leberstörungen

Der kritische Schwellenwert für die Entstehung der alkoholischen Leberzirrhose liegt, wie beschrieben, für Männer bei 60 g reinem Alkohol pro Tag, für Frauen bei 20 g (Thaler 1977). Bei Männern ist bei einem Konsum von 100 g reinem Alkohol die Zirrhosehäufigkeit auf das 10fache erhöht, bei 240 g 100mal so hoch wie bei 60 g. Bei Frauen steigt das Risiko bereits bei Dosen von 70 g/d auf das 100fache an. Die erhöhte Vulnerabilität von Frauen für die akoholbedingte Leberzirrhose wird noch nicht ausreichend verstanden, z. T. wurden hierfür Unterschiede in der Verarbeitung von Östrogenen und zyklusbedingte unterschiedliche Abbauraten bei Frauen angeschuldigt (Übersicht in Feuerlein et al. 1998). Alkohol wirkt direkt hepatotoxisch, darüber hinaus spielen wahrscheinlich auch die toxische Wirkung von Acetaldehyd sowie genetische und immunologische Faktoren, virale Hepatitiden und eine Wechselwirkung mit anderen hepatotoxisch wirkenden Stoffen eine Rolle (Ishak et al. 1991). Bei chronischem Alkoholkonsum kommt es zu einer Induktion des mikrosomalen Ethanol-oxidierenden Systems (MEOS) und über einen gesteigerten Sauerstoffverbrauch des MEOS zu einer läppchenzentralen Hypoxie. Darüber hinaus scheinen vor allem Endotoxine für die Entwicklung einer Leberschädi-

Tabelle 3-1. Häufigkeit der wichtigsten Krankheiten bei Alkoholismus. (Aus Ashley et al. 1997)

Erkrankung	Männer (n = 736)		Frauen (n = 135)	
	n	%	n	%
Fettleber	351	47,7	37	27,4
chronische obstruktive Lungenerkrankung	89	12,1	8	5,9
Traumen (Gesamtzahl)	88	11,4	10	7,4
Bluthochdruck	64	8,7	9	6,7
Mangelernährung	57	7,7	12	8,9
Anämie	31	4,2	18	13,1
Gastritis	45	6,1	4	3,0
Knochenbrüche	42	5,7	5	3,7
Hiatushernie	33	5,7	8	5,9
periphere Neuritis	34	4,6	3	2,2
Leberzirrhose	32	4,4	4	3,0
Magen-Darm-Geschwüre	30	4,1	5	3,7
chronischer Hirnschaden	27	3,7	4	3,0
Fettsucht	23	3,1	8	5,9
Kardiomyopathie	20	2,7	6	4,4
ischämische Herzkrankheiten	23	3,1	0	0,0
Lungenentzündung	19	2,6	1	0,7
gastrointestinale Blutung	17	2,3	3	2,2
epileptische Anfälle	19	2,6	1	0,7
Diabetes	18	2,4	1	0,7
Harnwegsinfekt	12	1,6	1	0,7
akutes Hirnsyndrom	12	1,6	1	0,7
Pankreatitis	6	0,8	1	0,7

gung von Bedeutung zu sein. Andere wichtige Faktoren können ein Vitamin-A-Mangel und eine Glutathionverarmung sein. Häufig treten alkoholbedingte Lebererkrankungen auch in Kombination mit anderen Lebererkrankungen auf, z. B. mit Virushepatitiden (Bode 1995). Eine komplizierende Erkrankung stellt das Zieve-Syndrom dar (s. Kap. 3.1.5).

Die alkoholbedingten Leberstörungen lassen sich in Fettleber, Alkoholhepatitis und Leberzirrhose differenzieren. Weiter können akute alkoholbedingte Cholestasen und Leberkarzinome auftreten.

Erwähnt werden sollte auch die Bedeutung von Alkohol bei der Manifestation einer Hämatochromatose und die Beeinflussung des Porphyrin-Stoffwechsels bzw. das Auftreten einer Porphyria cutanea tarda (Ishak et al. 1991).

Die klinischen Folgestörungen der alkoholischen Hepatopathie sind im wesentlichen das Ergebnis von drei Faktoren, nämlich der parenchymalen Insuffizienz, der portalen Hypertension und extrahepatischer Schädigungen durch Alkohol.

3.1.1 Fettleber

Sie ist die mit Abstand häufigste alkoholbedingte Leberstörung. Ein Großteil der klinisch zu sehenden Fälle von Fettleber sind auf Alkoholismus zurückzuführen. Die subjektiven Beschwerden sind oft gering oder können ganz fehlen. Meist handelt es sich um leichte gastrointestinale Störungen mit Druckgefühl im Oberbauch, die Leber ist vergrößert, stumpfrandig und von erhöhter Konsistenz. Durch Enzyminduktion kann der Metabolismus verschiedener Arzneimittel beschleunigt sein.

Laborchemisch finden sich häufig grenzwertig erhöhte Transaminasen, der empfindlichste Parameter ist die Gamma-Glutamyl-Transpeptidase (GGT), die als Folge einer Enzyminduktion häufig erhöhte Werte aufweist, sie können aber auch ganz normal sein.

Morphologisch und sonographisch zeigt sich eine vergrößerte und relativ weiche Leber, histologisch finden sich mit Fetttropfen mehr oder weniger ausgefüllte Leberzellen. Die Zellkerne sind an den Rand gedrängt. Mit dem Elektronenmikroskop können auch Veränderungen der Mitochondrien und eine Proliferation des endoplasmatischen Retikulums gesehen werden. Dies kann eine Reihe pathophysiologischer Konsequenzen haben (Abb. 3-1). In der Regel wird die Diagnose klinisch sowie durch Oberbauchsonographie, kaum durch Leberbiopsie, gestellt.

Therapie
Die Prognose ist in der Regel gut. Abgesehen von der Zufuhr von Vitaminen (Folsäure, Thiamin, Vitamin B$_6$) und Elektrolyten kön-

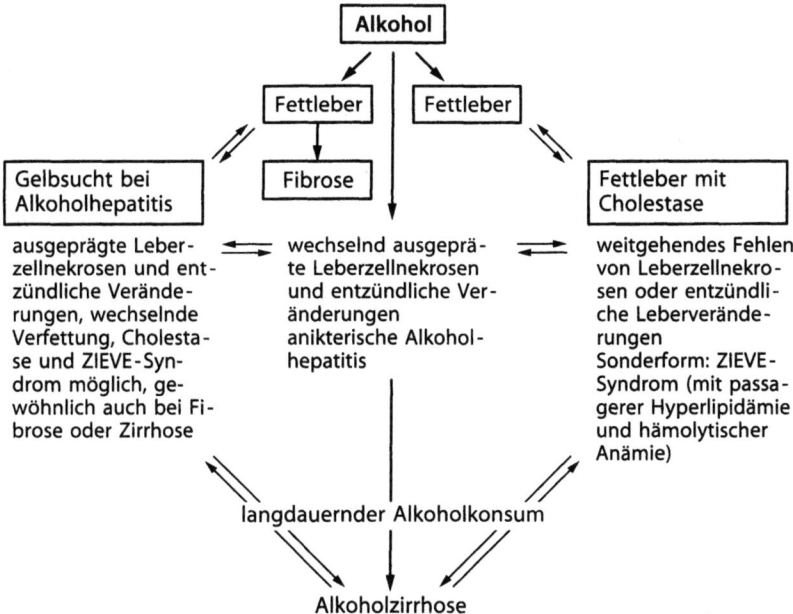

Abb. 3-1. Histologische Befunde bei Alkoholfettleber. (Aus Bode 1995)

nen keine speziellen pharmakologischen Empfehlungen gegeben werden. Bei Cholestase und exogener Pankreasinsuffizienz kann ein Vitamin-A-Mangel vorliegen, der ausgeglichen werden muß. Bei der Substitution ist die Gefahr von Überdosierungen (Hepatoxizität!) zu beachten. Die Kalorienzufuhr muß sich nach dem allgemeinen Ernährungszustand richten. Der therapeutische Effekt einer hochkalorischen Ernährung ist anscheinend gering (Marsano u. McCain 1992).

Sehr kontrovers beurteilt wird die Zufuhr sogenannter Leberschutzpräparate, deren Effizienz nicht ausreichend gesichert ist.

3.1.2 Alkoholhepatitis

Man kann eine chronisch persistierende und chronisch aggressive Hepatitis unterscheiden. Differentialdiagnostisch sind vor allem infektiöse Hepatitiden abzugrenzen.

Klinisch stehen meist uncharakteristische Oberbauchbeschwerden mit Druckgefühl oder Schmerzen im Vordergrund, leichtes bis mittelgradiges Fieber, Erbrechen, in schwereren Fällen können Ikterus und Aszites hinzutreten. Bei schweren Fällen liegen Spider-Naevi vor. Mitunter ähnelt die klinische Symptomatik einem akutem Abdomen. Die Leber ist meist deutlich vergrößert und derb. Je nach Schweregrad können morphologisch z. T. ausgedehnte Leberzellnekrosen nachgewiesen werden. In diesen Fällen steigt die Mortalität deutlich an. Pathogenetisch spielen vor allem immunologische Faktoren, die zu entzündlichen Reaktionen führen, eine große Rolle. Toxische Wirkungen von Alkohol und Acetaldehyd, weiterer Lebertoxine und Malnutrition sind ebenfalls von Bedeutung (Berr u. Wiebecke 1994).

Zur Diagnostik der akuten Alkoholhepatitis bieten sich eine Reihe von Labortests an (Tab. 3-2). Transaminasenerhöhungen sind dabei obligat, wobei typischerweise der De-Ritis-Quotient GOT/GPT über 1 beträgt.

Bei chronisch persistierender Hepatitis dominieren meist sehr uncharakteristische Symptome wie Verdauungsstörungen, Völlegefühl oder andere abdominelle Beschwerden. Die Leber ist vergrößert tastbar, Transaminasen, GGT und alkalische Phosphatase sind mäßig bis deutlich erhöht. Die Elektrophorese zeigte eine Hypalbuminurie und eine Hypergammaglobulinämie mit Erhöhung der IgA. Im histologischen Bild zeigen sich eine Steatosis sowie vergrößerte Mitochondrien und einzelne sogenannte Mallory`sche Hyalinkörperchen. Veränderungen der terminalen hepatischen Venolen können hinzutreten. In fortgeschrittenen Fällen kommt es zu einer zunehmenden Fibrose.

Die chronische aggressive Hepatitis führt in der Regel zu deutlicheren klinischen Beschwerden. Leitsymptome sind hier Fieber und eine Leukozytose, in der Regel auch Gewichtsverlust, Übelkeit und Appetitlosigkeit, Erbrechen und Durchfälle. Die Laborwerte sind im Vergleich mit der chronisch persistierenden Hepatitis stärker verändert. Das histologische Bild zeigt eine entzündliche Infiltration der periportalen Felder und sogenannte Mottenfraßnekrosen mit Zerstörung der Läppchenarchitektur. Komplizierend können Pankreasschädigungen und ein Zieve-Syndrom auftreten. Die Prognose

Tabelle 3-2. Diagnostik der akuten Alkoholhepatitis. (Aus Berr u. Wiebecke 1994)

Klinik
- Alkoholabusus (>100 g/Tag)
- (sub)febrile Temperatur
- Hepatomegalie (dolent)
- Spider-Naevi
- Ikterus, Aszites
- Enzephalopathie

Laborwerte
- γ-GT ≥28 U/l
- IgA
- MCV >95 fl
- Leukozytose (15 000–60 000/µl)
- SGOT ca. 50–300 U/l, SGOT/SGPT >2
- GLDH und LDH erhöht
- Quick-Wert <50 %
- Albumin <3,2 g/dl (460 µmol/l)
- Bilirubin (konjugierte Fraktion)

Histologie
- zentrolobuläre Leberzellnekrosen
- Granulozyteninfiltrate
- Mallory-Körperchen

Ausschlußdiagnostik
- Virushepatitiden
- akute Fettleber
- extrahepatische Cholestase
- bakterielle Infektionen
- Budd-Chiari-Syndrom
- Metastasenleber

der chronisch-aggressiven Hepatitis ist deutlich schlechter als die der chronisch persistierenden.

Therapie
Die Therapie der akuten Alkoholhepatitis erfolgt mit Glucocorticoiden (Tab. 3-3). Außerdem können Vitamine und Elektrolyte substituiert werden. Kontraindiziert sind Glucocorticoide bei gleichzeitig bestehender Sepsis oder gastrointestinalen Blutungen.

Tabelle 3-3. Therapie der Alkoholhepatitis. (Aus Berr u.Wiebecke 1994)

- Glucocorticoide: Methylprednisolon 1 mal 32 mg/Tag für 4 Wochen, Indikation: Risikoindex > 32 Punkte* und/oder Enzephalopathie höheren Grades
- Substitution von Mangelzuständen (Zink, Magnesium, Vitamine A, D, E, K), Thiamin 100 mg/Tag, Folsäure 1 mg/Tag
- Kalorisch adäquate Ernährung (30–40 kcal/kg/Tag, 1 g Protein/kg/Tag

Cave: Hypoxie (Anämie, ARDS) Hepatotoxine (Paracetamol), hepatorenales Syndrom (Prostaglandinsynthesehemmer), Infektionen (subakute bakterielle Peritonitis u. a.
* Risikoindex = Bilirubin (mg/dl) plus 4,6mal Prothrombinzeitverlängerung**
**Analogwerte: Quick-Werte (%) = 4,6mal PT-Verlängerungen:

Quick-Werte, PT-Verlängerungen									
60	55	50	45	40	35	30	25	30	15
13	16	21	25	30	39	49	65	91	140

Alternativ bieten sich eventuell anabole Steroide an. Nach Bode (1995) sind Colchicin und zahlreiche andere Medikamente wirkungslos.

3.1.3 Leberzirrhose

Bei 10–20% aller Alkoholiker liegt eine Leberzirrhose vor, die maßgeblich zur erhöhten Mortalität von Alkoholabhängigen beiträgt. Pathogenetisch dürften dieselben Faktoren wie bei der Alkoholhepatitis eine Rolle spielen, möglicherweise auch eine spezifische, genetische Vulnerabilität für spezifische Organfolgeschäden (Hrubec u. Omenn 1981). Klinisch kann man eine kompensierte inaktive von dekompensierten Leberzirrhosen unterscheiden. Erstere geht mit einer leicht bis mäßiggradigen Einschränkung der Leberzellfunktion einher und äußert sich klinisch durch Müdigkeit, Depressivität, Verdauungsbeschwerden, Appetitlosigkeit und Meteorismus. Typisch sind Hautveränderungen: Die Haut ist pergamentpapierartig verdünnt, es finden sich Gefäßerweiterungen und die Gefäßsternchen (Spider-Naevi), außerdem eine Weißfleckung der Haut und der Fingernägel. Eine Rötung der Zunge (Lackzunge) sowie ein Palmar- und Plantarerythem können hinzutreten. Körper- und Schambehaarung sind reduziert, bei Männern findet sich eine Hodenatrophie mit Verminderung von Potenz und Libido sowie eine Gynäkomastie. In etwa 10–20% der Fälle tritt komplizierend eine Cholestase hinzu, die durch die Trias hämolytische Anämie, Hyperlipidämie und Ikterus gekennzeichnet ist. Die Leber ist groß und hart. Meist besteht keine Splenomegalie.

Laborchemisch finden sich im wesentlichen dieselben Veränderungen wie bei der progressiven Alkoholhepatitis. Bei schweren Zirrhosen können Gerinnungs- und Lebersynthesestörungen auftreten. Dabei können vor allem die Cholinesterase sowie Vitamin-K-abhängige Gerinnungsfaktoren des Prothrombinkomplexes (Faktoren II, VII, VIIII und X) verändert sein, ebenso der Quick-Wert. Auch Antithrombin III und Albumin können reduziert sein. Morphologisch zeigen sich im übrigen die typischen Zeichen einer Leberzirrhose mit Bindegewebssepten und -straßen sowie Regenerationsknoten.

Die prognostisch ungünstige dekompensierte Leberzirrhose ist gekennzeichnet durch portale Hypertension, die zu Aszites und Ösophagusvarizen führt, z. T. auch zu Hämorrhoiden, sowie einem Caput medusae und anderen Leberhautzeichen (Weißnägel, Lacklippen, Hautblutungen etc.). Auch eine Splenomegalie kann vorliegen. Im übrigen stehen die Ausfälle durch Störung der Leberfunktion im Vordergrund. Exzessive Transaminasenerhöhungen, eine Bilirubinämie und ein Ikterus können hinzutreten. Infektionen, Cholestase oder Gefäßverschlüsse komplizieren den klinischen Verlauf. Bei schwerer Leberinsuffizienz kommt es zu Bewußtseinsstörungen bis zum alkoholischen Koma (s. Kap. 9). Weitere Komplikationen sind Ösophagus- und Varizenblutungen, Mineralstoffwechselstörungen sowie die hepatische Enzephalopathie und Endotoxämie. Terminal kann ein Nierenversagen auftreten. Die Einteilung des Schweregrads einer Leberzirrhose erfolgt nach Child-Pugh-Kriterien (Tab. 3-4). Der Verlauf ist unterschiedlich. In den meisten Fällen verlaufen Leberzirrhosen progredient, bleiben in einzelnen Fällen aber auch stationär. Ausgeprägter Ikterus, Aszites, Zeichen eines Umgehungskreislaufes, Ösophagusvarizenblutungen,

Tabelle 3-4. Child-Pugh-Kriterien zur Einteilung des Schweregrades einer Zirrhose

	1 Punkt	2 Punkte	3 Punkte
Albumin i. S. (g/dl)	>3,5	2,8–3,5	<2,8
Bilirubin i. S. (mg/dl)	<2,0	2,0–3,0	>3,0
Quick (%)	>70	40–70	<40
Aszites	0	+ - + +	+ + +
Enzephalopathie	0	I–II	III–IV

Addition der Punkte: Child A = 5–6
Child B = 7–9
Child C = 9–15

hepatische Enzephalopathien sowie ausgeprägte laborchemische Veränderungen sind prognostisch ungünstig (Bode 1995).

Therapie
Eine Alkoholabstinenz ist zwingend notwendig. In manchen Fällen können sich dabei ein portraler Hochdruck und die Größe von Ösophagusvarizen zurückbilden (Klein et al.1993). Außerdem sind alle anderen potentiell lebertoxischen Substanzen zu vermeiden. Im Vordergrund der Behandlung steht meist die Therapie der Komplikationen: Ösophagusvarizenblutungen werden in der Regel endoskopisch oder chirurgisch behandelt (endoskopische Blutstillung, Ballontamponade der Varizen, eventuell andere chirurgische Maßnahmen), eventuell wird eine medikamentöse Verminderung der Varizenblutung durch Vasopressin oder Terlipressin (Drucksenkung durch Vasokonstriktion) vorgenommen. Zur Verminderung des Pfortaderdrucks werden auch Beta-Blocker eingesetzt, die somit helfen können, das Risiko für Ösophagusvarizenblutungen zu reduzieren. Bei ausgeprägtem Aszites kommt neben einer Flüssigkeits- und Natriumrestriktion eventuell auch die Gabe von Aldosteronantagonisten (Spironolakton) sowie eines Diuretikums (z. B. Furosemid) in Frage. Nur sehr selten wird eine therapeutische Aszitespunktion notwendig sein, die in der Regel nur diagnostische Aufgaben erfüllt. Beim Nierenversagen kann eine Dialyse notwendig werden. Im übrigen ist für eine ausreichende Energie-, Vitamin-

und Elektrolytzufuhr zu sorgen sowie für eine Bilanzierung der aufgenommen und ausgeschiedenen Flüssigkeit. Bei Sepsis oder Endotoxämie ist eine Antibiotikagabe notwendig.

3.1.4 Hepatische Enzephalopathie

Diese tritt bei schweren akuten oder chronischen Lebererkrankungen auf. Leitsymptom ist die Bewußtseinsstörung, hinzutreten können andere Symptome des organischen Psychosyndroms sowie Störungen von Affektivität und paranoide Veränderungen. Oft sind auch neurologische Störungen nachweisbar. Klinisch kann man eine sub(akute) von einer chronischen hepatischen Enzephalopathie unterscheiden.

Die akute hepatische Enzephalopathie wird häufig mit dem Alkoholdelir verwechselt (zur Differentialdiagnose Tab. 3-5). Klinisch stehen hier die relativ akut einsetzende Bewußtseinstrübung und psychomotorische Unruhe bis hin zum Koma im Vordergrund. Typisch ist der „Flatter-Tremor" der ausgestreckten Hände. Unwillkürliche Muskelkontraktationen, Primitivreflexe, Hyperreflexie, Pyramidenbahnzeichen, neurologische Herdsymptome und epileptische Anfälle können dazukommen. Das EEG ist meist abnorm und zeigt bilateral synchrone langsame Delta-Wellen.

Bei der chronischen Enzephalopathie, die sich entweder als Folge eines hepatischen Komas oder eher schleichend bei Patienten mit Leberzirrhose entwickelt, treten neben den verschiedenen neurologischen Ausfällen (Tremor, Ataxie, Dysarthrien, Primitivreflexe, choreoatethotische Bewegungen) vor allem psychische Auffälligkeiten in den Vordergrund. Dazu können dementielle oder pseudoneurasthene Syndrome gehören, Antriebsstörungen, Konzentrations- und Merkfähigkeitsdefizite oder andere neuropsychologische Auffälligkeiten. Im EEG finden sich je nach Schweregrad der Enzephalopathie Allgemeinveränderungen, z. T. auch hochamplitudige Delta-Wellen. Differentialdiagnostisch sind vor allem Hepatopathien anderer Genese wie z. B. Morbus Wilson, Hämochromatose, Leberdystrophien, Leberkarzinome oder insbesondere Virushepatitiden abzugrenzen.

Tabelle 3-5. Differentialdiagnose der alkoholischen Enzelphalopathie. (Aus Dölle1981)

Symptome	Alkoholdelir	Leberkoma
Bewußtsein	weniger eingeschränkt	stark eingeschränkt
psychomotorische Unruhe	stärker	geringer
Angst	stärker	geringer
Sprechtempo	schneller	langsamer
Halluzinationen	häufiger	seltener
Tachykardie	häufiger	seltener
Hyperhidrose	häufiger	seltener
Fieber	häufiger	seltener
Diarrhö	häufiger	seltener
Foetor hepaticus	fehlend	vorhanden
Flattertremor*	fehlend	vorhanden

* Prüfung des Flattertremors: Arme nach vorne ausstrecken, Hände dorsal extendieren, Finger spreizen: Bei Flattertremor ist die Kontraktion der Muskeln für Dorsalextension in kürzeren oder längeren Anständen unterbrochen (nach unten schlagende Bewegung der Hände).

Pathophysiologisch scheinen neben einer Schädigung durch Alkohol oder seine Metaboliten auch andere Neurotoxine wie Ammoniak von herausragender Bedeutung zu sein. Blutungen, Infarkte und Vaskulopathien sowie rezidivierende Hypoglykämien können hinzutreten. Von besonderer Bedeutung sollen Störungen der Blut-Hirn-Schranke und des Energiestoffwechsels im ZNS sein. Vor einigen Jahren wurde auch eine gestörte Neurotransmission durch Bildung „falscher" Neurotransmitter oder ein erhöhter gabaerger Tonus postuliert (Abb. 3-2). Im wesentlichen wurde die hepatische Enzephalopathie auf eine exzessive Produktion des inhibitorischen Neurotransmitters Serotonin und die Bildung „falscher Neurotransmitter" (Octopamin) zurückgeführt, bei einem gleichzeitigen Mangel von erregenden Neurotransmittern, wie Dopamin und Noradrenalin. Eine besonders interessante Hypothese ist die sogenannte GABA-Hypothese der hepatischen Enzephalopathie. Sie ging von Befunden von Shafer und Jones (1982) aus, die erhöhte Konzentrationen von GABA im Blut von Patienten mit hepatischer Enzephalopathie nachgewiesen hatten. Eine Reihe von pathophysiologischen

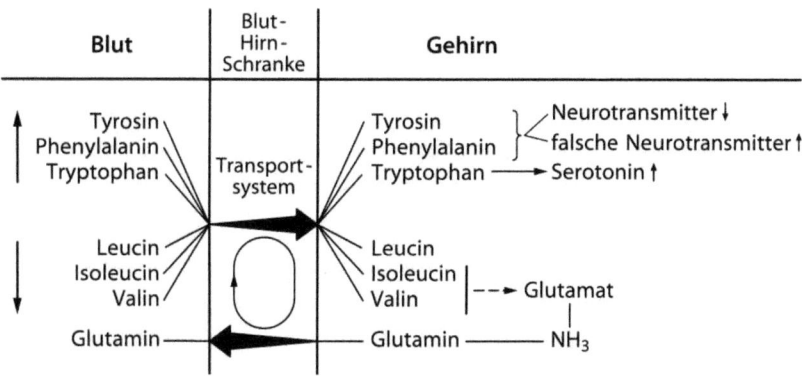

Abb. 3-2. Pathogenese der hepatischen Enzephalopathie: „falsche" Neurotransmitterhypothese. (Aus Egberts 1993)

Mechanismen, die einer Verstärkung des GABA-ergen Tonus bei Lebererkrankungen zugrunde liegen können, wurden postuliert. Dazu gehörten:
- Ein Anstieg der Dichte von GABA-Rezeptoren.
- Eine erhöhte Affinität von GABA für die Rezeptoren.
- Eine vermehrte Freisetzung von GABA aus Synapsen.
- Eine verminderte Aufnahme von GABA aus dem synaptischen Spalt (Übersicht bei Cossar et al. 1997).

Zuletzt wurde auch diskutiert, ob bei der hepatischen Enzephalopathie die Funktion von GABA durch Bindung endogener Benzodiazepin-Agonisten (sog. Endozepine) an den GABA-Benzodiazepin-Rezeptorkomplex verstärkt werden könnte. Eine ganze Reihe von Befunden deutet in diese Richtung. So konnten z. B. Mullen et al. (1990) zeigen, daß bei Patienten mit hepatischer Enzephalopathie Benzodiazepine stärker an Benzodiazepin-Rezeptoren binden als bei gesunden Kontrollpersonen. Auch die Plasma-Benzodiazepinaktivität war höher. Die chemische Natur dieser „endogenen" Benzodiazepine ist allerdings nicht restlos klar. Aus diesen Befunden abgeleitete therapeutische Konsequenzen werden unten beschrieben.

Neuere Befunde deuten außerdem auch auf einen Zinkmangel als wichtigen Ko-Faktor hin (Grüngreiff 1996, s. auch Kap. 9).

Therapie
Während leichtere Formen der hepatischen Enzephalopathie häufig reversibel sind, bleiben bei schweren Formen auch bei Alkoholabstinenz häufig neuropsychologische Defizite zurück. Therapeutisch werden insbesondere diätetische Maßnahmen (Eiweißrestriktion zur Verminderung des Ammoniakspiegels) sowie die orale Gabe von Neomycin, die Entleerung des Darmes sowie andere Maßnahmen zur Entlastung des Kolons eingesetzt.

Kontrovers wird der Einsatz verzweigtkettiger Aminosäuren oder des Benzodiazepinantagonisten Flumazenil (Anexate) beurteilt (Übersicht in Soyka 1997; Feuerlein et al. 1998; s. auch Kap. 9). Eine Reihe von Untersuchungen bei Patienten mit hepatischer Enzephalopathie hat gezeigt, daß der Benzodiazepin-Antagonist Flumazenil in der Therapie der hepatischen Enzephalopathie effektiv sein könnte. Ferenci et al. (1989) behandelten entsprechende Patienten mit 2mal täglich 25 mg/kg und sah eine Besserung der klinischen Symptomatik. Relativ günstige Effekte wurden auch von Grimm et al. (1988) beschrieben, während die Ergebnisse von Bansky et al. (1989) nur eine vorübergehende Verbesserung der hirnorganischen Ausfälle bei der Gabe mit Flumazenil zeigen konnten. In keiner der genannten Untersuchungen wurde allerdings eine Kontrollgruppe untersucht. Die erste Placebo-kontrollierte Doppelblindstudie wurde von Pomier-Layrargues et al. (1994) durchgeführt. 6 der 11 Patienten, die mit Flumazenil behandelt wurden, wiesen eine deutliche Besserung der neuropsychiatrischen Symptome (gemessen mit der Glasgow-Koma-Scale) auf, dagegen keiner der Patienten der Kontrollgruppe. Auch die EEG-Befunde waren in der Behandlungsgruppe günstiger, obgleich ein Zusammenhang zwischen Blutspiegel und Wirksamkeit von Flumazenil nicht beobachtet werden konnte.

In einer weiteren Studie von Gyr et al. (1996) konnten dagegen keine signifikanten Unterschiede zwischen Flumazenil und Placebo hinsichtlich der Wirkung auf die Enzephalopathie gezeigt werden, obwohl einzelne Ergebnisse der Untersuchung auf eine gewisse Wirksamkeit von Flumazenil hindeuteten. Wenig überzeugend waren auch die Ergebnisse von Gooday et al. (1995). Insgesamt sind die bislang durchgeführten Untersuchungen noch nicht so aussagekräftig, daß die Gabe von Flumazenil bei hepatischer Enzephalopathie als Standardtherapie anzusehen wäre, die Befunde aber insgesamt recht vielversprechend erscheinen (Übersicht in Cossar et al. 1997).

Nur in einer Untersuchung wurde bislang Levodopa zur Verbesserung der hepatischen Enzephalopathie eingesetzt (Michel et al. 1980), die diesbezüglichen Erkenntnisse sind aber noch sehr lückenhaft. Wichtig ist in jedem Fall ein Ausgleich eventueller Elektrolytstörungen. Auch ein manifester Zinkmangel muß behoben werden.

3.1.5 Weitere alkoholbedingte Leberstörungen

Hämochromatose
Eine Sonderform der alkoholischen Hepatopathie stellt die Hämochromatose dar. Für ihre Genese scheinen eine verminderte Aufnahme und Absorption von Eisen, eine verminderte Utilisation von Eisen aufgrund einer gestörten Erythropoese sowie wiederholte Hämolysen und eine vermehrte Eisenablagerung als Folge einer Leberschädigung verantwortlich zu sein. Eine gestörte Erythropoese kann sowohl auf die myelotoxische Wirkung von Alkohol als auch auf einen Folsäuremangel zurückgeführt werden. Auch genetische Faktoren scheinen eine Rolle zu spielen (Ishak et al. 1991). Nach neueren Untersuchungen fördert Alkohol nicht die Manifestation einer idiopathischen Hämochromatose bei Heterozygoten, ist aber als Risikofaktor für die Entwicklung einer manifesten Lebererkrankung bei Patienten mit idiopathischer Hämochromatose anzusehen. Die klinische Symptomatik entspricht der Leberzirrhose. Die Prognose ist eher ungünstig. Die Therapie erfolgt üblicherweise durch Aderlässe.

Zieve-Syndrom
Diese seltene Störung ist klinisch durch Hyperlipidämie, hämolytische Anämie und Ikterus gekennzeichnet. Subjektiv leiden die Patienten an kolikartigen Schmerzen im rechten Oberbauch, Durchfällen und anderen gastrointestinalen Symptomen. Leber und Milz sind vergrößert und hart tastbar. Es besteht eine normochrome

Anämie mit gleichzeitigem Ikterus. Laborchemisch findet sich eine erheblich verminderte Lebenszeit der Erythrozyten. Die Punktion des Sternalmarks zeigt eine gesteigerte Erythropoese mit vermehrten Megaloblasten, außerdem eine vermehrte Fetteinlagerung und eine Erythrophagozytose. Bilirubinkonjugate im Serum sind erhöht, ebenso die Transaminasen, die alkalische Phosphatase, GGT und Lipide. Gesamteiweiß und Albumin sind vermindert. Morphologisch finden sich Zeichen einer Fettleber und einer Fibrose sowie einer intrahepatischen Cholestase. Pathogenetisch scheint die durch Malnutrition und entzündliche Veränderung der Darmschleimhaut ausgelöste gesteigerte Lipoproteinsynthese von Bedeutung zu sein. Eine spezifische Therapie steht nicht zur Verfügung.

Porphyria cutanea tarda
Hierbei handelt es sich nicht um eine direkte Alkoholfolgekrankheit, die Porphyria cutanea tarda kann aber durch Alkoholmißbrauch provoziert werden, der offensichtlich bei betroffenen Patienten recht häufig ist (Wanless et al. 1981). Klinisch ist sie durch bullöse Hauteffloreszenzen bei Exposition mit Sonnenlicht, eine Hämochromatose und eine Leberfunktionsstörung gekennzeichnet. Der Urin ist dunkel gefärbt. Die Diagnose erfolgt durch Porphyrinnachweis im Urin sowie durch eine Leberbiopsie. Pathogenetisch ist die Erkrankung auf einen autosomal-dominant vererbten Mangel an Uroporphyrin-II-Decarboxylase zurückzuführen. Alkohol hemmt die Uroporphyrinogen-Decarboxylase, induziert die Aminolävulinsäuresynthase in der Leber und beeinflußt auch weitere Enzyme (Übersicht in Doss u. Sieg 1995).

Therapeutisch ist die Vermeidung der Noxe (Alkohol) entscheidend. Außerdem werden Aderlässe eingesetzt oder eine insolierte Verminderung der Erythrozyten herbeigeführt. Auch Chloroquin wird gegeben. Entscheidend ist im übrigen die Meidung von Sonnenlicht und der Einsatz von Lichtschutzmitteln.

Hepatozelluläres Karzinom
Ca. 10% der Patienten mit chronischer Leberschädigung bzw. Leberzirrhose erkranken an einem hepatozellulären Karzinom. Nicht

für Deutschland, wohl aber für Südostasien und Südafrika wurde die pathogenetische Bedeutung einer abgelaufenen Hepatitis-B-Virusinfektion für die Entstehung des hepatozellulären Karzinoms wahrscheinlich gemacht. Neuere Befunde belegen die Bedeutung einer Hepatitis-B- und C-Infektion für das Auftreten dieses Karzinoms bei Patienten mit alkoholischer Lebezirrhose (Nalpas et al. 1995; Cuelho-Little et al. 1995). Die Klinik ist unspezifisch. Schleichende Gewichtsabnahme, abdominelle Beschwerden, Völlegefühl und Abneigung gegen bestimmte Speisen, speziell Fleisch, seltener dagegen Schmerzen und ein Ikterus, sind diagnostisch wegweisend. Oberbauchsonographie und abdominelle Computertomographie sowie Leberbiopsie sichern die Diagnose.

Die Prognose ist auch wegen der relativen Späterkennung oft schlecht, Metastasierungen sind häufig. Die Therapie richtet sich im wesentlichen nach Lage und Größe des Tumors sowie nach Lymphknotenstatus bzw. dem Vorliegen von Metastasen. Da vollständige Resektionen häufig nicht möglich sind, stellt sich ebenso wie für fortgeschrittene Leberzirrhosen die Frage nach einer Lebertransplantation.

3.1.6 Lebertransplantation bei Alkoholabhängigen

In der vergangenen Dekade wurde die orthotope Lebertransplantation als wichtiges Behandlungverfahren für Lebererkrankungen im Endstadium endgültig etabliert. Durch verbesserte Überlebensraten und erhöhte Lebensqualität ist die Lebertransplantation zu einem Routineverfahren geworden. Folgt man aktuellen Übersichten, so liegen die Überlebensraten im ersten Jahr bei etwa 70%, wobei im Fall sogenannter günstiger Diagnosen nahezu 100% erreicht werden (Übersicht in Senninger 1997). Zu den Faktoren, die zu einer verbesserten Funktionsrate der Lebertransplantate geführt haben, gehören zum einen die Standardisierung der Entnahme- und Implantationsoperation, ein besseres Verständnis der Konservierungs- und Reperfusionsschäden etc. Dennoch ist die Lebertransplantation bislang als Ultima ratio bei schweren Lebererkrankungen anzusehen.

Kritisch diskutiert werden noch immer die Indikationen zur Lebertransplantation. Seit einer Konsensus-Konferenz des National Institute of Health im Jahre 1983 kann die alkoholische Leberzirrhose als Indikation für eine Lebertransplantation angesehen werden (Übersicht in Lucey u. Beresford 1992; Beutel u. Reeck 1995).

Nach Senninger (1997) gelten als akzeptierte Indikationen fortgeschrittene chronische Lebererkrankungen bei primärer bilärer Zirrhose, primärer sklerosierender Cholangitis, Autoimmunhepatitis, chronische Hepatitis C, Hämochromatose, Morbus Wilson, Alpha-1-Antitrypsin-Mangel, fulminante Leberversagen sowie angeborene Stoffwechseldefekte und Gallengangsmißbildungen. Als kontroverse Indikationen sind vor allem die alkoholische Leberzirrhose, aber auch chronische Hepatitis B sowie ein irresektabler maligner Lebertumor zu nennen. Absolute Kontraindikationen sind HIV-Seropositivität, extrahepatische Malignome, Sepsis, eine fortgeschrittene kardiopulmonale Erkrankung, aktiver Alkoholismus oder Drogenkonsum (!) sowie ein fulminantes Leberversagen mit schwerem Hirnschaden. Interessanterweise stellt die alkoholische Lebererkrankung in den USA seit 1989 die häufigste Indikation zur Lebertransplantation dar (Howard u. Fahy 1997). Unklar ist bislang die Frage, welche alkoholkranken Patienten für eine Transplantation in Frage kommen.

Die wissenschaftliche Literatur zum Problembereich der alkoholischen Leberzirrhose zeigt dabei folgendes: Die Überlebensraten verschiedener Transplantationszentren ergeben, daß die Langzeitergebnisse von Patienten mit Alkoholzirrhose nach Lebertransplantation sich nicht von denen anderer Zirrhosen unterscheiden. Interessanterweise weisen Patienten mit alkoholbedingter Leberzirrhose eine niedrigere Inzidenz von Abstoßungsreaktionen auf als Patienten mit anderen Lebererkrankungen, was allgemein auf eine unspezifische Verminderung der immunologischen Reaktionen zurückgeführt wird (Howard u. Fahy 1997).

Bezüglich der Abstinenzraten lebertransplantierter Alkoholabhängiger sind in der Literatur sehr unterschiedliche Ergebnisse mitgeteilt worden. Einige Kurzzeituntersuchungen zeigten eine Rückfallrate zwischen 6 und 23%, Untersuchungen über – im Mittel – etwa 3 Jahre dagegen Rückfallraten bis zu 31% (Übersicht in Howard

u. Fahy 1997). Insgesamt sind aber die Abstinenzraten bei lebertransplantierten Alkoholabhängigen nicht schlecht. Regelmäßige Alkoholtests und die Erfassung biochemischer Marker können helfen, das Risiko für einen Alkoholrückfall zu vermindern.

Prädiktoren einer schlechten Alkoholprognose sind schwierig zu definieren. Genannt werden z. B. die Länge von Abstinenzperioden vor der Transplantation, der Schweregrad der Alkoholabhängigkeit, mögliche psychiatrische Begleiterkrankungen, vor allem aber auch die psychosoziale Unterstützung im familiären und sozialen Umfeld. Prämorbide soziale Stabilität und der Besuch von Selbsthilfegruppen sind einige der Faktoren, die dabei als prognostisch günstig angesehen werden können. Die Datenlage bezüglich möglicher Prädiktoren des Behandlungserfolges ist aber noch unzureichend.

Nach Gish et al. (1993) lassen sich drei Gruppen von Patienten hinsichtlich des Risikos für Rezidiv- und Non-Compliance definieren, wobei die Teilnahme an der Therapie eine entscheidende Rolle spielt.

Die Beurteilung der Prognose von Alkoholabhängigen mit Leberzirrhose und insbesondere die Stellung der Indikation zur Transplantation erfordert in der Regel eine interdisziplinäre Zusammenarbeit unter Einschaltung des Psychiaters/Psychologen, um die medizinischen Erfolgsaussichten beurteilen zu können. Abgesehen von der Beurteilung möglicher akuter Risikofaktoren (z. B. drohendes Delirium tremens) ist dabei auch zu beachten, inwieweit der Patient nach erfolgreicher Transplantation in ein geeignetes soziales Umfeld zurückfindet, welche Betreuungsmöglichkeiten bestehen und ob eine, auch hinsichtlich der notwendigen medikamentösen Weiterbehandlung, ausreichende Compliance anzunehmen ist. Schließlich ist auch die weitere Frage der Alkoholabstinenz zu berücksichtigen.

Als weitere wichtige Fragen sind bei der Indikationsstellung zu nennen:
- Motivation zur Alkoholabstinenz.
- Dauer früherer abstinenter Intervalle.
- Behandlungsergebnisse früherer Therapien.
- Mögliche psychiatrische Begleiterkrankungen.
- Ausmaß einer möglichen hirnorganischen Beeinträchtigung.

Wichtig können im übrigen auch fremdanamnestische Angaben sein, die Auskunft über die psychosoziale Stabilität des Patienten geben.

Einige interessante Einzelergebnisse seien noch erwähnt: Thiel et al. (1995) konnten 209 Patienten mit Alkoholhepatitis bzw. alkoholischer Leberzirrhose postoperativ über im Mittel 4,4 Jahre katamnestisch verfolgen. In diesem Zeitraum traten 175 akute zelluläre Abstoßungsreaktionen bei insgesamt 137 Patienten auf. Interessanterweise war die Rate der Abstoßungsreaktion bei abstinenten Patienten 3mal höher wie bei Patienten mit Alkoholrückfällen (52% der Patienten mit Alkoholhepatitis, 15% der Patienten mit Leberzirrhose). Auch die Rate chronischer Abstoßungsreaktionen war, bei im übrigen gleicher Begleittherapie, bei abstinenten Patienten höher. Die Arbeitsgruppe führte dieses überraschende Ergebnis auf eine mögliche alkoholbedingte Beeinflussung des Immunsystems zurück (immunsuppressiver Effekt auf T- und B-Zellfunktionen).

Im Idealfall wird der Patient mit alkoholischer Leberzirrhose nicht nur präoperativ psychiatrisch untersucht, um die Indikationsstellung abzuklären, sondern auch postoperativ eine möglichst intensive (psychotherapeutische) Begleitung eingeleitet, die zur Verbesserung des Behandlungsergebnisses beitragen kann.

3.2 Pankreasstörungen

Auch Pankreaserkrankungen sind häufig eine Folge chronischen Alkoholkonsums. Bei biszu einem Viertel der Alkoholiker lassen sich pathologisch-anatomisch entsprechende Veränderungen nachweisen (Goebell et al. 1970). Klinisch ist die akute reversible von einer chronisch, progressiven Pankreatitis zu differenzieren. Die akute, alkoholische Pankreatitis kann auch als Komplikation oder als Erstmanifestation einer chronischen Pankreatitis angesehen werden (Teyssen u. Singer 1996). Alkohol schädigt das Pankreasgewebe unmittelbar, wobei vor allem hochprozentige Getränke eine Rolle spielen. Darüber hinaus sind eine überkalorische, fett- und proteinreiche Ernährung, ein Proteinmangel sowie wahrscheinlich zusätzlich eine genetische Disposition für das Auftreten von Pankreasentzündungen von Bedeutung. Pathogenetisch relevant sind die Hemmung der Bicarbonat- und Proteinsynthese durch Alkohol, eine vermehrte Sekretion von Protein mit Eiweißniederschlägen in kleinen und mittleren Pankreasgängen mit der Gefahr der Obstruktion und autodigestiver Prozesse, eine vermehrte Magensäurensekretion und Gastrinfreisetzung, eine veränderte Empfindlichkeit des Pankreas gegenüber den Sekretionshormonen, eine Erhöhung der basalen Proteinkonzentration des Pankreassekretes und eine gestörte Albuminsynthese (bei gleichzeitiger Leberschädigung) mit vermindertem kolloidosmotischem Druck (Johnson u. Bernard 1995). Morphologisch finden sich bei Pankreatitiden intralobuläre sklerotische Veränderungen, Störungen der Läppchenstruktur und peri- und intralobuläre Bindegewebsvermehrungen sowie Verkalkungen. Außerdem zeigen sich gerade bei akute Pankreatitiden auch intrazelluläre Ödeme mit entzündlichen Infiltrationen und je nach Ausmaß der Schädigung auch Zellnekrosen.

Typisch ist die Klinik mit sehr heftigen intermittierenden Bauchschmerzen, die überwiegend nach links lokalisiert sind, teilweise aber auch rechts und in den Rücken ausstrahlen können. Häufig, aber nicht obligatorisch sind Fettstühle (Steatorrhoe). Bei schweren Verläufen können ein Subileus oder Ileus sowie ein Schock auftreten. Folgestörungen assoziiert mit einer Alkoholpankreatitis sind häufig eine Hepatopathie sowie der Diabetes mellitus. Der Verlauf ist sehr unterschiedlich, in einem Teil der Fälle kann eine alkoholische Pankreatitis in eine chronische Pankreatitis bzw. sogar in ein Pankreaskarzinom übergehen. In der Folge kommt es häufig zu einer exogenen Pankreasinsuffizienz.

Laborchemisch zeigen sich eine Erhöhung der Pankreasenzyme (Amylase, Lipase) sowie eine Verminderung der exkretorischen Leistungen. Diese können mit dem Sekretin-Pankreozymin-Test erfaßt werden. Typisch für die alkoholische Pankreatitis ist auch ein Lipase-Amylase-Quotient über 5 (Tenner u. Steinberg 1993). Diagnostisch kann auch die endoskopische retrograde Cholangiopankreatikographie hilfreich sein.

Therapie
Die Mortalität ist, gerade bei akuten Pankreatitiden, hoch. Stationäre oder sogar intensiv-medizinische Maßnahmen sind häufig nicht zu umgehen. Akute Pankreatitiden komplizieren oft den Verlauf anderer alkoholischer Folgestörungen wie z. B. Intoxikation oder Delirium tremens. Die Therapie besteht im wesentlichen aus einer absoluten Nahrungs- und ggf. sogar Flüssigkeitskarenz, Überwachung und Bilanzierung auf einer Intensivstation. Bei der sekretorischen Insuffizienz werden Pankreasenyzme substituiert. Chirurgische oder endoskopische Maßnahmen sind bei der Entwicklung von Pseudozysten und Pankreasabszessen notwendig, selten dagegen wegen starker Schmerzen oder akutem Abdomen, Sepsis oder infizierten Pankreasnekrosen.

Pharmakologische Maßnahmen sind Analgetika nach Bedarf, z. B. Prokain oder Tramadol (Tramal®); andere Morphinderivate sind wegen des Risikos eines Pylorospasmus kontraindiziert. Ggf. erfolgt die Prophylaxe eines Streßulkus mit z. B. H_2-Blockern. Bei Infektionen und Sepsis werden Antibiotika verabreicht.

3.3 Gastrointestinale Störungen

Alkohol hat einen konzentrationsabhängigen physiologischen Effekt auf die Magensäuresekretion. Niedrigprozentige Alkohollösungen (1,4–4%) bewirken eine mäßige, aber deutliche Stimulation der Magensäureresektion. Höherprozentige Ethanollösungen haben dagegen keinen Effekt, sehr hohe Konzentrationen (20–40%) bewirken sogar eine leichte Hemmung der Magensäureresektion (Übersicht in Teyssen u. Singer 1996). Der genaue Mechanismus dieser Wirkungen von Alkohol auf die Magensäureresektion ist nicht bekannt. Man weiß jedoch seit langem, daß nur solche alkoholische Getränke die Magensäuresekretion stark stimulieren, die nicht durch einen Destillationsprozeß, sondern durch alleinigen Vergärungsprozeß von Kohlehydraten hergestellt werden. Zu ersteren Substanzen gehören hochprozentige Spirituosen, zu letzteren gehört Bier. Die magensäurestimulierenden Inhaltsstoffe entstehen während der alkoholischen Gärung durch Hefezellen. Es

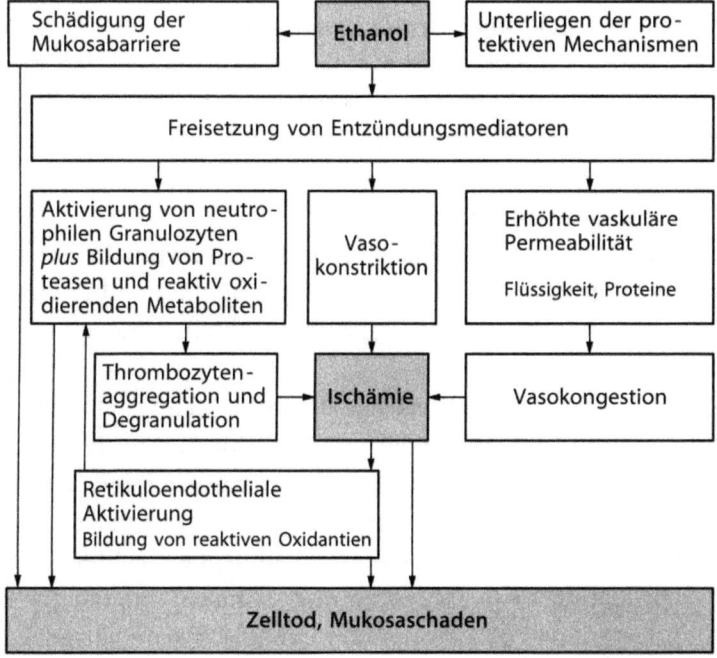

Abb. 3-3. Ethanol-induzierte Schädigung der Magenmukosa – Pathomechanismus. (Aus Teyssen u. Singer 1996)

handelt sich dabei um nicht-alkoholische, thermostabile und anionische Inhaltsstoffe mit einem Molekulargewicht kleiner als 700 Dalton. Neuere Untersuchungen zeigen, daß es sich dabei um niedermolekulare Dicarboxylsäuren handelt.

Der pathophysiologische Mechanismus der Muskosa-Schädigung ist in Abb. 3-3 dargestellt.

3.3.1 Akute erosive (hämorrhagische) Gastritis

Generell kann man drei morphologische Formen der Gastritis unterscheiden, nämlich die akute Gastritis, die chronische Gastritis sowie Sonderformen. Histologisch zeigt sich bei der akuten Gastritis ein rein neutrophil-granulozytäres Infiltrat in der Lamina propria mit extravasal gelegenem Blut in der Mukosa. Als Risikofaktor für die Entwicklung einer Gastritis gilt neben dem Alkoholabusus auch der Gebrauch nicht-steroidaler Antiphlogistika und physischer Streß, der häufig in Assoziation mit Traumen, Operationen oder schweren medizinischen Erkrankungen auftritt. Weitere Risikofaktoren für Magenblutungen nach Alkoholkonsum stellen eine Leberzirrhose und/oder Hypertonie dar.

Die akute (unkomplizierte) Gastritis verläuft in der Regel klinisch asymptomatisch, eventuell bestehen auch über wenige Tage anhaltende epigastrische Schmerzen sowie Übelkeit, Erbrechen, Druck- und Völlegefühl.

Die hämorrhagisch erosive Gastritis kann sich entweder nur durch einen leichten Blutverlust, z. B. Blut im Stuhl, oder in einer leichten asymptomatischen Anämie manifestieren, aber auch zu einer plötzlichen und starken Blutung führen, so daß schwere Kreislaufstörungen enstehen. In diesen Fall liegt ein echter Notfall vor.

Die schmerzlose Magenblutung ist häufig die einzige klinische Manifestation der erosiven (hämorrhagischen) Gastritis. Es können aber auch gastrointestinale Beschwerden, oder Hinweise auf einen Blutverlust, wie Blässe, Tachykardie und Hypotension vorliegen. Besonders problematisch ist die gleichzeitige Einnahme von Alkohol und Salicylaten. In der Regel sind die klinischen Beschwerden reversibel und treten in den ersten 1–2 Tagen nach Alkoholintoxikation auf. Die meisten Symptome entstehen sekundär durch Reizung afferenter viszeraler Nervenfasern und weniger durch den eigentlichen Entzündungsprozeß der Magenmukosa.

Die Diagnose wird durch Anamnese und klinischen Befund sowie die Ösophagogastroduodenoskopie gestellt. Die Diagnose Gastritis ist im wesentlichen eine histologische Diagnose.

3.3.2 Mallory-Weiss-Syndrom

Klinisch besteht hier eine Hämatemesis, die im Anschluß an heftiges Erbrechen auftritt. Die Blutungen erfolgen aus Schleimhautrissen, die durch das Erbrechen hervorgerufen werden. Auch ein chronischer gastroösophagialer Reflux spielt eine Rolle.

3.3.3 Magenkarzinom

Während der Zusammenhang zwischen Alkoholkonsum und Oropharynx-, Ösophagus- und Rektumkarzinomen gesichert ist, wird die Frage zwischen der Beziehung von chronischen Alkoholkonsum und der Inzidenz des Magenkarzinoms kontrovers diskutiert. Die meisten Untersuchungen haben aber keine Assoziation zwischen Magenkarzinom und chronischem Alkoholabusus gezeigt. Allerdings gibt es auch gegenteilige Befunde. Die gegenwärtige Literatur tendiert aber dahin, daß Alkoholkonsum kein prädisponierender und ätiologischer Faktor für die Entstehung eines Magenkarzinoms ist (Teyssen u. Singer 1998).

3.4 Ösophagusvarizen

Als Folge der oben dargestellten Leberstörungen, speziell der Leberzirrhose, kommt es häufig zur Entwicklung von Ösophagusvarizenblutungen. Diese können lebensbedrohlich sein. Leitsymptome sind Erbrechen von dunkelrotem Blut und Blutkoageln, Teerstühle, Übelkeit und Symptome eines Blutungsschocks. Die Diagnose wird endoskopisch gesichert, chirurgische Interventionen können notwendig werden.

3.5 Alkohol und Darmerkrankungen

Alkohol hat eine direkt toxische Wirkung auf die Schleimhaut des Darms und kann zu entsprechenden funktionellen Veränderungen führen. Relativ häufig ist eine Duodenitis, außerdem können eine Jejunitis, Motilitätsstörungen, eine gesteigerte Permeabilität der Mukosa sowie bakterielle Fehlbesiedlungen vorliegen. Leitsymptome von Darmerkrankungen sind Bauchschmerzen, Elektrolytentgleisungen und Diarrhöen. Letztere können durch Malabsorption und Maldigestion zu verschiedenen sekundären Schädigungen führen (Seitz et al. 1995). Gelegentlich kann es auch einmal zu einer hämorrhagischen Erosion der Dünndarmzotten kommen.

Die aus mit Alkoholismus assoziierten Darmerkrankungen resultierenden intestinalen Resorptionsstörungen führen häufig zu einem Protein-, Vitamin B_{12}- und Folsäure- sowie Elektrolytmangel.

Therapie
Die Therapie besteht im wesentlichen in der Beseitigung der Mangelzustände durch ausreichende Substitution von Flüssigkeit, Elektrolyten, Vitaminen und Kalorien.

3.6 Kardiovaskuläre Störungen

Die Beziehung von chronischem Alkoholismus bzw. Alkoholkonsum und kardiovaskulären Störungen ist sehr komplex. Zum einen ist bekannt, daß Alkohol zu einer Kardiomyopathie führen kann, zum anderen wird seit langem auf empirisch nicht ganz ausreichender Basis diskutiert, inwieweit ein niedriger bis mäßiger täglicher Alkoholkonsum zu einer Risikominderung für ischämische Herzerkrankungen beitragen kann (sog. protektive Wirkung von Alkohol). Der medizinischen Forschung ist es hier noch nicht gelungen sichere Grenzwerte zu etablieren, und die Diskussion dazu ist sehr komplex.

Gesichert ist aber, daß starker Alkoholkonsum zu Blutdrucksteigerungen und Kardiomyopathien führen kann (Rubin u. Thomas 1992). Bei akuten Alkoholexzessen bzw. schweren Intoxikationen kann es außerdem zu Herzrhythmusstörungen, Herzschwäche und Palpitationen kommen. Mitunter kann „Herzjagen", teilweise sogar Vorhofflattern oder -flimmern auftreten. Ventrikuläre Herzrhythmusstörungen sind bei schweren Alkoholintoxikationen nicht selten (Meister 1990). Seit langem ist bekannt, daß Alkohol direkt negativ inotrop auf das Myokard wirkt, wahrscheinlich durch Veränderung der transmembranären und intrazellulären Calciumionenkonzentration. Dieser negative inotrope Effekt ist dosisabhängig und schnell reversibel. Chronischer Alkoholismus kann zur Entwicklung einer alkoholischen Kardiomyopathie führen.

3.6.1 Alkoholische Kardiomyopathie

Diese läßt sich weder klinisch noch histologisch von anderen dilatativen Kardiomyopathien abgrenzen. Wahrscheinlich sind bis zu 1/3 aller Kardiomyopathien alkoholbedingt. Sie treten typischerweise bei Männern im 3. bis 5. Lebensjahrzehnt auf. Pathogenetisch scheinen neben den direkt toxischen Effekten des Alkohols auch toxische Effekte der Alkoholmetaboliten Acetaldehyd und Acetat eine Rolle zu spielen. Außerdem werden Veränderungen im sympathikoadrenergen System und den zellulären Signaltransduktionsketten als wichtig angesehen.

Klinisch äußert sich die alkoholische Kardiomyopathie genauso wie andere dilatative Kardiomyopathien. Im Vordergrund stehen Tachykardie, ausgeprägte Links- und Rechtsherzinsuffizienz mit Lungenstauung, Dyspnoe und Ödeme. Das Herz ist dilatiert, das Herzminutenvolumen erniedrigt. An Komplikationen sind in erster Linie arterielle und Lungenembolien zu nennen. Bei fortgesetztem Alkoholkonsum ist die Prognose eher schlecht. Im EKG finden sich in der Regel Erregungsleitungsstörungen, Rhythmusstörungen, Extrasystolen, intermittierendes Vorhofflimmern sowie eine Verlängerung der QT-Dauer. Im morphologischen Befund zeigen sich makroskopisch eine Dilatation des Herzens ohne wesentliche Hypertrophie und ein schlaffes, manchmal auch deutlich fibröses Myokard sowie wandständige Thromben. Mikroskopisch sind eine ausgeprägte interstitielle Fibrose, Hypertrophie der Muskelfasern, diffuse Lipoidablagerungen und Glykogenanhäufungen mit Verlust der kontraktilen Elemente und Schwellungen der Mitochondrien und des sarkoplasmatischen Retikulums zu finden.

Therapie
Die Behandlung erfolgt symptomatisch. Bei schweren alkoholischen Kardiomyopathien kann die Indikation zu einer Herztransplantation gestellt werden. Hier sind dieselben ethischen Probleme zu diskutieren wie bei der Lebertransplantation.

3.6.2 Alkoholbedingte kardiale Arrhythmien

Bei chronischem Alkoholismus findet sich häufig eine Sinustachykardie, wahrscheinlich als Ausdruck einer autonomen Dysregulation mit Verlust inhibitorischer Funktionen. Außerdem treten tachykarde Herzrhythmusstörungen, mitunter auch AV-Blockierungen auf.

Holiday-heart-Syndrom
Hierunter werden tachykarde Vorhofrhythmen nach vermehrtem Alkoholgenuß am Wochenende bzw. Urlaub verstanden, die klinisch ohne Zeichen einer Kardiomyopathie auftreten. Elektrolytstörungen sowie eine alkoholinduzierte Catecholaminausschüttung scheinen pathogenetisch von Bedeutung zu sein. Die Prognose ist gut.

3.6.3 Arterielle Hypertonie

Alkoholkonsum von mehr als 70–100 g pro Tag führt zu einem gehäuften Auftreten einer arteriellen Hypertonie. Dabei dürften neben Veränderungen des Elektrolythaushaltes auch eine Beeinflussung des autonomen Nervensystems eine Rolle spielen. Während Alkohol in geringer Dosierung einen vasodilatatorischen Effekt hat, spielt dieser bei höheren Dosen keine Rolle mehr. Die arterielle Hypertonie selber ist ein Risikofaktor für das Auftreten einer koronaren Herzerkrankung.

Therapie
Die klinische Erfahrung lehrt, daß auf speziellen Alkoholstationen viele Patienten mit erhöhten Blutdruckwerten zur Aufnahme kommen, die häufig noch im Verlauf des Entzugs ansteigen. Nach meist schon kurzzeitiger Abstinenz normalisieren sich viele dieser Blutdruckwerte wieder, so daß die Patientin häufig sogar auf Antihypertonika, die sie zuvor eingenommen hatten, verzichten können. Vor der Indikationsstellung zu einer Behandlung mit Antihyper-

tensiva sollte daher eine peinlich genaue Alkoholanamnese erhoben und gegebenenfalls ein Alkoholentzug durchgeführt werden.

3.7 Andere Erkrankungen

Da Alkohol fast jedes Organsystem schädigen kann, finden sich bei Alkoholismus eine Vielzahl von Folgestörungen. Diese sollen hier unter Verweis auf weiterführende Literatur (Feuerlein et al. 1998; Soyka 1997) nur stichwortartig angesprochen werden.

Zum einen handelt es sich um hämatologische Störungen. Bekannterweise kommt es bei chronischem Alkoholismus zu einer Thrombozytendepression, zu einer Veränderung der Granulozytenfunktion mit Verminderung der Phagozytosefähigkeit sowie einer Verminderung der Lymphozyten und Störung ihrer Rezeptorenfunktion. Außerdem ist offensichtlich die Immunregulationsfähigkeit der Lymphozyten gestört. Klinisch relevant ist vor allem die Megaloblastenanämie als Folge einer Malnutrition und der direkten Folatantagonistenwirkung des Alkohols, zu der in Kap. 4 Stellung genommen werden wird. Darüber hinaus finden sich Störungen des Fett- und Mineralstoffwechsels sowie immunologische Veränderungen und Störungen des Endokrinums. Typische alkoholische Folgeschäden gibt es hier nicht. Beim Mann sind Störungen des gonadalen Regelkreises relativ häufig und es kommt vor allem bei Patienten mit Leberzirrhose zu Hodenatrophie, Libidoverlust und Impotenz sowie Gynäkomastie. Hypogonadismus und Feminisierung sind sowohl auf herabgesetzte Testosteronspiegel als auch auf erhöhte Östradiolspiegel zurückzuführen. Die bei Alkoholabhängigen häufigen sexuellen Funktionsstörungen habe sowohl psychologische als auch somatische Gründe.

4 Neurologische Folgestörungen

4.1 Epileptische Anfälle bei Alkoholabhängigen

Epileptische Anfälle gehören bei Alkoholabhängigen zu den häufigsten neurologischen Folgestörungen. Klinisch lassen sie sich folgendermaßen differenzieren:
- Epileptische Anfälle, die ausschließlich im Alkoholentzug auftreten. Diese epileptischen Anfälle sind nur durch den Alkoholismus bedingt und gehören zu den sogenannten Gelegenheitsanfällen oder -krämpfen.
- Epileptische Anfälle als Spätmanifestation einer alkoholbedingten hirnorganischen Störung. Dazu gehört z. B. der Zustand nach Schädel-Hirn-Trauma, Enzephalopathie oder Blutung. Diese Anfälle rezidivieren spontan.
- Epileptische Anfälle bei primär latenter Krampfbereitschaft, die durch den Alkoholabusus manifest wird.
- Die Alkoholepilepsie im engeren Sinne. Hier treten durch einen Alkoholismus bedingte epileptische Anfälle spontan und ohne Zusammenhang mit Abstinenz oder vermehrtem Alkoholkonsum auf und persistieren auch bei Abstinenz.
- Gleichzeitiges Bestehen einer genuinen Epilepsie und eines Alkoholismus.

Die Häufigkeit epileptischer Anfälle bei Alkoholabhängigen wird sehr unterschiedlich mit 5–35% angegeben (Übersicht in Soyka 1997; Feuerlein et al. 1998). Die meisten Untersuchungen haben Prävalenzraten von 15% und mehr gezeigt (Soyka et al. 1989). Mit Abstand am häufigsten sind epileptische Anfälle, die im Rahmen von Entzügen auftreten. Hierbei handelt es sich fast ausschließlich um primär generalisierte Grand-Mal-Anfälle. Andere Anfallstypen,

z. B. primär fokale/psychomotorische Anfälle, deuten auf eine andere Ursache hin. Während sich epileptische Anfälle bei genuiner Epilepsie typischerweise vor dem 18. Lebensjahr manifestieren, liegt das Ersterkrankungsalter bei Alkoholabhängigen im mittleren Erwachsenenalter von 30–50 Jahren. Männer sind häufiger betroffen als Frauen, eine tageszeitliche Bindung liegt nicht vor. Klinisch wichtig ist die häufige Assoziierung von epileptischen Anfällen und dem Delirium tremens.

Zu den Risikofaktoren für das Auftreten von epileptischen Anfällen gehören der Konsum höherprozentiger Alkoholika, die chronische Alkoholintoxikation sowie der zusätzliche Medikamentenabusus, speziell von Hypnotika bzw. Tranquilizern. Wichtigster Prädiktor für das Auftreten eines epileptischen Anfalls sind selbstverständlich Anfälle in der Vorgeschichte.

Typischerweise treten Entzugskrampfanfälle nur innerhalb der ersten 24 bis längstens 48 Stunden nach Beginn der Abstinenz auf, längere Latenzen sind häufig auf einen zusätzlichen Medikamentenkonsum, z. B. von Benzodiazepinen, zurückzuführen. Die wichtigsten diagnostischen und therapeutischen Leitlinien der Behandlung epileptischer Anfälle bei Alkoholabhängigen sind in Tabelle 4-1. zusammenfassend dargestellt.

Die Differentialdiagnose epileptischer Anfälle bei Alkoholabhängigen ist breit und umfaßt metabolische Entgleisungen wie Hypoglykämie und Elektrolytstörungen, aber auch andere ZNS-Schädigungen, Blutungen, andere Noxen und genuine Epilepsien. Bei der Erstmanifestation ist stets eine neuroradiologische Abklärung mittels kranialer Computertomographie (CCT) oder Kernspintomographie (NMR) erforderlich.

Das Elektroenzephalogramm (EEG) bei Patienten mit sogenannten Gelegenheitskrampfanfällen ist in den meisten Fällen unauffällig. Unspezifische Veränderungen können vorliegen, sind aber diagnostisch nicht wegweisend. Alkohol selbst führt im EEG zu einem synchronisierenden und etwas frequenzmindernden Effekt.

Am häufigsten kommen bei Alkoholabhängigen pathologische Befunde in Form unspezifischer Allgemeinveränderungen, einer langsamen Grundtätigkeit oder auch Dysrhythmien vor. Hypersynchrone Entladungen wie z. B. Spike-Wave-Komplexe sind sehr sel-

Tabelle 4-1. Vorgehen beim Auftreten epileptischer Anfälle bei Alkoholikern. (Aus Soyka 1995)

1. Erstmaliges Auftreten von epileptischen Anfällen
Klinik:
- fast ausschließlich primär generalisierte Grand-mal-Anfälle
- 24–48 h nach dem letzten Alkoholkonsum
- manchmal rezidivierend auftretend, sehr selten Grand-mal-Status
- keine tageszeitliche Bindung
- Erstmanifestation im mittleren Erwachsenenalter (30–50 Jahre).

Befunde:
- Keine Fokalneurologie
- evtl. andere somatische und neurologische Alkoholfolgeschäden

Diagnostische Maßnahmen:

Röntgen des Schädels	Ausschluß Fraktur
EEG	Ausschluß epileptischer Fokus, paroxysmale Störungen Differentialdiagnostische Abklärung der Anfälle
CCT, evtl. nur	Ausschluß subdurales Hämatom, Hygrome, Tumor, Mißbildung etc.
Blut	Blutzucker (Hypoglykämie!), Elektrolyte, GGT, evtl. Blutalkohol
evtl. Urin (Toxikologie)	Ausschluß Medikamenten-/Drogenmißbrauch

Akuttherapie:
- keine Pharmaka
- evtl. Elektrolyt-/Blutzucker-Korrektur
- bei rezidivierendem Auftreten: Benzodiazepine i. v. (nicht i. m.), z. B. Clonazepam 2 mg
- weitere Entzugsbehandlung nach Klinik

Dauertherapie:
- Prognose bei Abstinenz gut, keine medikamentöse Behandlung

2. Wiederholtes Auftreten von epileptischen Anfällen
Klinik:
- bei fortgesetztem Alkoholismus hohe Rezidivgefahr
- eigentliche Alkoholepilepsie selten

Klinische Untersuchung: s. o. keine Fokalneurologie
Diagnostische Maßnahmen: s. o.
- Bei jeder Änderung des Anfallstyps sorgfältiger Ausschluß anderer Ursachen (z. B. Schädelfraktur, Blutung)

Therapie:
- Akuttherapie s. o.
- bei fehlender Abstinenz keine Dauertherapie mit Antiepileptika
- bei eigentlicher Alkoholepilepsie je nach Anfallsfrequenz evtl. Dauertherapie mit Antiepileptika (Phenytoin, Valproinsäure, Carbamazepin).

ten. Sie treten fast ausschließlich bei Patienten mit epileptischen Anfällen auf. Häufig sind pathologische EEG-Veränderungen bei Patienten mit komplizierenden Erkrankungen. Schlafentzug kann zur Manifestation epileptischer Potentiale im EEG führen. Wichtig ist der Ausschluß von Herdbefunden, die immer auf eine organische Läsion z. B. eine Blutung oder ein Trauma hindeuten.

Die Pathophysiologie epileptischer Anfälle bei Alkoholabhängigen ist nicht völlig klar. Zum einen wird die pathogenetische Bedeutung von Elektrolytstörungen (Calciumionen, Kaliumionen, vor allem aber Magnesiumionen) in Erwägung gezogen. Zum anderen wurde auf Neurotransmitterebene eine Verminderung der Aktivität inhibitorisch wirkender Neurotransmitter (GABA) und eine verstärkte Funktion erregender Neurotransmitter, speziell von Glutamat, diskutiert (Abb. 4-1). Auch andere Neurotransmitter und Beta-Carboline scheinen für die Genese von Entzugskrampfanfällen von Bedeutung zu sein (fraglich). Aus neurophysiologischen Experimenten wurde die sogenannte Kindling-Hypothese abgeleitet, nach der wiederholte Phasen von Alkoholintoxikation und -entzug als zunächst unterschwellige Reize wirken, die sich aber aufaddieren und so das Auftreten von Entzugskrampfanfällen und Entzugspsychosen begünstigen. Von Bartolomei et al. (1997) wurde ein Stufenmodell der Klassifikation von Krampfanfällen bei Alkoholabhängigen vorgeschlagen, das davon ausgeht, daß regelmäßig überhöhter Alkoholkonsum mit wiederholten Entzugsphasen, zunächst über den angesprochenen Kindling-Effekt schrittweise zu einer Reduktion der Krampfschwelle führt und sich gleichzeitig einerseits durch direkt toxische Wirkung von Alkohol, zum anderen durch neurobiologische Veränderungen (vermehrte Bildung spannungsabhängiger Calciumkanäle, Erhöhung des intrazellulären Calciumpools, Verminderung der Zahl oder der Affinität von GABA-Rezeptoren, erhöhte Bindung von Glutamat an den NMDA-Rezeptor etc.) die Wahrscheinlichkeit für das Auftreten von Krampfanfällen erhöht. Schließlich käme es nach diesem Modell zu irreversiblen Schädigungen im ZNS. Eine familiäre Belastung mit Epilepsien spielt offensichtlich für die Manifestation von Entzugskrampfanfällen keine Rolle.

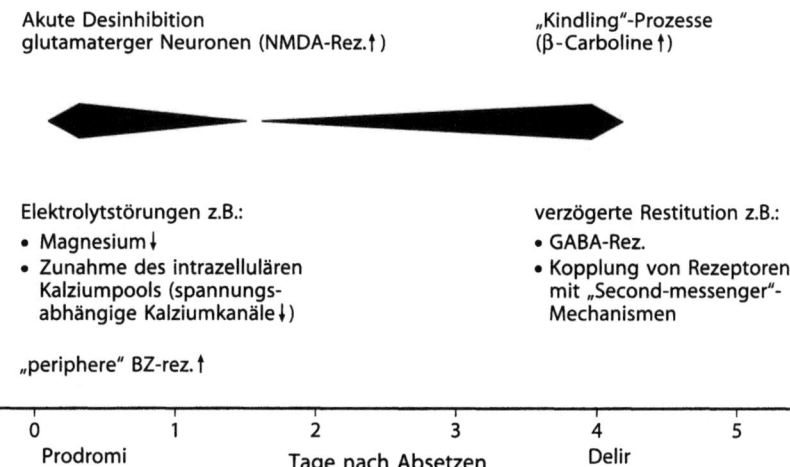

Abb. 4-1. Neuronale Grundlagen von Krampfanfällen bei Alkoholikern. (Aus Rommelspacher et al. 1991)

Therapie

Gelegenheits- oder Entzugskrampfanfälle erfordern zunächst eine Reihe von diagnostischen Maßnahmen. Eine medikamentöse Akut-Behandlung wird von vielen Autoren nicht als notwendig angesehen (Victor 1992), eine kurze stationäre Überwachung aber wird, gerade bei der Erstmanifestation von Anfällen, notwendig sein. Zur Vermeidung des (klinisch sehr seltenen) Status epilepticus bei Alkoholabhängigen oder bei unklaren Fällen ist dagegen eine Akut-Behandlung mit Benzodiazepinen, wie z. B. Clonazepam oder Diazepam, i.v. indiziert. Bei Patienten mit bekannter Neigung zu Entzugskrampfanfällen sollte im Entzug prophylaktisch entweder mit Benzodiazepinen oder ausreichend hochdosiert mit Clomethiazol (Distraneurin®) behandelt werden. Alternativ bietet sich hier eine Behandlung mit Carbamazepin (Tegretal®) an. Clomethiazol hat eine gute antikonvulsive Potenz, ist aber aufgrund des langsamen Wirkungseintritts zur Akut-Behandlung epileptischer Anfälle weniger geeignet.

Von vielen Autoren wird heute Carbamazepin als das Mittel erster Wahl bei entzugsbedingten Krampfanfällen angesehen. Bei oraler Gabe werden therapeutische Spiegel aber relativ spät erreicht, so daß mitunter eine i.v.-Gabe notwendig erscheint. Die therapeutische Dosis liegt bei etwa 4x200 mg/d Phenytoin ist dagegen bei Entzugskrampfanfällen offensichtlich wirkungslos (Allredge et al. 1989).

Bei konsequenter Alkoholabstinenz ist die Prognose der Anfälle gut, d. h. es ist keine antiepileptische Dauermedikation notwendig. Andererseits können bereits relativ geringe Mengen Alkohol erneute Anfälle provozieren. Liegt eine sogenannte Alkoholepilepsie mit epileptischen Anfällen unabhängig von erneutem Alkoholkonsum vor, so ist eine antiepileptische Behandlung häufig nicht zu umgehen. Dabei ist die pharmakologische Interaktion von Antiepileptika mit verschiedenen Psychopharmaka zu beachten. In der Regel ist hier eine Einstellung mit Carbamazepin oder Valproinsäure sinnvoll.

Die wichtigsten Antiepileptika in der Behandlung epileptischer Anfälle bei Alkoholabhängigen sind in Tabelle 4-2 zusammenfassend dargestellt.

Tabelle 4-2. Antiepileptika bei Alkoholabhängigkeit

Carbamazepin
Indikationsbereich: Anfallsverhütung beim Alkoholentzugssyndrom

Handelspräparate:

Carba 200 von ct
Tabletten
Zus.: 1 Tbl. enth.: Carbamazepin 200 mg.

Carbabeta 400 retard / -600 retard
Retardtabletten
Zus.: 1 Retardtbl. enth.: Carbamezepin 400 mg/600 mg.

Carbagamma® 200/ -400
Tabletten
Zus.: 1 Tbl. enth.: Carbamazepin 200 mg/400 mg.

Carbamazepin - GRY® 200
Tabletten
Zus.: 1 Tbl. enth.: Carbamazepin 200 mg.

Tabelle 4-2. *Fortsetzung*

Carbamazepin 200 Stada®
Tabletten
Zus.: 1 Tbl. enth.: Carbamazepin 200 mg.

Carbamazepin 200/-400 Heumann
Tabletten
Zus.: 1 Tbl. enth.: Carbamazepin 200 mg/400 mg.

Carbamazepin-AbZ 200
Tabletten
Zus.: 1 Tbl. enth.: Carbamazepin 200 mg.

Carbamazepin-neuroxpharm® 200 Tabletten
Tabletten
Zus.: 1 Tbl. enth.: Carbamazepin 200 mg.

Carbamazepin-ratiopharm® 200
Tabletten
Zus.: 1 Tbl. enth.: Carbamazepin 200 mg.

Carbium® 200 / -400 / -300 retard / -600 retard
Carbium® 200/-400 Tabletten
Zus.: 1 Tbl. enth.: Carbamazepin 200 mg/ 400 mg.

Finlepsin® / -200 retard / -400 retard
Finlepsin® Tabletten
Zus.: 1 Tbl. enth.: Carbamazepin 200 mg.

Fokalepsin® retard
Fokalepsin® Tabletten
Zus.: 1 Tbl. enth.: Carbamazepin 200 mg.

Sirtal® /- Retard 400
Sirtal® Tabletten
Zus.: 1 Tbl. enth.: Carbamazepin 200 mg.

Sirtal® ret. 400 Retardtabletten
Zus.: 1 Retardtbl. enth.: Carbamazepin 400 mg.

Tegretal®
Tegretal® 200 Tabletten
Zus.: 1 Tbl. enth.: Carbamazepin 200 mg.

Tegretal® 200 retard/400 Retardtabletten
Zus.: 1 Retardtbl. enth.: Carbamazepin 200 mg/400 mg.

Tegretal® Suspension (zuckerfrei)
Zus.: 5 ml enth.: Carbamazepin 100 mg.

Tabelle 4-2. *Fortsetzung*

Timonil® retard
Timonil® 200/ -400 Tabletten
Zus.: 1 Tbl. enth.: Carbamazepin 200 mg/400 mg.

Timonil® Saft
Zus.: 5 ml (1 Mepl.) enth.: Carbamazepin 100 mg.

Timonil® 150 retard / -300 retard / -600 retard Retardtabletten
Zus.: 1 Retardtbl. enth.: Carbamazepin 150 mg/300 mg/600 mg.
Nebenwirkungen: siehe Tab. 6–5

Valproinsäure
Indikationsbereich: Therapieresistente alkoholbedingte Anfälle.

Handelspräparate:

Convulex®
Convulex® 150/300/500 magensaft- resistente Kapseln
Zus.: 1 Kps. enth.: Valproinsäure 150 mg/ 300 mg/ 500 mg.

Convulex® Tropflösung
Zus.: 1 ml enth.: Valproat-Natrium 300 mg.

Convulsofin®
Tabletten
Zus.: 1 Tbl. enth.: Valproat-Calcium 2H$_2$O 333 mg (entspr. 300 mg Valproat-Calcium).

Convulsofin®-Tropfen
Lösung
Zus.: 100 g enth.: Valproat-Natrium 30 g (10 Tr. ≅ ca. 120 mg Wirkstoff).

Ergenyl chrono 300, Ergenyl chrono 500
Retardtabletten
Zus.: 1 Retardtbl. enth.: Valproat-Natrium 200 mg/ 333 mg, Valproinsäure 87 mg/145 mg (entspr. 300 mg/ 500 mg Valproat-Natrium).

Ergenyl® /-150 /-300 /-500
Ergenyl® /-150 /-300 /-500 magensaftresistente Filmtabletten
Zus.: 1 magensaftresistente Filmtbl. enth.: Valproat-Natrium 150 mg/ 300 mg/ 500 mg.

Ergenyl® Lösung
Zus.: 1 ml enth.: Valproat-Natrium 300 mg.

Tabelle 4-2. *Fortsetzung*

Leptilan® /-150 /-300 /-600
magensaftresistente Tabletten
Zus.: 1 Tbl. enth.: Valproat-Natrium 150 mg/ 300 mg/ 600 mg.

Mylproin® /-150 /-300 /-450
magensaftresistente Kapseln
Zus.: 1 Kps. enth.: Valproinsäure 150 mg/ 300 mg/ 450 mg.

Orfiril®
Orfiril® 150/-300/-600 magensaftresistente Dragees
Zus.: 1 Drg. enth.: Valproat-Natrium 150 mg/ 300 mg/ 600 mg.

Orfiril® 300 reatrds magensaftresistente Retarddragees
Zus.: 1 Retarddrg. enth.: Valproat-Natrium 300 mg.

Orfiril® Saft
Zus.: 5 ml (1 Meßl.) enth.: Valproat-Natrium 300 mg.

Orfiril®Injektionslösung
Zus.: 1 Amp. 3 ml enth.: Valproat-Natrium 300 mg.

Weitere Antiepileptika die in Ausnahmefällen indiziert sein können

---

Phenobarbital

Lepinal® 100
Tabletten
Zus.: 1 Tbl. enth.: Phenobarbital 100 mg.

Lepinaletten
Tabletten
Zus.: 1 Tbl. enth.: Phenobarbital 15 mg.

Luminal®
Luminal® Tabletten
Zus.: 1 Tbl. enth.: Phenobarbital 100 mg.

Luminaletten®
Tabletten
Zus.: 1 Tbl. enth.: Phenobarbital 15 mg.

Phenaemal® 0,1
Tabletten
Zus.: 1 Tbl. enth.: Phenobarbital 100 mg.

Tabelle 4-2. *Fortsetzung*

Phenaemaletten®
Tabletten
Zus.: 1 Tbl. enth.: Phenobarbital 15 mg.

Primidon

Liskantin®
Liskantin® Tabletten
Zus.: 1 Tbl. enth.: Primidon 250 mg.

Mylepsinum®
Tabletten
Zus.: 1 Tbl. enth.: Primidon 250 mg.

Resimatil®
Tabletten
Zus.: 1 Tbl. enth.: Primidon 250 mg.

Benzodiazepine
Hier ist grundsätzlich der Einsatz verschiedener Benzodiazepinpräparate möglich. In der Akutbehandlung haben sich vor allem Clonazepam sowie Diazepam bewährt, z. B.

Clonazepam

Antelepsin® 0,25/-1
Tabletten
Zus.: 1 Tbl. enth.: Clonazepam 0,25 mg/ 1 mg.

Rivotril®
Tabletten
Zus.: 0,5/2 mg Ampullen 1 ml = 1 mg Lösung 1 ml (= 25 Tr.) = 1,5 mg

Diazepam Valium 2/5/10 Roche
Zus.: Tabl. enth. 2 mg/5 mg/10mg Daizepam

Diazepam Valium® MM Roche
Zus.: 1 Amp. (2 ml) enth. Diazepam 10 mg

Diazepam Desitin® rectal tube 5 mg/ 10 mg / -Injektionslösung 10 mg
Diazepam Desitin® rectal tube 5 mg/ 10 mg Lösung
Zus.: 1 rectal tube 2,5 ml enth.: Diazepam 5 mg/ 10 mg.

Tabelle 4-2. *Fortsetzung*

Diazepam Desitin® Injektionslösung 10 mg
Zus.: 1 Amp. (= 2 ml) enth.: Diazepam 10 mg.

Phenytoin

Epanutin®
Epanutin® Kapseln
Zus.: 1 Kps. enth.: Phenytoin-Natrium 100 mg.

Epanutin® Suspension
Zus.: 5 ml enth.: Phenytoin 30 mg.
KH: 5 ml Suspension entspr. 0,087 BE.

Epanutin® parenteral
Injektionslösung
Zus.: 1 Amp. enth.: Phenytoin-Natrium 250 mg.

Phenhydan®
Tabletten
Zus.: 1 Tbl. enth.: Phenytoin 100 mg.

Phenhydan®
Phenhydan® Injektionslösung
Zus.: 1 Amp. 5 ml enth.: Phenytoin-Natrium 271,8 mg (entspr. 250 mg Phenytoin).
Phenhydan® Infusionskonzentrat
Zus.: 1 Infusionskonzentrat-Amp. 50 ml enth.: Phenytoin-Natrium 815,4 mg (entspr. 750 mg Phenytoin).

Phenytoin® AWD
Tabletten
Zus.: 1 Tbl. enth.: Phenytoin 100 mg.

Zentropil®
Zentropil® Tabletten
Zus.: 1 Tbl. enth.: Phenytoin 100 mg.

Zentropil® Injektionslösung
Zus.: 1 Amp. 5 ml enth.: Phenytoin-Natrium 250 mg (entspr. 230 mg Phenytoin).

1. Benzodiazepine (Auswahl)

- **Clonazepam (Rivotril®)**
  Tbl.: 0,5 mg/2 mg.
  Injektionslösung: 1 Ampulle (1 ml) enthält: Clonazepam 1 mg.
  Rivotril Lösung: 1 ml (25 Tropfen) enthalten: Clonazepam 2,5 mg.
  Anwendung: Medikament zur Akut-Behandlung speziell bei generalisierten tonisch-klonischen Anfällen, Ampullen. Alle Formen des Status Epilepticus.
  Nebenwirkungen siehe Tab. 6-4.

- **Diazepam** Valium (und viele andere Präparate).
  Tbl.: Diazepam 2 mg/5 mg/10 mg.
  Injektionslösung: 1 Ampulle (2 ml) enthält: Diazepam 10 mg (Valium 10 Roche).
  Tropfen: 1 ml (30 Tropfen) enthalten: Diazepam 10 mg (Valiquid 0,3).
  Anwendung: Notfallmedikament bei epileptischen Anfällen.
  Nebenwirkungen siehe Tab. 6-4.

2. Carbamazepin

- **(Tegretal®, Finlepsin®, Timonil® und andere)**
  Dosierung: Tbl. Carbamazepin 200 mg, 400 mg (je nach Hersteller). 800 bis 1200 mg/d.
  Anwendung: Zur Anfallsverhütung beim stationären Alkoholentzugssyndrom.
  Gegenanzeigen: Vorliegen einer Knochenmarksschädigung, atrioventrikulärer Block, Überempfindlichkeit gegen trizyklische Antidepressiva, akute intermittierende Porphyrie, Kombination mit MAO-Hemmern (14 Tage vor Behandlungsbeginn MAO-Hemmer absetzen).
  Nebenwirkungen siehe Tab. 6-5

3. Valproinsäure

- (Ergenyl®, Orfiril®, Convulex®, Convulsofin®, Leptilan®, Mylproin®)
Zusammensetzung: 1 Kapsel enthält 150/300/500 mg (je nach Hersteller).
Retard-Tabletten zum Teil mit anderer Dosierung.
Anwendung: Eventuell bei sogenannter Alkoholepilepsie (wirksam auch bei fokalen und sekundär generalisierten Anfällen).
Dosierung: Anfallsprophylaxe, Initialdosis 5–10 mg pro kg Körpergewicht, mittlere Dosis für Erwachsene 20 mg/kg Körpergewicht (siehe Packungsbeilage).
Gegenanzeigen: Familiäre Lebererkrankungen, Lebererkrankungen in der Anamnese oder manifeste schwerwiegende Leber- und Pankreasfunktionsstörungen, Leberfunktionsstörungen mit tödlichem Ausgang bei Geschwistern während einer Valproinsäuretherapie.
Nebenwirkungen: Passagerer Hautausfall, Parästhesien, Tremor, Schläfrigkeit, Kopfschmerzen, Spastizität, Ataxie, Verwirrtheit, Stupor, Tinnitus, Halluzinationen, Enzephalopathie unklarer Pathogenese mit erhöhtem Ammoniakspiegel sowie Störungen höherer kortikaler Funktionen, Hypersalivation, erhöhter Appetit bzw. Appetitlosigkeit, Gewichtszu- und -abnahme, leichte gastrointestinale Störungen, Diarrhöe, Pankreaserkrankungen, schwerwiegende bis tödlich verlaufende Leberfunktionsstörungen (speziell bei Kindern), periphere Ödeme, Blutgerinnungsstörungen, Blutungen, Blutbildveränderungen (z. B. Leukopenie, Thrombopenie), Beeinträchtigungen der Knochenmarksfunktion mit Lymphopenie, Neutropenie, Panzytopenie oder Anämie (Einzelfälle), Enuresis bei Kindern, Erythema multiforme, Lupus erythematodes
Wechselwirkungen: Sie bestehen mit enzyminduzierenden Antiepileptika (Phenobarbital, Carbamazepin, Phenytoin), Codein, Barbituraten und Primidon, Neuroleptika, Antidepressiva, Antikoagulanzien, Acetylsalicylsäure, hepatotoxischen Arzneimitteln und Alkohol (!), sowie Lamotrigin.

4.2 Alkoholische Kleinhirnatrophie

Das Kleinhirn reagiert besonders vulnerabel auf chronischen Alkoholkonsum. Alkoholabhängige weisen dementsprechend sehr häufig klinisch oder auch neuroradiologisch faßbare Schädigungen des Kleinhirns auf. Die Häufigkeit von Symptomen einer Kleinhirnatrophie wurde mit bis zu 33% angegeben (Scholz u. Diener 1989). Typischerweise beginnt die Kleinhirnatrophie zwischen dem 4. und 6. Lebensjahrzehnt mit Symptomen, die einer Nonne-Marie-Form der Heredoataxie sehr ähnlich sein können. Im Vordergrund stehen klinisch die Stand- und Gang- sowie Rumpfataxie mit auffallend geringer Beteiligung der Arme, weiter zeigt sich ein Halte- und Intentionstremor, ein herabgesetzter Muskeltonus und, nicht so häufig, eine Dysarthrie sowie Reflexauffälligkeiten. Ein Blickrichtungsnystagmus sowie andere Störungen der Okulomotorik, wie z. B. eine sakkadierte Blickfolge sowie eine Suppression des vestibulookulären Reflexes, können hinzutreten. In Extremfällen kann eine völlige Astasie und Abasie vorliegen.

Pathologisch-anatomisch findet sich vor allem eine Schädigung und Degeneration von Zellschichten im vorderen und oberen Teil des Kleinhirnwurms und in der Kleinhirnrinde, also in den entwicklungsgeschichtlich älteren Anteilen des Kleinhirns. Bei nur geringer Schädigung fallen zunächst die Purkinje-Zellen aus, bei stärker betroffenen Arealen auch andere Zellen. Diagnostisch wegweisend ist zunächst die Alkoholanamnese, zudem läßt sich die Kleinhirnatrophie neuroradiologisch im NMR, dagegen nicht so gut im CCT, mit Erweiterung der Cisterna cerebellomedullaris und Erweiterung des III. Ventrikels sowie vertieften Sulci und Fissuren nachweisen. Erfahrungsgemäß korrelieren allerdings die klinischen Symptome nur schlecht mit dem Ausmaß der zerebellären Atrophie im CCT. In der Posturographie kann im übrigen die Standataxie mit dem typischen Drei-Herz-Körper-Tremor verifiziert werden. Pathogenetisch spielt neben der direkt toxischen Wirkung des Alkohols auch die toxische Wirkung von Metaboliten, wie z. B. Acetaldehyd, und den weiteren Inhaltsstoffen alkoholischer Getränke, den sogenannten Fuselalkoholen, eine größere Rolle. Alimentäre Faktoren, wie eine Hypovitaminose und eine allgemeine Mangelernährung, sind häufig, aber keine Conditio sine qua non für die Entwicklung der Kleinhirnatrophie. Scholz und Diener (1989) konnten keinen Zusammenhang zwischen Ausprägung und Häufigkeit eines Vitamin B_1-, B_2- und B_6-Mangels sowie dem Schweregrad der Kleinhirnsymptomatik bzw. auch der Polyneuropathie feststellen.

Therapie
Im Vordergrund steht hier die Alkoholabstinenz, wobei sich die Symptome einer Kleinhirnschädigung oft relativ rasch zurückbilden. Krankengymnastische Übungen sind zumindest bei stärkerer Ausprägung der Symptomatik unbedingt erforderlich. In Einzeluntersuchungen wurde eine positive Wirkung auf die Kleinhirn-Symptomatik bei Gaben von hohen Dosen Thiamin berichtet (Graham et al. 1971), so daß eine Vitamin-B-Substitution sinnvoll ist. Die Wirkung ist aber insgesamt nicht gut belegt.

4.3   Alkoholische Polyneuropathie

Die alkoholische Polyneuropathie stellt eine sehr häufige Folge chronischen Alkoholismus dar, wobei Prävalenzraten von 13–50% berichtet werden (Übersicht in Soyka 1995). Elektrophysiologisch konnten sogar bei bis zu 2/3 der alkoholkranken Patienten entsprechende Hinweise gefunden werden. Klinisch ist die alkoholische Polyneuropathie durch überwiegende distale und beinbetonte sensomotorische Ausfälle und Muskelatrophien gekennzeichnet. Für den Patienten stehen subjektiv Schmerzen, Parästhesien und eine (sekundäre) muskuläre Schwäche im Vordergrund. Der Schmerzcharakter ist sehr unterschiedlich, wobei z. T. eher dumpfe, z. T. aber auch eher ziehende Schmerzen mit scharf einschießendem Schmerzcharakter erwähnt werden. Muskelkrämpfe und Muskelschwäche können hinzutreten. Typisch ist die Druckempfindlichkeit langer Nervenstämme, speziell des N. fibularis im Bereich des Fibulaköpfchens und des N. tibialis mit ausgeprägtem Wadendruckschmerz. Die häufigste klinische Störung ist aber in 80–90% der Fälle die Beeinträchtigung der Tiefensensibilität mit abgeschwächter Pallästhesie, Störungen der Lageempfindung und des Bewegungssinnes.

Im klinischen Befund findet sich häufig ein Ausfall des Achillessehnenreflexes, selten dagegen der Armeigenreflexe. Distal betonte Paresen und Atrophien können hinzutreten, Störungen der Oberflächensensibilität, speziell eine Hypästhesie, sind häufig. Hirnnervenausfälle, z. B. des N. oculomotorius sowie der caudalen Hirnnerven sind dagegen selten, ebenso isolierte Paresen der Handmuskeln, die differentialdiagnostisch an eine spinale Muskelatrophie denken lassen. Häufig übersehen werden zusätzliche vegetative bzw. neurotrophische Störungen, wie Hyperhidrose und eine marmorierte oder dünne Haut, Veränderungen der Fußnägel und Potenzstörungen, nach denen meist nicht gefragt wird. Isolierte Schädigungen des vegetativen Systems sind selten, sie treten aber häufig zusätzlich zu anderen polyneuropathischen Ausfällen auf. Die periphere alkoholische Neuropathie korreliert bei Alkoholabhängigen kaum mit neuropsychologischen Auffälligkeiten (Franceschi et al. 1984).

In der Regel entwickelt sich die alkoholische Polyneuropathie langsam, sehr selten sind aber auch rasche bis foudroyante Verläufe gesehen worden. Histologisch findet man bei der alkoholischen Polyneuropathie die typischen Symptome einer axonalen Degeneration. Demyelinisierungen eines peripheren Nervens sind sehr selten und treten höchstens als Folge der axonalen Läsion auf. Lange und kaliberstarke Fasern sind eher betroffen als dünne Fasern. Elektromyographisch zeigen sich Zeichen einer peripheren neurogenen Läsion, gelichtetem Aktivitätsmuster bei maximaler Willkürinnervation und verlängerten oder polyphasisch aufgesplitterten Aktionspotentialen. Häufig sind auch Zeichen eines älteren neurogenen Umbaus mit erhöhter Polyphasierate, selten dagegen Zeichen einer frischen Läsion mit pathologischer Spontanaktivität (Scholz u. Diener 1989). Distale Schädigungen überwiegen deutlich. Elektroneurographisch ist die motorische Nervenleitgeschwindigkeit wie bei anderen axonalen Schädigungen normal oder höchstens geringgradig vermindert, eher finden sich Verlängerungen der distal-motorischen Latenz und Verlängerungen oder sogar ein Erlöschen des H-Reflexes. Sehr charakteristisch für die alkoholische Polyneuropathie ist die Verminderung der Amplitude des Aktionspotentials, seltener findet sich auch eine Verlangsamung der sensiblen Nervenleitgeschwindigkeit des N. suralis.

Differentialdiagnostisch sind vor allem andere toxische Polyneuropathien auszuschließen, wobei speziell auch bei der Disulfiram-Therapie wiederholt, z. T. fulminante Verläufe von Polyneuritiden berichtet wurden. Pathogenetisch spielen bei der alkoholischen Polyneuropathie neben toxischen Einflüssen von Alkohol und seinen Metaboliten wahrscheinlich eine Malnutrition sowie ein Vitaminmangel die größte Rolle (Tallaksen et al. 1992). Gimsing et al. (1989) fanden eine Korrelation zwischen biochemischen Markern eines Folatmangels und dem Schweregrad der Polyneuropathie, wobei dieser Befund aber von zahlreichen anderen Arbeitsgruppen nicht repliziert werden konnte.

Therapie
Generell wird eine Substitution von B-Vitaminen empfohlen (Victor 1992). Ganglioside haben bislang keine klinische Bedeutung in der Therapie der alkoholischen Polyneuropathie erlangt. Die Prognose ist in der Regel gut. Neben der Abstinenz spielen krankengymnastische Übungen für die Rehabilitation der Patienten eine große Rolle. Bei stärkeren Schmerzen und dem Auftreten einer Hyperpathie helfen niedrige Dosen Acetylsalicylsäure (100–300 mg, höchstens alle 4 Stunden; Victor 1992). Dabei muß bei Alkoholabhängigen das Risiko einer alkoholassoziierten Magenschädigung und einer Hepatopathie mit Gerinnungsstörung (Blutungsgefährdung!) berücksichtigt werden.

4.4 Alkoholische Myopathie

Die alkoholische Myopathie ist deutlich seltener als die alkoholische Polyneuropathie. Die Prävalenz wird mit 0,8–3,3% angegeben (Oh 1976, Übersicht in Soyka 1995, 1997). Klinisch kann man neben einer akuten Myopathie – eventuell sogar mit Rhabdomyolyse – auch eine subakute bis chronische Myopathie sowie als spezielle Sonderform die hypokaliämische Myopathie unterscheiden. Subklinische Zeichen einer chronischen Myopathie können bei z. T.

über 20% der Alkoholabhängigen nachgewiesen werden (Oh 1976; Conde-Martel et al. 1992).

Akute, vor allem aber chronische Myopathien verlaufen häufig blande. Klinisch im Vordergrund stehen bei der akuten Form Muskelschmerzen, Schwellungen einzelner Muskelgruppen sowie bei einer Myoglobinurie die Braunfärbung des Urins. Diese Symptome finden sich allerdings nur bei einer Minderzahl der Patienten (Rumpf et al. 1986). Bei starker Ausprägung können die betroffenen Muskeln fast völlig bewegungsunfähig sein. Im Prinzip können sämtliche Rumpf- und Extremitätenmuskeln erkranken. Bei der chronischen Myopathie ist aber typischerweise meist die proximale Muskulatur betroffen (Tab. 4-3). Klinisch steht ein Leistungsabfall und muskuläre Schwäche im Vordergrund. Die akute alkoholische Myopathie kann klinisch manchmal an eine Thrombophlebitis erinnern.

Laborchemisch können auch beim Fehlen klinischer Symptome Erhöhungen der Kreatinkinase, der Aminotransferase und der Lactatdehydrogenasen LDH1 und LDH2 gefunden werden. Gefährlich ist die Entwicklung einer akuten Rhabdomyolyse mit Myoglobinurie bei Patienten mit alkoholischer Myopathie, die aber vor allem im Rahmen von Alkohol- und Medikamentenintoxikationen auftreten. Hierbei wurden CK-Erhöhungen bis 120.000 U/l beschrieben (Soyka u. Niederecker 1992). Eine akute Rhabdomyolyse kann z. B. im Rahmen eines Delirium tremens auftreten, wobei die Symptome dann leicht übersehen werden können, vor allem aber bei Patienten, bei denen spezielle mechanische Faktoren, wie z. B. ein Muskelkompressionssyndrom oder Unterkühlung hinzutreten. Gefürchtet und lebensbedrohlich ist das bei einer Myoglobinurie mögliche Nierenversagen.

Die Pathophysiologie der alkoholischen Myopathie ist nicht völlig klar, als Risikofaktoren gelten muskuläre Hyperaktivität (ausgelöst durch epileptische Anfälle oder ein Delir), mechanische Faktoren (z. B. Muskelkompressionssyndrom), starke Intoxikationen, Zusammenwirkung alkoholtoxischer Gefäßschädigungen mit lokalen Druck- und Kälteeinflüssen, fraglich auch Hypercortisolismus sowie eine alkoholische Neuropathie und Leberfunktionsstörungen. Elektrolytentgleisungen sollen dagegen eine nur untergeordnete

Tabelle 4-3. Alkoholische Myopathien. (Aus. Klingelhöfer u. Spranger 1997)

	Akute alkoholische Myopathie	Hypokaliämische Alkoholmyopathie	Chron. alkoholische Myopathie
Klinik	Akute Rhabdomyolyse i. d. R. Verschonung der Augen- und Kopfmuskulatur. Cave: Gefahr des akuten Nierenversagens	Schmerzlose, proximal betonte Paresen, keine Myoglobinurie	Schmerzlose Atrophie und Schwäche der proximalen Extremitätenmuskulatur (bes. Beckengürtel), oft Kardiomyopathie und PNP
Diagnostik	EMG: Myopathisches Muster evt.: Muskelbiopsie (Einzelfasernekrosen und Vakuolenbildung)		
	K^+ ↑, CK ↑, Myoglobinurie	BB, Transaminasen ↑, CK ↑, K^+ < 2 mval/l, Ursache für Hypokaliämie suchen (z. B. gastrointestinales Ulkus)	Transaminasen ↑ GGT ↑, selten auch CK ↑
Therapie	Behandlung des akuten Nierenversagens, strikte Alkoholabstinenz	K^+ oral: Bananen, Orangensaft, Trockenobst oder KCI-Tbl., z. B. Rekawan®. **Cave:** Dünndarmulzera, viel Flüssigkeit zugeben!	Alkoholabstinenz, ausgewogene Ernährung,
		K^+ i. v. (Intensivüberwachung) 20-40 ml KCI 7,45 % (1 ml = 1 mmol) in 500 ml isotoner Lösung über Infusionspumpe (10-20 mmol/h, im Extremfall bis 40 mmol/h), bis zu 100-200 mmol tägl. **Cave:** Kammerflimmern. K^+ schädigt die Venen; peripher maximal 40 mmol/l, sonst ZVK	Krankengymnastik
		Bilanzierung, Diurese sichern (>50 ml/h, Blasenkatheter)	

Rolle spielen. Langohr et al. (1989) führten eine akute Myopathie mit Rhabdomyolyse im wesentlichen auf eine primäre myofibrilläre Funktionsstörung zurück und schlugen den Begriff „alkoholische Enzymopathie" der Skelettmuskulatur vor. Typischerweise findet sich bei chronischen Myopathien eine Atrophie der Typ-II-Muskelfasern sowie eine Reduktion glykolytischer Enzyme in der Muskulatur sowie eine verringerte Lactatbildung.

Therapie
Sie besteht im wesentlichen aus der Alkoholabstinenz sowie aus Substitution eventueller Mangelzustände. Krankengymnastische Übungen können bei schweren Fällen helfen.

4.4.1 Akute hypokaliämische Myopathie der Alkoholiker

Diese seltene Unterform wurde von Rubenstein und Wineapel (1977) beschrieben. Auch andere Autoren haben Einzelfälle einer hypokaliämischen Myopathie bei Alkoholabhängigen mitgeteilt, z. T. vergesellschaftet mit einer Hypomagnesiämie. Klinisch ist diese Störung durch, sich im Verlauf von wenigen Tagen bis einer Woche entwickelnde, schmerzlose proximal betonte Paresen gekennzeichnet, außerdem treten Muskelschwellungen und Steifigkeit auf. Im Serum findet sich eine ausgeprägte Hypokaliämie mit einem Serumkaliumwert unter 2 mmol/l. Bioptisch lassen sich in betroffenen Muskeln Einzelfasernekrosen und Vakuolenbildungen nachweisen.

Therapie
Erfahrungsgemäß spricht dieses seltene Krankheitsbild gut auf Kaliumsubstitution an. Die Werte sind innerhalb weniger Tage reversibel.

4.5 Alkoholismus-assoziierte Bewegungsstörungen

Bei chronischem Alkoholismus können eine Reihe von Bewegungsstörungen auftreten, die eine sehr unterschiedliche Pathophysiolo-

Tabelle 4-4. Alkoholismus-assoziierte Bewegungsstörungen (Aus Neimann et al. 1988)

Akute/vorübergehende Bewegungsstörungen
- Haltungstremor
- Parkinsonismus
- Chorea/orolinguale Dyskinesien
- Akathisie

Variable Bewegungsstörungen in Verbindung mit einer dekompensierten alkoholischen Lebererkrankung
- „metabolischer Tremor"
- Myoklonus
- Bewegungsstörungen aufgrund einer zerebellaren Degeneration
- zerebellare Ataxie
- 3-Hz-Tremor der Beine
- Parkinson-Tremor

Bewegungsstörungen (meist persistierend) mit portokavalem Shunt (akquirierte hepatozerebrale Degeneration)
- Tremor
- Chorea
- Dystonie
- Parkinsonismus
- Myoklonus
- zerebellare Ataxie

Bewegungsstörungen, die auf Alkoholeinnahme günstig ansprechen können
- essentieller Tremor
- essentieller Myoklonus
- autosomal dominante myoklonische Dystonie

gie haben (Tab. 4-4). Teilweise können sie als akute oder vorübergehende Bewegungsstörungen auftreten, z. T. aber auch im Rahmen einer hepatischen Störung sowie einer Kleinhirnschädigung. Der häufige alkoholische Tremor sowie alkoholassoziierte extrapyramidalmotorische Störungen sollen an dieser Stelle getrennt besprochen werden.

4.5.1 Alkoholischer Tremor

Der alkoholische Tremor gilt als Frühsymptom des chronischen Alkoholismus (Neundörfer 1986) und tritt vor allem bei Alkoholabstinenz und im Entzug auf. Er ist anfangs reversibel und bessert sich zunächst bei erneutem Alkoholkonsum, im Verlauf kann er auch irreversibel werden. Typisch ist die Klinik: Der Tremor ist anfangs feinschlägig und läßt sich am besten bei vorgestreckten Armen und Händen als Haltetremor demonstrieren. Er verstärkt sich bei Intentionsbewegungen. Im späteren Verlauf kann er grobschlägig werden. Mit 8–9 Hz bleibt er aber deutlich schneller als der Parkinsontremor. Le Febvre de`Amour et al. (1979) differenzierten zwei Typen des Alkoholentzugstremors: einen schnellen Typ mit einer Frequenz von mehr als 8 Hz, mit kontinuierlicher Aktivität in antagonistischen Muskeln, und einen langsamen Tremor, der durch eine leichte Zunahme der EMG-Aktivität synchron in antagonistischen Muskeln gekennzeichnet ist. Bei Ruhe ist der Tremor im Regelfall weniger deutlich ausgeprägt als bei Tätigkeiten, verstärkt tritt er vor allem bei emotionellen Belastungen auf. Häufig ist die Verknüpfung eines alkoholischen Tremors mit einer Kleinhirnschädigung.

Differentialdiagnostisch spielen vor allem chronische Intoxikationen, z. B. mit Barbituraten oder Psychopharmaka eine Rolle, selten auch ein hyperthyreotischer Tremor. Außerdem sind der essentielle Tremor sowie Tremor bei Morbus Parkinson, der deutlich langsamer ist, zu differenzieren.

Therapie
Therapeutisch wurde speziell die Gabe von Beta-Blockern empfohlen (Neundörfer 1986). Weniger gut etabliert ist die Therapie mit Benzodiazepinen (Cave: Suchtpotenz!) und Calciumantagonisten (Bone et al. 1989).

4.5.2 Alkoholinduzierte extrapyramidalmotorische Störungen

Alkoholinduzierte extrapyramidalmotorische Störungen sind sehr selten. Kasuistisch wurden bei Alkoholabhängigen flüchtige choreiforme Dyskinesien an Kopf und Extremitäten beschrieben. Sie können im Rahmen eines Entzugssyndroms auftreten und sind meist innerhalb weniger Wochen reversibel (Fornazzari u. Carlen 1982).

Selbst passagere Parkinsonsyndrome wurden bei Alkoholikern im Entzug beobachtet (Neiman et al. 1988). Die Prognose dieser sehr seltenen Störungen ist aber gut. Eine katamnestische Untersuchung dreier Patienten mit akuten, im Alkoholentzug aufgetretenen Parkinsonsyndromen nach 9–11 Jahren zeigte, daß trotz fortgesetztem Alkoholismus und Zeichen einer zentral-nervösen Schädigung keiner der Patienten mehr an entsprechenden Symptomen litt (Shandling et al. 1990). Die Autoren führten dies auf eine akute, aber vollständig reversible Funktionsstörung der nigrostriatalen dopaminergen Transmission ohne Degeneration der genannten Strukturen zurück. Hier könnte eventuell ein präsynaptisches Dopamindefizit oder eine Verminderung der postsynaptischen Dopamin-Rezeptor-Sensivität eine Rolle spielen.

Häufiger sind bei Alkoholabhängigen orofaziale Dyskinesien (Lucey u. Dinan 1992). Diese Bewegungsstörung korreliert stark mit dem Vorliegen neuropsychologischer Defizite vor allem im Bereich des räumlichen Sehens und kann als Ausdruck einer Schädigung des Temporallappens aufgefaßt werden.

Therapie
Spezielle therapeutische Empfehlungen können nicht gegeben werden. Wichtig ist die Differenzierung der seltenen alkoholinduzierten extrapyramidalmotorischen Störung, z. B. von einem Morbus Parkinson. Eine pharmakologische (Dauer-)Therapie ist nicht indiziert. Der Einsatz von Neuroleptika sollte bei Alkoholabhängigen auch wegen des Risikos alkoholassoziierter extrapyramidalmotorischer Störungen zurückhaltend sein.

4.6 Alkoholischer Lagenystagmus und Schwindel

Auch ein alkoholischer Lagenystagmus mit Schwindel ist selten. Er ist peripher-labyrinthären Ursprungs und klinisch durch starken Drehschwindel und Übelkeit gekennzeichnet.

Intoxikationen können im Bereich des Hirnstamms und Kleinhirns zu Sakkadenverlangsamung und zu Okulomotorikstörungen in Form einer Sakkadierung der Blickfolgebewegungen führen, was mit der BAK korreliert (Baloh et al. 1979) und mit einer vermehrten Fixationssupression des vestibulo-okulären Reflexes kombiniert ist. Die Entwicklung eines alkoholischen Lagenystagmus ist an eine intakte Funktion der Bogengänge gebunden. Gelegentlich kann es bei einer Alkoholintoxikation auch zu Oszillopsien kommen.

4.7 Augenbewegungen bei Alkoholismus

Häufig sind Störungen der Augenbewegungen mit erhöhter Sakkadenlatenz, Störungen der Konvergenz und Induktion eines Nystagmus. Spezielle therapeutische Empfehlungen können hieraus nicht abgeleitet werden. Die Störungen haben insbesondere Bedeutung für die Fahrtauglichkeit (Stapleton et al. 1986).

4.8 Marchiafava-Bignami-Syndrom

Das sehr seltene neurologische Krankheitsbild eines Marchiafava-Bignami-Syndroms betrifft praktisch ausschließlich Rotweintrinker in romanischen Ländern. In Deutschland wurden nur sporadische Fälle berichtet (Walter 1978). Die Diagnose wird meist erst post mortem gestellt. Bei dieser Corpus-Callosum-Atrophie fallen die Patienten im wesentlichen durch psychische Symptome, wie vermehrte Reizbarkeit und sexuelle Enthemmung auf, auch Verwirrtheitszustände, epileptische Anfälle, Dysarthrie, Pyramidenbahnzeichen, Primitivreflexe, Demenz und Koma können hinzutreten. Die Diagnosesicherung erfolgt mittels neuroradiologischer Verfahren (CCT und NMR). Die Prognose ist meist infaust. Neben foudroyanten Verläufen mit Exitus innerhalb kurzer Zeit wurden auch subakute Verlaufsformen beschrieben (Wessel 1989). Auch Remissionen können vorkommen (Baron et al. 1989). Die größte Literaturübersicht stammt von Castaigne et al. (1971), die 10 eigene und 105 Fälle aus der Literatur analysierten und zwei Formen des Marchiafava-Bignami-Syndroms differenzierten: eine akute Form mit plötzlichem Beginn, epileptischen Anfällen, Koma und raschem Exitus, sowie eine chronische Form mit progressiver Demenz. Neuropathologisch stehen nekrotische Läsionen im Corpus callosum mit zystischen Nekrosen sowie sich langsam entwickelnde Demyelinisierungen im Vordergrund. Auch Läsionen der weißen Hirnsubstanz können auftreten. Die genaue Ätiopathogenese ist nicht klar, Alkohol selbst scheidet wegen der erheblichen regionalen Unterschiede als alleinige Ursache aus. Manche Autoren rücken die Störung pathophysiologisch an die Seite der zentralen Myelinolyse (Peiffer, 1989). Eine Störung des Vitamin-B_{12}-Stoffwechsels mit daraus resultierenden endogenen und demyelisierend wirkenden Cyaniden wird diskutiert.

Klinisch nicht vom Marchiafava-Bignami-Syndrom zu unterscheiden ist die laminäre Rindensklerose (Morel 1939). Hier ist vor allem der Bereich des Stirnlappens betroffen.

Therapie
Sie ist schwierig. Symptomatisch sollte Thiamin versucht werden (Kawamura et al. 1985).

4.9 Zentrale pontine Myelinolyse

Die nicht seltene zentrale pontine Myelinolyse ist durch akute bis subakut auftretende Tetraparesen und Sensibilitätsstörungen, bulbäre Symptome, zerebelläre Ataxie, Lähmungen der äußeren Augenmuskeln, auch horizontale Blicklähmungen, Pupillenstörungen sowie Blasenstörungen gekennzeichnet. Manche Fälle sind klinisch sogar asymptomatisch, als Extremvariante kann umgekehrt ein Locked-in-Syndrom mit Tetraparese und Bulbärparalyse bei erhaltenem Bewußtsein auftreten. Die Prognose ist schlecht, die Mortalität wird mit etwa 75% angegeben (Wessel 1989). Jedoch können sich auch dramatische Fälle noch deutlich bessern (Schroth u. Mann 1989).

Die größte Literaturübersicht zu diesem Thema stammt von Bratzke und Neumann (1989). Histologisch finden sich bei der zentralen pontinen Myelinolyse meist schmetterlingsförmige symmetrische Entmarkungsherde im orodorsalen Ponsbereich, in Extremfällen auch Axonschwellungen und Lipophagenbildungen durch

Gewebsnekrose (Peiffer 1989). Sehr selten können auch extrapontine Myelinolysen im Thalamus, Putamen und N. caudatus auftreten. Die Differentialdiagnose umfaßt zahlreiche Störungen. Ätiopathogenetisch wird vor allem der zu forcierte Ausgleich von bei Alkoholabhängigen häufigen Elektrolytstörungen herausgestellt, insbesondere der einer Hyponatriämie, die aber nicht in allen Fällen nachweisbar ist. Auch eine extreme Serumhyperosmolalität scheint ein bedeutsamer Faktor zu sein. Zentrale pontine Myelinolysen können auch bei anderen nichtalkoholischen Hepatopathien, Karzinomen, Mangelernährung und einer Vielzahl toxischer und metabolischer Störungen auftreten. Dazu gehört auch die Wilson-Pseudo-Sklerose.

Therapie
Angesichts der schlechten Prognose kommt der Prävention durch sorgfältige Überwachung des Elektrolythaushaltes gefährdeter Patienten und einer gegebenenfalls sehr langsamen Korrektur von Elektrolytentgleisungen (Hyponatriämie und Hypokaliämie) eine entscheidende Bedeutung zu. Sterns et al. (1986) schlugen als Obergrenze des täglichen Natriumanstiegs 12 mmol/Natrium/l vor. Vergleichbare Empfehlungen wurden von Laureno und Karp (1988) gegeben.

4.10 Tabak-Alkohol-Amblyopie

Die Tabak-Alkohol-Amblyopie ist durch eine beidseitige Demyelinisierung der markhaltigen Fasern in den zentralen Anteilen des Sehnervs, des Chiasmas und des Tractus opticus definiert. Die Läsion beginnt im Regelfall retrobulbär und entwickelt sich innerhalb von wenigen Tagen bis Wochen. Klinisch ist sie durch einen beidseitigen Visus-Verlust mit Verschwommensehen gekennzeichnet. Ophthalmologisch finden sich hier bilaterale, symmetrische, zentrale Skotome und abgeblaßte Papillen. Die Tabak-Amblyopie kann in Zusammenhang mit anderen Enzephalopathien, wie z. B. des Wernicke-Korsakow-Syndroms auftreten, kommt aber auch oft isoliert vor. Die Differentialdiagnose umfaßt die hereditäre Leber-

Opticus-Atrophie (positive Familienanamnese, DNA-Analyse) und einen chronischen Vitamin-B-Mangel, die perniziöse Anämie, Sellatumoren sowie andere Intoxikationen (Aulhorn 1989). Die genaue Prävalenz ist unklar, es soll etwa ein Fall auf 200 hospitalisierte Alkoholabhängige vorkommen (Thier 1993). Subklinische Fälle mögen hinzutreten. Leichte bis mittelgradige Veränderungen der visuell evozierten Potentiale bei normalem ophtalmologischem Befund finden sich bei Alkoholabhängigen deutlich häufiger.

Die genaue Ätiopathogenese ist nicht ganz klar, offensichtlich ist das gleichzeitige Vorliegen eines starken Alkohol- und Tabakkonsums für die Entwicklung der Tabak-Alkohol-Amblyopie notwendig. Es wurde vermutet, daß die beim Rauchen in großer Menge aufgenommenen Cyanide bei alkoholbedingten Leberstörungen nicht mehr entgiftet werden können und so die Störung hervorrufen. Diese These ist aber umstritten. Sehstörungen können bei Alkoholabhängigen im übrigen auch durch chronischen Konsum methanolreicher Alkoholika (Fuselalkohole) hervorgerufen werden.

Therapie
So lange die betroffenen Nervenfasern nicht vollständig degeneriert sind, ist die Störung im Prinzip rückbildungsfähig. Bei mehrmonatigem Verlauf ist die Prognose allerdings schlecht (Aulhorn 1989). Die Therapie besteht in der hochdosierten Gabe von Vitamin-B-Präparaten.

4.11 Alkoholische Myelopathie

Diese Störung ist ausgesprochen selten. Gelegentlich kann es bei Alkoholabhängigen zu einem axonomyelotropen Schädigungsmuster mit spinaler Strangdegeneration kommen (Wessel 1989). Hinterstrangsymptome, eine spastische Parese und eine Blasenstörung stehen klinisch im Vordergrund. Andere, weit häufigere Störungen des Myelons müssen differentialdiagnostisch ausgeschlossen werden. Besonders wichtig ist der Ausschluß einer funikulären Myelose.

Die Ätiopathogenese ist nicht klar und umfaßt neben der direkten alkoholtoxischen Wirkung auch Hypovitaminosen und Hepatopathien. Die Therapie mit Vitamin B_{12} und Nikotinsäure wird empfohlen, die Prognose ist meist gut.

4.12 Zerebrale Gefäßschädigungen und Blutungen

Exzessiver Alkoholismus ist ein bedeutender Risikofaktor sowohl für ischämische als auch für hämorrhagische zerebrovaskuläre Prozesse (Gorelick 1989). Das Risiko für intrazerebrale sowie Subarchanoidalblutungen steigt bei starkem Alkoholkonsum (über 60 g/d) ganz erheblich an. Übermäßiger Alkoholkonsum verschlechtert übrigens auch die postoperative Prognose subaranchoidaler Aneurysma-Blutungen (Juvela 1992). Erhöhter Alkoholkonsum geht ferner mit einer deutlich erhöhten Insultrate einher (Übersicht in Soyka 1995), wie speziell zwei epidemiologische Untersuchungen, die hawaiianische Herzstudie sowie die Framingham-Studie, belegen.

Als Risikofaktoren für spontane intrazerebrale Blutungen gelten Hypertonus, Störungen der Gerinnung, eine Amyloid-Angiopathie im Alter, eine Dauerantikoagulation sowie Drogenkonsum. Diese Faktoren können zusammen mit einem erhöhten Alkoholismus zu einer hohen Insultrate beitragen. Offensichtlich führt schon ein täglicher Alkoholkonsum von 30–50 g zu einem Anstieg des systolischen sowie diastolischen Blutdrucks (Schütz 1992). Leberfunktionsstörungen können indirekt, z. B. durch eine Veränderung der Gerinnungsfaktoren, für das Auftreten von intrazerebralen Blutungen von Bedeutung sein.

Nicht nur die alkoholische Leberzirrhose, sondern auch leichtere Leberzellschädigungen können als Risikofaktor für intrakranielle Blutungen angesehen werden. Darüber hinaus kann es im Alkoholrausch sowie im Entzug zu einer Aktivierung des Sympathicus mit Blutdruckspitzen und einer Zunahme der Hirndurchblutung kommen, die intrazerebrale Hämorrhagien auslösen. Außerdem können epileptische Anfälle oder Schädel-Hirn-Traumen bei Alkoholismus das Auftreten von intrazerebralen Blutungen begünstigen. Alkohol schädigt im übrigen das Gefäß wahrscheinlich direkt toxisch (Rogers et al. 1983).

4.13 Pachymeningosis haemorrhagica interna

Chronische subdurale Hämatome finden sich bei Alkoholikern häufig, sie sind oft klinisch stumm. Klinisch stehen meist zunehmende Kopfschmerzen mit fluktuierenden Bewußtseinsstörungen im Vordergrund, neurologische Herdsymptome können hinzutreten. Insbesondere bei der Erstmanifestation epileptischer Anfälle sowie bei starken Kopfschmerzen ist immer an ein chronisches subdurales Hämatom zu denken. Bei schweren Hepatopathien können auch schon leichte Traumen subdurale Hämatome auslösen, die man im CCT und NMR gut diagnostizieren kann.

Therapie
Je nach Ausprägung und Lage kommen sowohl konservative wie neurochirurgische Maßnahmen in Frage.

4.14 Neurologische Störungen bei alkoholbedingten Hypovitaminosen

Wie sich chronischer Alkoholkonsum auf die Ernährung sowie Malnutrition und Hypovitaminosen auswirkt, wird in Kap. 5 zusammenfassend dargestellt. An dieser Stelle sollen einige definierte neurologische Krankheitsbilder genannt werden, die bei Hypovitaminosen auftreten können.

4.14.1 Vitamin-B$_1$-Mangel

Vitamin B$_1$ (Aneurin, Thiamin) hat eine große physiologische Bedeutung im Zitronensäurezyklus und Kohlenhydratstoffwechsel. Die Bildung von Acetylcoenzym A wird durch Vitamin B$_1$ gefördert. Der tägliche Bedarf liegt bei 1,2–1,4 mg für den Erwachsenen (Übersicht in Bässler et al. 1997). Zahlreiche Erkrankungen, die mit einem erhöhten Energieumsatz (Fieber) verbunden sind, erfordern eine erhöhte Thiaminzufuhr. Dazu gehört auch der chronische Alkoholismus. Hauptursache für den Vitamin-B$_1$-Mangel bei Alkoholabhängigen dürfte die kohlenhydratbetonte Durchschnittskost sein. Darüber hinaus wird aber auch die intestinale Resorption von Thiamin durch chronischen Alkoholismus gestört, und Alkohol beeinträchtigt die ohnehin geringen Speicherkapazitäten der Leber. Zusätzlich stört die toxische Wirkung von Alkohol bzw. seines Metaboliten Acetaldehyd die Vitamin-B_1-Utilisation.

Thiamin-Mangel führt klinisch zu Beri-Beri bzw. Morbus Wernicke. Im wesentlichen äußert sich ein Vitamin-B_1-Mangel in zwei Symptombereichen, nämlich kardiovaskulären Störungen und neuropsychiatrischen Auffälligkeiten. Erstere äußern sich in Form von Dyspnoe, Beklemmungsgefühlen, präcordialen Schmerzen, Tachykardie, Ödemen, EKG-Veränderungen (Niedervoltage, T-Inversion, QT-Verlängerung) und akutem Herz-Kreislauf-Versagen, letztere in Form von Neuropathien mit Sensibilitätsstörungen, Fußbrennen, Muskelschwäche, Muskelschmerzen, Muskelkrämpfen, Muskellähmungen, zentral bedingten Koordinationsstörungen sowie psychischen Veränderungen wie Müdigkeit, Konzentrationsmangel, verminderte Merkfähigkeit, Reizbarkeit, Depressionen und Angstzuständen. Die Vitamin-B_1-Polyneuropathie ist durch eine von kaudal nach kraniell aufsteigende Symptomatik, besonders ausgeprägt periumbilikal und perianal, gekennzeichnet. Die Fußsohlen, Hals, Brust und Kopf bleiben häufig ausgespart.

Bei Beri-Beri lassen sich eine chronische trockene und eine akut ödematöse Form unterscheiden (Stefan 1993). Kardiopulmonale Störungen mit einem stark vergrößerten sogenannten Beri-Beri-Herz stehen im Vordergrund. Psychopathologisch weisen die Patienten vor allem pseudoneurasthene und dementielle Syndrome auf.

Therapie
Zur Prophylaxe und Therapie von Vitamin-B_1-Mangelzuständen stehen orale und parenterale Darreichungsformen zur Verfügung. Lipidlösliche Vitamin-B_1-Derivate werden besser resorbiert als Thiamin selbst und führen im Gesamtblut, den Erythrozyten und dem Liquor zu höheren Thiaminspiegeln. Auch werden sie im Körper länger retiniert als wasserlösliche. Zu den fettlöslichen Vitamin-B_1-Derivaten gehört Benfotiamin. Zumindest beim Wernikke-Korsakow-Syndrom ist allerdings die parenterale Gabe von

Thiamin-Hydrochlorid (50 mg i.v., 100 mg i.m.) obligat (Übersicht bei Bässler et al. 1997). Höhere Dosen werden im Rahmen der intensiv-medizinischen Therapie der Wernicke-Enzephalopathie mit dem Ziel der raschen Kompensierung der Azidose verabreicht. Nach parenteraler Initialtherapie kann die Behandlung auf orale Tagesdosen zwischen 50–200 mg Thiamin, auf mehrere Einzeldosen verteilt, umgestellt werden. Speziell für die alkoholische Polyneuropathie werden in der ersten Woche täglich 100 mg Vitamin B_1, anschließend für etwa 4 Wochen 2x pro Woche je 100 mg und dann bis zur Heilung 1x100 mg pro Woche empfohlen. Die Wirksamkeit von Benfotiamin in der oralen Therapie der alkoholischen Polyneuropathie wurde in einer Placebo-kontrollierten Doppelblindstudie gesichert (Woelk et al. 1995).

Bei Beriberi werden Dosen bis zu 500 mg i.v. eingesetzt. Benfotiamin kann niedriger dosiert werden (50–150 mg/d).

4.14.2 Vitamin-B_{12}-Mangel

Vitamin B_{12} spielt als Coenzym im Stoffwechsel eine große Rolle. Es wird durch bestimmte Mikroorganismen synthetisiert und kommt nur in diesen und in tierischen Erzeugnissen vor. Für den Transport und die Speicherung von Vitamin-B_{12} sind spezifische Proteine erforderlich. Dazu gehören extrazellulär der Intrinsic-Faktor (IF), Transcobalamin (TC), Haptocorine, die Membran-gebundenen IF-TC-Rezeptoren und intrazellulär die Methylmalonyl-CoA-Mutase und die Methioninsynthase. Die Resorption von Vitamin-B_{12} erfolgt über einen aktiven und einen passiven Mechanismus. Aktiv erfolgt die Resorption durch Bindung von Vitamin-B_{12} an den Intrinsic-Faktor, ein Glykoprotein, das von den Parietalzellen der Magenschleimhaut gebildet wird. Dieser Cobalamin-Intrinsic-Faktorkomplex wird zum Ileum transportiert und energieabhängig an spezifische Rezeptoren der Enterozyten des Ileum gebunden. Nach Abdissoziierung von Cobalamin von diesem Komplex durch einen Releasing-Faktor erfolgt die Aufnahme in die Mukosazelle. Zum Beispiel bei Pankreasinsuffizienz kann die Spaltung des Haptocorin-Cobalamin-Komplexes und damit auch die

Resorption unterbleiben. Weiter kann Vitamin-B_{12} auch durch einen unspezifischen Mechanismus über den Magen-Darm-Trakt oder die Schleimhäute in den Blutstrom gelangen, wozu jedoch hohe Dosen erforderlich sind, da hier nur etwa 1% der applizierten Menge resorbiert wird.

Der tägliche Bedarf von Vitamin B_{12} beträgt weniger als 1 g/d. Da bei höherer Zufuhr die Ausnutzungsrate des Vitamins B_{12} sinkt, wird beim Erwachsenen eine tägliche Aufnahme von 3 g mit der Nahrung empfohlen.

Ein Vitamin-B_{12}-Mangel kann bei verschiedenen Störungen auftreten (Tab. 4-5). Ihr Ausschluß erfordert eine Reihe von Laboruntersuchungen (Tab. 4-6). Vitamin-B_{12}-Mangel kann zu einer funikulären Spinalerkrankung führen, die vor allem die Hinterstränge und die spinothalamischen Bahnen, weniger die corticospinalen, motorischen und die spinozerebellären Systeme betrifft. Seltener sind zerebrale und peripher neurologische Störungen.

Klinisch stehen Parästhesien, Störungen der Oberflächensensibilität, motorische Schwäche, spinale Ataxie, Unsicherheit beim Gehen bis hin zur Gehunfähigkeit und pathologische Reflexe sowie andere Pyramidenbahnsymptome sowie Blasenentleerungsstörungen im Vordergrund. Auch exogene Psychosen können auftreten.

Typische Folgestörung bei Vitamin-B_{12}-Mangel ist neben der funikulären Spinalerkrankung auch die Megaloblastenanämie (MCV über 110 l, Makrozytose).

Therapie
Sie erfolgt durch Substitution von Vitamin B_{12}, zunächst 1 g/d i.m.

4.14.3 Folsäuremangel

Folsäure (Folat) hat als C1-Überträger im Aminosäuren- und Nukleotid-Stoffwechsel eine große Bedeutung. Der tägliche Bedarf für Erwachsene beträgt etwa 300 µg Gesamtfolat pro Tag (Bässler et al. 1997). Der bei Alkoholabhängigen häufige Folatmangel dürfte im wesentlichen auf die Fehlernährung mit Zufuhr „leerer" Alkoholkalorien ohne Vitamine zurückzuführen sein. Er findet sich beson-

Tabelle 4-5. Ursachen des Vitamin-B_{12}-Mangels. (Aus Soyka et al. 1993)

Perniziöse Anämie (Morbus Biermer, Addison, Castle)
- Autoimmunmechanismen

Sonstige gastrische Faktoren
- Partielle oder totale Gastrektomie
- Zerstörung (Verätzung) der Magenschleimhaut

Diätetische Faktoren

Intestinale Faktoren
- Malabsorptionssyndrome
- Ileumresektion
- Enteritis regionalis

Parasiten
- Bothriocephalus latus
- Bakterielle Darmüberwucherung

Gesteigerter Bedarf
- Schwangerschaft
- Tumoren
- Hyperthyreose

Tabelle 4-6. Labordiagnostik bei Verdacht auf Vitamin-B_{12}-Mangel. (Aus Soyka et al. 1993)

Blutbild
- Makro- oder megalozytäre Anämie?

Vitamin-B_{12}-Spiegel im Serum
- (unter 150 pg/ml)

Folsäurespiegel im Serum

Schilling-Test
- Mangel an Intrinsic-Faktor?
- Malabsorption?

Ganzkörperretentionstest

Magendiagnostik
- Histaminrefraktäre Anazidität?
- Chronisch-atrophische Corpusgastritis?

Autoantikörper gegen Intrinsic-Faktor bzw. gegen Belegzellen des Magens

ders häufig bei Wein- und Schnapstrinkern. Auch eine verminderte Resorption und vermehrte Ausscheidung können zum Folatmangel beitragen. Ein direkt toxischer Effekt des Alkohols auf den Folsäuremetabolismus wurde postuliert. So wurde eine Verminderung der biliären Folatsekretion unter akutem Alkoholeinfluß und damit verringerte zelluläre Folatversorgung vermutet (Hillman u. Steinberg 1982). Die Klinik eines Folsäuremangels ist ähnlich wie die des Vitamin-B_{12}-Mangels. Der Normbereich liegt zwischen 4 und 20 ng/ml im Serum. Alkoholismus ist in westlichen Ländern die häufigste Ursache eines Folsäuremangels. Differentialdiagnostisch sind die bei der Diffentialdiagnose des Vitamin-B_{12}-Mangels genannten anderen Störungen zu bedenken. Andere Ursachen des Folatmangels sind in Tabelle 4-7 zusammengefaßt.

Therapie
Die Therapie erfolgt mit 1 mg Folsäure 2–3mal täglich. Zum Teil werden auch noch deutlich höhere Dosen (bis 15 mg) empfohlen,

Tabelle 4-7. Ursachen von Folatmangel. (Modifiziert nach Bässler et al. 1997)

	Folatmangel	
ungenügende Folatzufuhr	erhöhter Bedarf	Pharmakainterferenzen

- Fehlernährung
- ungenügende Nahrungsmenge
- Zubereitungs- und Lagerverluste
- Malabsorptionssyndrom
  Zoeliakie
  Morbus Crohn
  Colitis ulcerosa
- Lebererkrankungen
- Alkoholiker
	- Frühgeburten
	- Wachstum
	- biologische Reifung
	- Infekte
	- hämolytische Anämie
	- Hämodialyse
	- generalisierte maligne Tumoren
	- Schwangerschaft
	- Laktation
	- Hyperthyreose
	- Vitamin B_{12}-Mangel
	- Enzymdefekte
		- Folatanaloga
		  Methotrexat
		  Pyrimethamin
		  Triamteren
		  Trimethoprim
		  Pentamidin
		- Pharmaka mit Einfluß auf Resorption/Utilisation
		  Phenytoin
		  Primidon
		  Barbiturate
		  Cycloserin
		  Salazosulfapyridin
		  orale Kontrazeptiva
		  Acetylsalicylsäure

dies aber nur bei Patienten mit gastrointestinalen Erkrankungen, wie z. B. mit zusätzlichem Morbus Crohn. Eine parenterale Prophylaxe ist im Rahmen der parenteralen Ernährung bei schweren Resorptionsstörungen zur raschen initialen Ausgleichung manifester Folsäuremangelzustände möglich.

4.14.4 Nikotinsäuremangel-Enzephalopathie

Nikotinsäure (Niacin) hat große Bedeutung bei der Zellatmung, beim Kohlenhydrat- und Tryptophanstoffwechsel. Der tägliche Bedarf an Niacin ist schwer zu quantifizieren. Für Erwachsene werden ca. 1,6 mg Niacin-Äquivalent pro Megajoule empfohlen. Auch bei energiereduzierter Kost sollte die tägliche Zufuhr mindestens 10–15 mg Niacin-Äquivalent betragen (Bässler et al. 1997). Bei chronischem Alkoholismus ist ein Niacin-Mangel besonders häufig, insbesondere auch bei begleitenden Störungen der resorbierenden Oberfläche im Magen-Darm-Trakt. Darüber hinaus kann ein Niacin-Mangel auch als Folge der Einnahme verschiedener Medikamente auftreten (Tab. 4-8).

Das typische Krankheitsbild bei Niacin-Mangel ist die Pellagra. Das Prodromalstadium verläuft meist uncharakteristisch mit Allgemeinsymptomen wie Appetitmangel, Gewichtsverlust, Abnahme der körperlichen und geistigen Leistungsfähigkeit, Unlust, Verstim-

Tabelle 4-8. Arzneimittel, die Niacinmangel induzieren können. (Aus Bässler et al. 1997)

Tuberkulostatika	**Antiepileptika**
– Isoniazid	– Phenytoin
Analgetika/Antirheumatika	– Phenobarbital
– Morazon	**Immunsuppressiva**
– Salizylamid	– Azathioprin
– Dextropropoxyphen	**Zytostatika**
– Paracetamol	– Mercaptopurin
– Ethenzamid	
Psychopharmaka	
– Diazepam	

mungen, Schlaflosigkeit, Verwirrtheitszuständen, Gedächtnisstörungen, Zungenbrennen und Diarrhöen.

Eine Nikotinsäuremangel-Enzephalopathie ist selten und tritt bei Alkoholikern häufig in Zusammenhang mit Beri-Beri auf. Leitsymptome sind die drei „Ds": Dermatitis, Diarrhoe und Demenz. Klinische Symptome sind Apathie, Stupor, Verwirrtheitszustände, pseudoneurasthenische Bilder, extrapyramidalmotorische Störungen, orale Automatismen, aber auch Symptome einer funikulären Spinalerkrankung. Speziell bei der Niacinmangel-Enzephalopathie findet sich auch eine träge Lichtreaktion der Pupillen, Tremor, Rigor, Verlust der Sehnenreflexe und spastische Paresen. Bei der Pellagra kommen außerdem noch Symptome einer Myelopathie hinzu. Weitere charakteristische Symptome sind eine Glossitis („Himbeerzunge"), Stomatitis, Cheilosis und Rhagaden im Mundwinkelbereich.

Im übrigen können Läsionen der Schleimhäute, Ulzera und Infektionen des Magen-Darm-Traktes vorliegen.

Therapie
Bei schwereren Fällen sollte Nikotinsäure (Nicobion®) zunächst 600 mg/d, später 300 mg/d, gegeben werden. Bei leichteren Fällen von Nikotinsäuremangel reichen therapeutisch orale oder parenterale Dosen von 40–50 mg. Die Applikation erfolgt oral oder parenteral.

4.14.5 Vitaminpräparate

In Deutschland sind zahlreiche Kombinationspräparate von Vitaminen zur Therapie bei Hypovitaminosen und Alkoholabhängigkeit zugelassen. Aber nur sehr wenige Präparate sind gezielt auf ihre Wirksamkeit bei Alkoholabhängigen überprüft worden. Einige Fertigarzneimittel sollen hier kurz angesprochen werden.

Bei Alkoholabhängigen eingesetzt wird vor allem eine Kombination von Vitamin B_6, Vitamin B_{12} und Folsäure (z. B. Medivitan N). In einer Anwendungsbeobachtung wurde die Wirksamkeit auf Hirnleistungsstörungen untersucht (Finelli et al. 1997). Insgesamt 124 alkoholkranke Patienten in der Rehabilitationsphase erhielten für drei Wochen die Substanz parenteral. Als Kontrollgruppe dienten 60 unbehandelte Patienten (keine Zufallsverteilung). Die Messung von Gedächtnisleistungen und Aufmerksamkeit erfolgte anhand des Gesamtwerts aus 9 einzelnen Test des Syndrom-Kurztests (SKT). Während der Beobachtungszeit besserten sich die hirnorganischen Auffälligkeiten in beiden Gruppen, wobei der Rückgang bei der mit Medivitan behandelten Patienten signifikant höher war als in der Kontrollgruppe. Ein noch deutlicheres Ergebnis zeigte sich bei jenen Patienten, die vor Beginn der Behandlung einen SKT-Wert von mind. 9 Punkten aufwiesen (leichter bis mittelschwerer Grad). Die Befunde wurden dahingehend gedeutet, daß die Restitution hirnorganischer Ausfälle bei Alkoholabhängigen durch Vitamin-B-Präparate unterstützt werden könnte. Auf die Bedeutung der Vitamin-B-Behandlung bei alkoholischer Polyneuropathie und anderen neurologischen Störungen wurde schon oben hingwiesen.

Einzelstoffe (Auswahl)

Vitamin-B_1 (Thiamin)
- Aneurin-AS 500 mg Filmtabletten
  Zus.: 1 Filmtbl. enth.: Thiamin-HCl 500 mg.
- Betabion® 10/100/Ampullen
  Zus.: 1 Tbl. enth.: Thiamin-HCl (Vit. B_1) 10 mg.
- Lophakomp®-B1
  Injektionslösung
  Zus.: 2 ml enth.: Thiamin-HCl (Vit. B_1) 25 mg.
- Vitamin B_1 5 mg/25 mg JENAPHARM/100 mg inject JENAPHARM
  Zus.: 1 Tbl. enth.: Thiamin-HCl 5 mg.
- Vitamin B_1-Hevert®
  Injektionslösung
  Zus.: 1 Amp. 2 ml enth.: Thiamin-HCl (Vit. B_1) 200 mg

Vitamin B_2 (Riboflavin)
- Vitamin B_2 10 mg, - 10 mg inject JENAPHARM

- Vitamin B$_2$ 10 mg JENAPHARM Dragees
  Zus.: 1 Drg. enth.: Riboflavin 10 mg.
- Vitamin B$_2$-Injektopas 20 mg
  Injektionslösung
  Zus.: 1 Amp. 1 ml enth.: Riboflavin-5'-phosphat, Mononatriumsalz 2 H$_2$O 20 mg.

Nicotinamid
- Nicobion®
  Tabletten
  Zus.: 1 Tbl. enth.: Nicotinamid 200 mg.
- Nicotinsäureamid 200 mg JENAPHARM
  Tabletten
  Zus.: 1 Tbl. enth.: Nicotinamid 200 mg.

Vitamin B$_6$ (Pyridoxin)
- Hexobion® 100
  Dragees
  Zus.: 1 Drg. enth.: Pyridoxin-HCl (Vit. B$_6$) 100 mg.
- Lophakomp® - B6
  Injektionslösung
  Zus.: 2 ml enth.: Pyridoxin-HCl (Vit. B$_6$) 25 mg.
- Vitamin B$_6$ 20 mg JENAPHARM / 50 mg inject JENAPHARM
- Vitamin B$_6$ 20 mg JENAPHARM Tabletten
  Zus.: 1 Tbl. enth.: Pyridoxin-HCl 20 mg.
- Vitamin B$_6$-Hevert®
- Vitamin B$_6$-Hevert® Injektionslösung
  Zus.: 1 Amp. 2 ml enth.: Pyridoxin-HCl 25 mg.
- Vitamin B$_6$-ratiopharm® Injektionslösung/Tabletten
- Vitamin B$_6$-ratiopharm® Injektionslösung
  Zus.: 1 Amp. (2 ml) enth.: Pyridoxin-HCl (Vit. B$_6$) 100 mg.

Pantothensäure, Panthenol (Bepanthen Roche)
- Panthenol 100 mg JENAPHARM/500 mg inject JENAPHARM
- Panthenol 100 mg JENAPHARM Tabletten
  Zus.: 1 Tbl. enth.: Dexpanthenol 100 mg.

Vitamin B_{12}
- Ambe 12
  Injektionslösung
  Zus.: 1 Amp. 1 ml enth.: Cyanocobalamin 2,5 mg.
- Aquo-Cytobion® 500
  Ampullen im., iv.
  Zus.: 1 Amp. (1 ml) enth.: Hydroxocobalaminacetat 500 µg.
- B_{12} „Ankermann"® 100 µg/-1000 µg/-Dragees/-Tropfen
- B_{12} „Ankermann"® 100 µg/-1000 µg Injektionslösung
  Zus.: 1 ml enth.: Cyanocobalamin 100 µg/1000 µg.
- B_{12}-AS 100/-1000
  Injektionslösung i.m., i.v., s.c.
  Zus.: 1 Amp. zu 1 ml enth.: Cyanocobalamin 100 µg/1000 µg.
- B_{12}-Depot-Hevert
  Injektionslösung
  Zus.: 1 Amp. à 2 ml enth.: Hydroxocobalaminacetat 1000 µg.
- B_{12} Depot-Rotexmedica
  Injektionslösung
  Zus.: 1 Amp. 1 ml enth.: Hydroxocobalaminacetat 1,03 mg (entspr. 1 mg Hydroxocobalamin).
- B_{12}-Depot-Vicotrat®
  Injektionslösung im. od. iv.
  Zus.: 1 ml enth.: Hydroxocobalamin (Vit. B_{12}-Depot) 500 µg.
- B 12-Ehrl/-forte
  Tropfen
  Zus.: 10 ml enth.: Cyanocobalamin 300 µg/600 µg.
- B12-Horfervit®
  Injektionslösung
  Zus.: 1 ml isot. Lsg. enth.: Cyanocobalamin (Vit. B_{12}) 1000 µg.
- B 12-L 90
  Injektionslösung
  Zus.: 1 Amp. 2 ml enth.: Cyanocobalamin (Vit. B_{12}) 1000 µg.
- B12-Rotexmedica
  Injektionslösung
  Zus.: 1 Amp. 1 ml enth.: Cyanocobalamin 1 mg.

- B12-Steigerwald
  Injektionslösung
  Zus.: 1 Amp. 2 ml enth.: Cyanocobalamin 1 mg.
- B$_{12}$-Vicotrat®
  B$_{12}$-Vicotrat® Tabletten/-forte Tabletten/-100 Tabletten
- *Zus.:* 1 Tbl. enth.: Cyanocobalamin (Vit. B$_{12}$) 5 µg/10 µg/100 µg.
- Cytobion® 300 / 1000
- Cytobion® 300, Dragees
  Zus.: 1 Drg. enth.: Cyanocobalamin (Vit. B$_{12}$) 300 µg.
- Hämo-Vibolex®
  Injektionslösung
  Zus.: 1 Amp. 1 ml enth.: Cyanocobalamin 1000 µg.
- Lophakomp®-B 12 (3 000)
  Injektionslösung
  Zus.: 2 ml enth.: Cyanocobalamin 3000 µg.
- Lophakomp®-B 12 Depot 1000
  Injektionslösung
  Zus.: 2 ml enth.: Hydroxocobalaminacetat 1000 mcg.
- Neurotrat® B$_{12}$
  Injektionslösung
  Zus.: 1 Amp. enth.: Cyanocobalamin 1 mg.
- Novidroxin
  Injektionslösung
  Zus.: 1 Amp. (2 ml) enth.: Hydroxocobalaminacetat 10,446 mg (entspr. 10 mg Hydroxocobalamin).
- Vicapan® N
  Injektionslösung
  Zus.: 1 Amp. (1 ml) enth.: Cyanocobalamin (Vit. B$_{12}$) 100 µg.
- Vitamin B$_{12}$ 1000 µg inject JENAPHARM
  Injektionslösung
  Zus.: 1 Amp. 1 ml enth.: Cyanocobalamin 1000 µg.
- B 12-Ehrl/-forte
  Tropfen
  Zus.: 10 ml enth.: Cyanocobalamin 300 µg/600 µg.

Kombinationspräparate

- BVK Roche® plus C/forte
  BVK Roche® plus C Kapseln
  Zus.: 1 Kps. enth.: Thiaminnitrat (Vit. B_1-Nitrat) 2 mg, Riboflavin (Vit. B_2) 1,5 mg, Nicotinamid 10 mg, Dexpanthenol 10 mg, Pyridoxin-HCl (Vit.-B_6-HCl) 1 mg, Folsäure 0,25 mg, Biotin 0,05 mg, Ascorbinsäure (Vit. C) 50 mg.
- Dreisavit® N
  Filmtabletten
  Zus.: 1 Filmtbl. enth.: Folsäure 160 µg, Biotin 30 µg, Ascorbinsäure (Vit. C) 100 mg, Thiamin-HCl (Vit. B_1) 8 mg, Riboflavin (Vit. B_2) 8 mg, Pyridoxin-HCl (Vit. B_6) 10 mg, Nicotinamid 50 mg, Calciumpantothenat 10,87 mg (entspr. 10 mg Pantothensäure).
- Folgamma®
- Folgamma® forte Injektionslösung
  Zus.: 1 ml enth.: Cyanocobalamin 100 µg, Folsäure 15 mg.
- Medivitan® N-Ampullen/Medivitan® N-Fertigspritze
  Injektionslösung
  Zus.: 4 ml (Lsg. I) enth.: Hydroxocobalamin (Vit.-B_{12}-Depot) 1000 µg, Folsäure, Mononatriumsalz 1,1 mg, Pyridoxin-HCl 5 mg. 1 ml (Lsg. II) enth.: Lidocain-HCl H_2O-frei 24 mg als Lokalanästhetikum.
- Neurobion
  Injektionslösung
  Zus.: 1 Amp. (3 ml) enth.: Thiamin-HCl 100 mg, Pyridoxin-HCl 100 mg, Cyanocobalamin 1000 µg.
- Neurobion® N Dragees/-N forte
  Neurobion® N Dragees
  Zus.: 1 Drg. enth.: Thiaminnitrat 15 mg, Pyridoxin-HCl 10 mg.
- Neuro-Wied®
  Kapseln
  Zus.: 1 Kps. enth.: Thiaminnitrat 12,5 mg, Riboflavin 12,5 mg, Pyridoxin-HCl 12,5 mg, Cyanocobalamin 12,5 µg, Calciumpantothenat 50 mg, Folsäure 1 mg, Biotin 12,5 µg, Nicotinamid 25 mg, Intrinsicfaktor 20 USP-E./g 12,5 µg, Diisopropylamindichloracetat 12,5 mg, Magnesiumorotat 50 mg.

- Polybion® N/Polybion® forte
  Polybion® N Dragees
  Zus.: 1 Drg. enth.: Thiaminnitrat (Vit. B_1) 5 mg, Riboflavin (Vit. B_2) 2 mg, Nicotinamid 20 mg, Calciumpantothenat 3 mg, Pyridoxin-HCl (Vit. B_6) 2 mg, Biotin 0,05 mg.
- Vitamin B duo JENAPHARM
  Filmtabletten
  Zus.: 1 Filmtbl. enth.: Thiamin-HCl 100 mg, Pyridoxin-HCl 100 mg.
- Vitamin-B-Komplex-Kapseln
  Kapseln
  Zus.: 1 Kps. enth.: Thiamin-HCl (Vit. B_1) 1,5 mg, Riboflavin (Vit. B_2) 2 mg, Pyridoxin-HCl (Vit. B_6) 2 mg, Cyanocobalamin (Vit. B_{12}) 0,001 mg, Nicotinamid 20 mg, Calciumpantothenat 10 mg, Trockenhefe aus Saccharomyces cerevisiae 40 mg.
- Vitamin B Komplex Lichtenstein N/-forte N
  Dragees
  Zus.: 1 Drg. enth.: Thiamin-HCl (Vit. B_1) 5 mg/16 mg, Riboflavin (Vit. B_2) 2 mg/16 mg, Pyridoxin-HCl (Vit. B_6) 2 mg/8 mg, Nicotinamid 20 mg/48 mg, Calciumpantothenat 2,5 mg/24 mg, Folsäure 0,1 mg/0,2 mg.
- Vitamin-B-Komplex N inject JENAPHARM
  Injektionslösung
  Zus.: 1 Amp. (1 ml wäßr. Inj.lsg.) enth.: Thiamin-HCl 12 mg, Pyridoxin-HCl 4 mg, Nicotinamid 40 mg.
- Vitamin B-Komplex V/forte V Phytopharma®
  Dragees/forte Dragees
  Zus.: 1 Drg./Drg. forte enth.: Thiamin-HCl 5 mg/ 15 mg, Riboflavin (Vit. B_2) 2 mg/ 15 mg, Pyridoxin-HCl (Vit. B_6) 2 mg/10 mg, Nicotinamid 20 mg/50 mg.

Nebenwirkungen
Speziell für Vitamin B_1 (Thiamin und Derivate) sind gelegentlich Überempfindlichkeitsreaktionen berichtet worden, bei parenteraler Anwendung können diese auch einmal ausgeprägt sein. In Einzelfällen kann es zu Schweißausbrüchen, Tachykardien, Hautreak-

tionen mit Juckreiz und Urtikaria sowie speziell unter parenteraler Anwendung zu Atemnot und Schockzuständen kommen.

Wechselwirkungen sind mit Sulfiten (Wirkungsverlust des Thiamins bei gleichzeitiger Verabreichung der Infusionslösungen) bekannt.

Für Nicotinamid wurde nach hohen Dosen in Einzelfällen ein Zusammenhang zum Auftreten von Juckreiz und Hautrötung vermutet, Wechselwirkungen bestehen insbesondere mit Antiepileptika: Hohe Dosen von Nicotinamid können die Elimination von Carbamazepin und Primidon verzögern.

Vitamin B_6 (Pyridoxin) kann in hohen Dosen die Wirkung von L-Dopa abschwächen. Bei gleichzeitiger Einnahme von Isoniazid, D-Penicillamin, Cycloserin ist der Vitamin-B_6-Bedarf erhöht, da diese Pharmaka Pyridoxin durch Bildung Schiffscher Basen inaktivieren.

Pantothensäure bzw. Panthenol führen gelegentlich zu allergischen Reaktionen. Wechselwirkungen bestehen bei systemischer Anwendung von Dexpanthenol mit curareartigen Muskelrelaxantien, deren Wirkung durch Dexpanthenol abgeschwächt wird, sowie mit Suxamethoniumchlorid, wobei das Vitamin die neuromuskuläre Blockade verstärkt.

Vitamin-B_{12}-Präparate enthalten z. T. neben dem eigentlichen Cyanocobalamin auch Lidocain, deswegen kann es hier zu Bewußtlosigkeit, Koma und Atemdepression kommen. Die übrigen Vitamin-B_{12}-Präparate können in Einzelfällen zu Akne, ekzematösen und urtikariellen Arzneimittelreaktionen sowie anaphylaktischen bzw. anaphylaktoiden Reaktionen führen. Wechselwirkungen bestehen vor allem mit Vitamin-B_1-Abbauprodukten, die Vitamin B_{12} inaktivieren können.

4.15 Alkoholbedingte Schlafstörungen

Schlafstörungen bei Alkoholabhängigen sind häufig. Sie können einerseits im Rahmen des Alkoholentzugs auftreten, andererseits Ausdruck verschiedener alkoholassoziierter körperlicher Störungen sein (z. B. gastrointestinale Störungen). Schließlich ist auch die direkte toxische Wirkung von Alkohol auf das ZNS häufig mit Schlafstörungen assoziiert. Alkoholbedingte Schlafstörungen werden in der ICD-10 als eigene diagnostische Einheit geführt (s. Kap. 1).

Da Alkohol ein gutes Hypnotikum ist, wird es häufig von Patienten mit Schlafstörungen eingenommen, wobei sich eine Abhängigkeit entwickeln kann. Interessant ist die Wirkung von Alkohol auf den Schlaf und das Schlaf-EEG. Beim Gesunden führt Alkohol zu einer Suppression des REM-Schlafes und einer Zunahme des Tiefschlafes. Im Rahmen des Alkoholentzugssyndroms kommt es zu ausgeprägten Veränderungen der Schlafrhythmik im Sinne einer deutlichen Fragmentierung mit Tiefschlafreduktion, häufigem Wechsel der Schlafstadien und vermehrten Aufwach-Reaktionen, häufig sind auch sogenannte REM-Rebounds. Solche Veränderungen kann man in polygraphischen Schlafuntersuchungen gut nachweisen, sie normalisieren sich in der Regel nach abgeschlossener Entgiftung sehr rasch. Länger persistieren kann dagegen eine Tiefschlafreduktion, häufig über mehrere Monate. Diese Veränderungen werden mit dem protrahierten Alkoholentzugssyndrom in Verbindung gebracht (Gross u. Hastey 1976; Kurrella et al. 1990 a,b).

Auch wenn Alkoholabhängige mit polygraphisch faßbaren Schlafstörungen subjektiv nicht so häufig über Schlafstörungen klagen, findet man hier häufig doch verlängerte Einschlaflatenzen, eine Tiefschlafreduktion, vermehrte Aufwachreaktionen und Wachphasen sowie insgesamt einen häufigen Wechsel der Schlafstadien. Der Schlaf wird insgesamt als wenig erholsam empfunden. Der REM-Schlafanteil ist bezogen auf die Gesamtschlafzeit eher erhöht (Ziegler et al. 1992).

Auf neurochemischer Ebene wurden alkoholbedingte Schlafstörungen vor allem mit einer Störung des Serotoninstoffwechsels in Verbindung gebracht.

Therapie

Die Prognose der meisten alkoholbedingten Schlafstörungen ist bei Abstinenz gut, nur bei längerer Persistenz der Beschwerden sind therapeutische Interventionen notwendig. Wichtig ist in jedem Fall eine vernünftige Schlafhygiene mit ausreichender Bewegung, körperlicher Belastung und Aufklärung über den täglichen Schlafbedarf. Die meisten Hypnotika sind wegen ihres Mißbrauchspotentials bei Alkoholabhängigen kontraindiziert. Dies gilt mit Einschränkungen für Non-Benzodiazepin-Hypnotika vom Typ des Zolpidem (Stilnox®/Bikalu®) und Zopiclon (Ximovan®), bei denen nur sporadisch Mißbrauchsfälle berichtet wurden. Nicht völlig klar ist die Wirksamkeit von L-Tryptophan als Serotonin-Präkursor. Alternativ bieten sich als Einschlafhilfen im übrigen trizyklische Antideppressiva in niedriger Dosierung (z. B. Doxepin 10–25 mg zur Nacht) an. Auch Phytotherapeutika vom Typ des Johanneskrauts können versucht werden.

4.16 Hirnatrophien bei Alkoholabhängigen

Hirnatrophien bilden ein Krankheitsbild im engeren Sinne, sind aber eine häufige Folgeschädigung bei Alkoholabhängigen, die mit verschiedenen neurologischen und kognitiven Defiziten einhergehen kann. Die neurotoxische Wirkung von Alkohol ist seit längerem bekannt, die Defekte sind z. T. rückbildungsfähig. Hirnatrophien wurden neuroradiologisch mit Hilfe von CCT und vor allem NMR nachgewiesen. Die verschiedenen Areale des Gehirns sind bezüglich der neurotoxischen Wirkung von Alkohol und seinen Metaboliten unterschiedlich vulnerabel: So ist z. B. das Frontalhirn offensichtlich vulnerabler als der motorische Cortex, sehr häufig sind auch Kleinhirnatrophien (Übersicht in Mann 1992). Die neuropsychologischen Defizite bei Alkoholabhängigen korrelieren dabei nur z. T. mit dem Ausmaß der Hirnatrophie. Auch die Marklagersubstanz kann geschädigt sein.

Unklar ist auch die genaue Pathophysiologie der sogenannten Hirnatrophie. Die Rehydratrationshypothese sowie eine früher diskutierte Hypercortisolämie werden heute als wenig wahrscheinlich angesehen. Unklar ist bislang, ob die Rückbildungsvorgänge im ZNS z. T. mit echten Regenerationsprozessen einhergehen.

5 Malnutrition und Elektrolytmangel

Alkohol hat einen bedeutenden Effekt auf den Ernährungsstatus und die Versorgungslage des Organismus mit einzelnen Nährstoffen. Alkohol selber ist ein starker Nährstoff- und Energielieferant (Tab. 5-1), gleichzeitig aber ein toxisches Agens und Rauschmittel. Während beim „moderaten" Trinker die tägliche Energiezufuhr durch Alkohol lediglich 5% der gesamten Energieeinnahme beträgt, kann dies bei exzessiven Trinkern auf bis zu 50% und mehr ansteigen (Übersicht in Suter 1995). Eine Malnutrition entsteht auch dadurch, daß Alkohol die Aufnahme anderer Nährstoffe reduziert. Dies trifft besonders auf Vitamine und Spurenelemente zu. Auch andere pathophysiologische Faktoren, wie z. B. eine Maldigestion und Malabsorption und Pankreasfunktionsstörungen etc. tragen zu einer Mangelversorgung des Organismus bei. Neben vielen anderen Störungen sei hier vor allem die alkoholinduzierte Gastritis sowie Störungen der exogenen Pankreasfunktion genannt. Erstere führen zu Anorexie und Erbrechen, letztere zur Malabsorption von essentiellen Fettsäuren, fettlöslichen Vitaminen, Calcium, teilweise auch Spurenelementen sowie Steatorrhoe. Alkoholische Hepatopathien verursachen eine gestörten Proteinsynthese, Störungen im Metabolismus der Aminosäuren, vermindertes Speichern von Vitaminen und Spurenelementen etc. Alkohol hat im übrigen auch im Magen-Darm-Trakt erhebliche Effekte auf den Metabolismus von Proteinlipiden und Kohlenhydraten. Außerdem ist die häufig ungenügende Ernährungslage und Vitaminzufuhr von Alkoholabhängigen zu bedenken.

Die Effekte der verschiedenen Schädigungen des Gastrointestinaltraktes bei alkoholinduzierter Malnutrition sind in Abb. 5-1 schematisch dargestellt.

136 Malnutrition und Elektrolytmangel

Tabelle 5-1. Ethanolgehalte in alkoholischen Getränken in Vol% und g/l; typische und durchschnittliche Werte mit Spannbreiten nach Literaturangaben (weitere Listen siehe Schrifttum). (Aus Gilg/Soyka 1995)

Bier
Vollbier (untergärig)	5 %	(4,5 bis 5,7)	40 g/l	(36 bis 45)
Pils	5 %	(4,3–5,7)	40 g/l	(34–45)
Bockbier (Weizenbock)	7/8 %	(6–11,7)	55/64 g/l	(47–93)
Weizenbier (hell, dunkel)	5 %	(4,6–6,3)	40 g/l	(36–50)
Altbier (obergärig)	5 %	(4,5–5,4)	40 g/l	(35–43)
Diätbier	5 %	(4,5–6,5)	40 g/l	(36–51)
Alkoholreduziertes Bier	3 %	(2,7–3,2)	25 g/l	(21–25)
Alkoholarmes Bier	1,5 %	(0,9–1,5)	12 g/l	(7–12)
Alkoholfreies Bier	max. 0,5 %		4 g/l	

Wein
Weißwein	11 %	(7,6–15)	90 g/l	(60–120)
Rotwein	12,5 %	(9,5–14,5)	100 g/l	(75–115)
Roséwein	11 %	(10–11,9)	90 g/l	(90–94)

Weinähnliche Getränke
Apfelwein/Cidre/Most	5 %	(3,2–5,6)	40 g/l	(25–44)
Obstwein	11 %	(8–14,5)	90 g/l	(63–115)
Portwein	20 %		160 g/l	
Sherry	17–19,5 %		134–145 g/l	
Deutscher Sekt	11 %	(9,5–11,5)	90 g/l	(75–90)
Champagner	12,5 %	(8,9–12,8)	100 g/l	(70–100)

Spirituosen
Weinbrand	36 %		285 g/l	
Deutscher Weinbrand	38 %		300 g/l	
Cognac/Armagnac	40 %		320 g/l	
Whisk(e)y	40 %	(43)	320 g/l	(340)
Kornbranntwein (Doppelk.)	38 %		300 g/l	
Wodka	40 %	(45/55/75)	320 g/l	(355/435/590)
Obstbranntwein	40 %	(42/45)	320 g/l	(330/355)
Rum	37,5/40/54/73 %		296/320/430/580 g/l	
Liköre	25–45 %	(56)	200–355 g/l	(440)

Die Einflüsse von akutem sowie chronischem Alkoholkonsum auf die intestinale Absorption von Vitaminen und Spurenelementen, wie sie sich aus verschiedenen tierexperimentellen, klinischen Befunden ergeben, sind in Tab. 5-2 zusammenfassend dargestellt (Bode u. Bode 1992).

Malnutrition und Elektrolytmangel 137

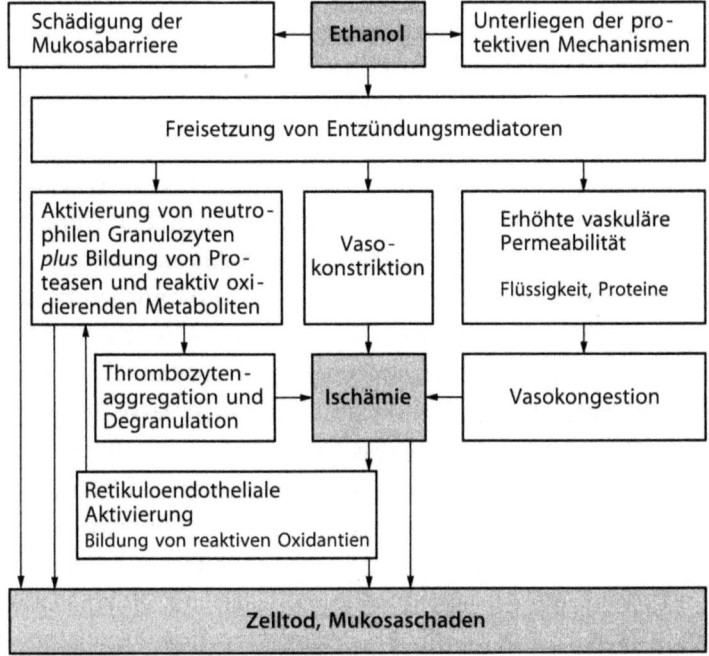

Abb. 5-1. Effekte von Schädigungen des Gastrointestinaltraktes bei alkoholinduzierter Malnutrition. (Aus Teyssen u. Singer 1996)

Tabelle 5-2. Effekte akuter und chronischer Alkoholzufuhr auf die Absorption von Vitaminen und Spurenelementen. (Nach Bode und Bode 1992)

Substanz	Akute Alkoholzufuhr		Chronische Alkoholzufuhr	
	Ratte	Mensch	Ratte	Mensch
Thiamin	↓	kV oder ↓	–	kV oder ↓
Folsäure	kV oder ↓	kV	kV	kV oder ↓
Vitamin B12	–	–	↓	kV oder ↓
Vitamin D	–	–	–	kV
Vitamin A	–	kV oder ↓	–	kV
Eisen	kV oder ↓	kV oder ↓	kV oder ↓	kV oder ↑
Mangan	↑	–	–	–
Zink	↓	–	↓	kV oder ↓

↓: Abfallend; ↑: Ansteigend; kV: keine Veränderung; –: nicht untersucht

Allgemein gilt Malnutrition heute als ein Modulator der Alkoholtoxizität. Die Effekte von Alkohol auf die Aufnahme von Vitaminen und Spurenelementen sind so komplex, daß sie an dieser Stelle nur stichwortartig genannt werden können. Einige spezielle Krankheitsbilder, die sich aus Vitaminmangel ergeben (z. B. Wernicke-Enzephalopathie), sind in Kap. 4 ausführlich dargestellt worden.

Ein wichtiger Stoffwechseleffekt von Alkohol besteht in der Induktion der Aktivität des mikrosomalen Ethanol-oxidierenden Systems (MEOS), speziell dem Cytochrom P450 2E1. Die Induktion dieser Enzyme induziert einen Vitamin-A-Mangel. Außerdem beeinträchtigen spezifische Mangelsituationen verschiedene metabolische Detoxifizierungsprozesse, so vermindert z. B. ein Vitamin-E- oder Glutathion-Mangel die Neutralisierung von freien Radikalen. Weiter kommt es zu einer vermehrten Lipidperoxidation in der Leber, was für die Pathogenese der alkoholischen Lebererkrankung von Bedeutung zu sein scheint. Die sich aus einem Vitamin-B_1-, Vitamin-B_6- und Vitamin-B_{12}-Mangel ergebenden neuropsychiatrischen Folgeschäden sind bereits in Kap. 4 ausführlich dargestellt.

Im folgenden sollen einige spezielle Störungen angesprochen werden, die nicht als neurologische Störungen Gegenstand von Kap. 4 sind.

5.1 Alkoholeffekte auf fettlösliche Vitamine

Vitamin A
Vitamin-A-Mangel bei Alkoholikern ist insgesamt recht häufig (Gruchow et al. 1985). Patienten mit alkoholischer Hepatopathie speichern nur kleine Mengen von Vitamin A in der Leber. Tierexperimentelle Untersuchungen haben ebenfalls gezeigt, daß chronischer Alkoholkonsum zu einer derart ausgeprägten Veränderung des Vitamin-A-Gehalts in der Leber führt, daß diese nicht alleine durch ungenügende Vitamin-A-Einnahme oder eine Malabsorption erklärt werden kann (Übersicht in Sutter 1997). Akute Alkoholaufnahme mobilisiert vermehrt Vitamin A aus der Leber und anderen Körperteilen und entleert damit den hepatischen Vitamin-A-Speicher. Neben anderen pathophysiologischen Mechanismen

scheint dabei auch die Aktivierung eines mikrosomalen Systems durch Alkohol eine Rolle zu spielen (Cytochrom P450, s. o.) Vitamin A wird nämlich durch mikrosomale Enzyme metabolisiert. Klinisch führt Vitamin-A-Mangel zu Nachtblindheit und Hodenatrophie (Roe 1974).

Vitamin-E
In der Leber finden sich die höchsten Vitamin-E-Konzentrationen in den Mitochondrien. Bei exzessivem Alkoholismus sind die Vitamin-E- und die Alpha-Tocopherol-Blutkonzentration erheblich vermindert (Übersicht in Sutter 1997). Die geringe Konzentration an Vitamin E in der Leber von Alkoholikern ist möglicherweise Folge einer vermehrten Oxidation zu Alpha-Tocopherol-Quinon.

Vitamin-D
Eine Reihe von Beeinträchtigungen durch chronischen Alkoholismus auf den Vitamin-D-Stoffwechsel konnten gezeigt werden: Effekte auf die Bioverfügbarkeit von Vitamin D aus der Nahrung (ungenügende Zufuhr, Malabsorption etc.), auf den Vitamin-D-Metabolismus in Leber sowie Niere.

Nach akutem Alkoholkonsum kann zudem ein vorübergehender Hypoparathyreoidismus mit Hyperkalzämie und ein Rebound-Hyperparathyreoidismus mit Hypokalzämie und Hypermagnesiurie auftreten (Laitenen et al. 1991).

5.2 Alkoholeffekte auf wasserlösliche Vitamine

Grundsätzlich kann Alkohol den Stoffwechsel aller wasserlöslichen Vitamine negativ beeinflussen. Klinisch relevant ist vor allem die Beeinflussung der Vitamine B_1 (Thiamin), Vitamin B_2 (Riboflavin), Niacin (Nikotinsäure, Nikotinamid) sowie Vitamin B_6. Die speziellen Folgeschäden sind bereits in Kap. 4 zusammenfassend dargestellt worden. Darüber hinaus führt der chronische Alkoholismus auch zu einem Mangel an Vitamin B_{12} (Cyanocobalamin) sowie von Folsäure.

Weniger klar ist, inwieweit der Pantothensäuremetabolismus durch Alkohol beeinflußt wird. Bei Alkoholikern wurden auch geringe Vitamin-C-Blutspiegel gefunden, außerdem scheiden sie weniger Vitamin C im Urin aus, was als Zeichen einer ungenügenden Aufnahme und – insbesondere – Versorgung interpretiert werden muß. Ob umgekehrt Vitamin C den Alkoholabbau, wie verschiedentlich postuliert, beeinflussen kann, ist noch unklar (Lieber 1988).

5.3 Alkoholeffekte auf Elektrolyte

Alkohol kann auch die Aufnahme und Ausscheidung von Elektrolyten beeinflussen. Dies betrifft neben Natrium- und Kaliumionen auch Magnesium-, Selen-, Eisen- und Zinkionen.

Magnesium

Magnesium hat eine Funktion bei über 300 verschiedenen Enzymen. Ein Magnesiummangel ist bei Alkoholabhängigen ausgesprochen häufig. Die Hypomagnesiämie und das intrazelluläre Magnesiumdefizit können durch die verminderte Einnahme und vermehrte Ausscheidung im Urin erklärt werden, außerdem spielen eine Malabsorption, ein Hyperaldosteronismus, Diarrhoe und eventuell auch Erbrechen eine Rolle. Folgen einer Hypomagnesiämie sind unter anderem Herzrhythmusstörungen bis hin zur Herzinsuffizienz sowie eventuell Bluthochdruck. Da Magnesium auch für die normale Funktion biologischer Membranen von großer Bedeutung ist, dürfte sein Mangel auch an Membranschäden verschiedener Organe wesentlich beteiligt sein.

Zink

Seit langem ist auch ein Zinkmangel bei Alkoholabhängigen bekannt. Im Gegensatz zu anderen Nährstoffen tritt interessanterweise eine Verminderung der Zinkspiegel in der Leber unabhängig vom Ausmaß der übrigen Leberpathologie auf, d. h. auch bei geringer alkoholischer Hepatopathie liegen bereits sehr geringe Zinkkonzentrationen in der Leber vor (Bode et al. 1988). Bei fortgeschrittener Hepatopathie spielen vor allem Veränderungen des

Plasmaeiweißgehaltes mit verändertem Bindungsverhalten für Zink eine große Rolle, bei Leberzirrhotikern wird weniger Zink an die Albuminfraktion gebunden. Auch andere pathophysiologische Mechanismen erscheinen relevant, darunter der diuretische Effekt von Alkohol. Fraglich ist, ob Alkoholiker generell einen Zinkmangel haben oder im Einzelfall auch nur Abnormalitäten in der Zinkverteilung vorliegen (Lowe et al. 1993).

Klinisch äußert sich ein Zinkmangel bei Patienten mit alkoholischer Lebererkrankung vor allem in Geschmacksstörungen, aber auch einem Hypogonadismus, Infertilität und Störungen des Dämmerungssehens. Beim letztgenannten Symptom ist differentialdiagnostisch wohl ein Vitamin-A-Mangel, der auch gleichzeitig vorliegen kann, abzugrenzen. Zinkmangel hat im übrigen große Bedeutung für den Vitamin-A-Metabolismus, da Zink für die Umwandlung von Retinol in Retinal benötigt wird. Generell kann ein Zinkmangel auch die Alkoholtoxizität erhöhen, zumal das limitierende Enzym im Alkoholabbau, die Alkoholdehydrogenase, vier Zinkatome enthält. Darüber hinaus scheint er auch bei der hepatischen Enzephalopathie von Bedeutung zu sein (Grüngreiff 1996).

Die Beteiligung des Zinkmangels in der Pathogenese des alkoholinduzierten Speiseröhrenkarzinoms ist nicht gesichert (Seitz u. Simanowski 1988).

Selen
Auch ein Selenmangel tritt bei Patienten mit starkem Alkoholismus auf, die Pathogenese ist aber nicht völlig geklärt. Eine ungenügende Einnahme scheint von großer Bedeutung zu sein. Ein Selenmangel läßt sich verhältnismäßig rasch wieder ausgleichen.

Eisen
Eine hepatische Siderose findet sich bei vielen Patienten mit alkoholischer Hepatopathie, aber die Effekte von Alkohol auf den Eisentransport sind nicht völlig klar. Die Eisenaufnahme wird offensichtlich nicht signifikant oder durchgehend beeinträchtigt (Bode u. Bode 1992).

6 Alkoholentzug und Alkoholdelir

Die Symptomatik des Alkoholentzugssyndroms unterscheidet sich nicht wesentlich von anderen Entzugssyndromen, speziell dem von Hypnotika/Tranquilizern. Die wichtigsten Symptome finden sich auf der körperlichen, neurologischen und psychischen Ebene. Sie sind in Tabelle 6-1 zusammenfassend dargestellt. Keines dieser Symptome ist obligat, in ICD-10 werden nur einige der genannten Symptome gefordert.

Tabelle 6-1. Symptomatik des einfachen Alkoholentzugssyndroms. (Aus Soyka 1995)

Somatisch-internistisch
  allgemeines Unwohlsein und Schwäche
  gastrointestinale Störungen:
  – Appetitmangel, Übelkeit, Erbrechen, Magenschmerzen, Durchfälle
  Herz-Kreislaufstörungen:
  – Tachykardien, periphere Ödeme

Vegetativ
  Mundtrockenheit, vermehrtes Schwitzen, Juckreiz, Schlafstörungen

Neurologisch
  Tremor (Hände, Zunge, Augenlider)
  Artikulationsstörungen, Ataxie, Parästhesien
  epileptische Anfälle vom Grand-mal-Typ
  Nystagmus, Muskel- und Kopfschmerzen

Psychisch
  Angst, Reizbarkeit, motorische und innere Unruhe
  depressive Verstimmungen
  Konzentrations- und Gedächtnisstörungen
  selten Bewußtseinsstörungen und vorübergehende Halluzinationen

Typisch ist der Zeitverlauf. Üblicherweise beginnt das Alkoholentzugssyndrom innerhalb der ersten Stunden nach Beginn der Alkoholabstinenz, bei schweren Trinkern auch schon bei „relativer" Abstinenz, beim Abfall der Ethanolkonzentration im Blut. Interessanterweise entwickeln nicht alle Alkoholabhängigen ein Entzugssyndrom, es stellt aber die häufigste neuropsychiatrische Folgestörung des Alkoholismus dar. Die Bedeutung wiederholter Intoxikationen mit nachfolgender Abstinenz für die Entwicklung von Entzugserscheinungen ist klinisch und experimentell gesichert worden (siehe unten).

Der früher häufig benutzte Begriff des Prädelirs für schwere Entzugssymptome ist heute nicht mehr üblich. Eine faktoranalytische Untersuchung der häufigsten klinischen Symptome des Alkoholentzugssyndroms (Gross et al. 1971) ergab drei Symptomkomplexe:
- **Faktor 1.** Nausea, Tinnitus, Sehstörungen, Pruritus, Parästhesien, Muskelschmerzen, optische/akustische Halluzinationen, taktile Halluzinationen, motorische Unruhe (Störungen des perzeptiven und kognitiven Systems durch Beeinträchtigung kortikaler Strukturen und sensorischer Rezeptororgane).
- **Faktor 2.** Tremor, vermehrte Schweißausbrüche, Depressionen, Angst (affektive Störungen durch Beeinträchtigungen limbischer Strukturen).
- **Faktor 3.** Störungen der Bewußtseinslage, des Kontakts, des Ganges, Nystagmus (Störungen im Bereich des Hirnstammes).

6.1 Alkoholentzugssyndrom

Das typische Alkoholentzugssyndrom klingt üblicherweise innerhalb weniger Tage rasch ab und persistiert nicht länger als 5–7 Tage. Ein längeres Unwohlsein oder andere unspezifische Symptome im Sinne eines protrahierten Alkoholentzugssyndroms können aber länger bestehen (s. u.). Interessanterweise zeigten elektrophysiologische Untersuchungen, daß bei Alkoholabhängigen über Wochen Veränderungen in Form höherer Amplituden somatosensibel evozierter Potentiale nachweisbar sind (Übersicht in Soyka 1995). Als

Komplikation des Alkoholentzugssyndroms können häufig epileptische Anfälle, typischerweise innerhalb der ersten 48 Stunden auftreten (s. Kap. 4). Hierbei handelt es sich praktisch ausschließlich um Grand-Mal-Anfälle.

Zu den anderen wichtigen Komplikationen des Alkoholentzugssyndroms gehören eine Vielzahl somatischer Erkrankungen. Dazu zählen gastrointestinale Blutungen, Traumata, Kreislaufstörungen mit Tachykardie und Blutdrucksteigerungen, Herzrhythmusstörungen, Elektrolytentgleisungen, Pneumonien, Hypoglykämien sowie andere durch eine Malnutrition bedingte Erkrankungen. Schwere neurologische Begleiterkrankungen, wie z. B. eine Muskelschädigung mit Rhabdomyolyse, finden sich meist nur bei schweren Entzügen oder beim Alkoholdelir.

Die Differentialdiagnose umfaßt eine Vielzahl anderer körperlicher Erkrankungen. Dazu gehören zunächst der Entzug von anderen Substanzen, speziell Tranquilizer, Hypnotika und Anxiolytika, aber auch eine Hypoglykämie, diabetische Ketoazidose, andere metabolische Entgleisungen, essentieller Tremor, Hyperthyreose sowie andere psychovegetative Störungen.

Laborchemisch finden sich typischerweise mäßigschwere Veränderungen der klinisch-chemischen Parameter, speziell leicht- bis mittelgradige Leberwerterhöhungen, sowie Elektrolytentgleisungen. Cave Hypoglykämie! Sie kann vital bedrohlich sein. Das EKG ist meist unauffällig, nicht selten findet sich aber auch eine Sinustachykardie, z. T. mit Hinweisen für eine Kardiomyopathie, mitunter auch für eine vorzeitige Ventrikeltätigkeit. Das EEG zeigt manchmal Zeichen einer erhöhten zerebralen Erregbarkeit, in der Regel jedoch Normalbefunde, Krampfpotentiale sind selten.

Die pathophysiologischen Grundlagen des Alkoholentzugssyndroms (Abb. 6-1) werden heute recht genau verstanden. Im wesentlichen führt man das Alkoholentzugssyndrom auf adaptative Veränderungen im Gehirn aufgrund längeren Alkoholismus zurück. Während akute Alkoholaufnahme zu einer verstärkten Funktion inhibitorisch wirkender Neurotransmitter (GABA) und einer verminderten Funktion exzitatorischer Neurotransmitter (z. B. Dopamin) führt, kommt es im Alkoholentzugssyndrom zu einer Unterfunktion inhibitorischer und vermehrten Funktion exzitatorischer

Neurotransmitter. Auf der klinischen Ebene werden z. B. epileptische Anfälle mit einer verminderten Stimulation von GABA sowie einer erhöhten Funktion der glutamatergen NMDA-Rezeptoren in Verbindung gebracht. Halluzinationen und delirante Symptome sollen im wesentlichen auf eine Dysfunktion im Dopaminsystem zurückzuführen sein, während eine erhöhte Aktivität des Sympathicus mit einer Vielzahl von vegetativen Symptomen und einer Kreislaufdysregulation in Zusammenhang gebracht wird. Die Funktion einzelner Neurotransmitter ist dabei nicht isoliert zu sehen, vielmehr bedingen Dysfunktionen in einem Bereich auch adaptive Veränderungen in anderen Bereichen (Abb. 6-1).

Für das Verständnis der Entwicklung des Alkoholentzugssyndroms hat die sogenannte Kindling-Hypothese (Ballenger u. Post 1978) große Bedeutung erlangt. Neurophysiologische Untersuchungen zeigten, daß wiederholte schwache elektrische Reize in unterschiedlichen Arealen des Gehirns (speziell im Bereich des limbischen Systems), die zunächst keine elektrophysiologisch oder im Verhalten nachweisbaren Veränderungen bewirken, die Schwelle für Nachentladungen zunehmend erniedrigen, so daß schließlich schon geringe Reize eine Nachentladung auslösen. Bei fortgesetzter

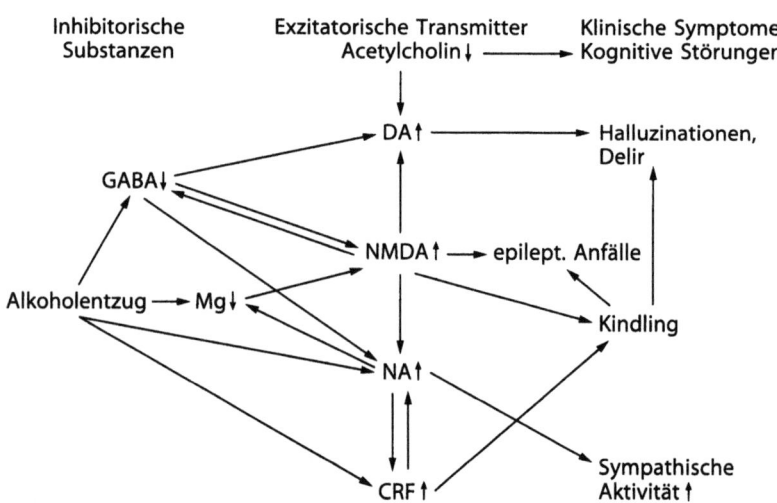

Abb. 6-1. Pathophysiologische Grundlagen des Alkoholentzugssyndroms. (Nach Soyka 1995)

Reizung treten somatomotorische Automatismen, später auch Krämpfe auf. Dieses Modell läßt sich leicht auf das Alkoholentzugssyndrom übertragen, wo wiederholte (zunächst subklinische) Abstinenzphasen und Entzüge die Entwicklung eines schweren Alkoholentzugssyndroms und epileptischer Anfälle bahnen, so daß das Entzugssyndrom immer ausgeprägter wird.

Therapie
Eine Vielzahl von Psychopharmka und auch anderer Substanzen sind für die Therapie des Alkoholentzugssyndroms eingesetzt worden, die meisten davon nicht mit ausreichend klinischer Basis. Im klinischen Alltag hat heute im wesentlichen die Behandlung mit Clomethiazol (Distraneurin®) sowie Benzodiazepinen große Bedeutung erlangt, wobei beide Substanzgruppen auch zur Behandlung des Delirs eingesetzt werden können. Auch die (Zusatz-)Therapie mit Neuroleptika, speziell Haloperidol, Carbamazepin sowie Clonidin erscheint in bestimmten Situationen sinnvoll. Darüber hinaus kommt natürlich ggf. der Substitution von Mangelzuständen und Malnutrition (Elektrolyte, Vitamin-B-Komplexe etc.) eine große Bedeutung zu.

Clomethiazol und Benzodiazepine sollen im folgenden vorgestellt werden:

6.1.1 Clomethiazol

Clomethiazol dient in vielen europäischen Ländern zur Behandlung des Alkoholentzugssyndroms und Alkoholdelirs, ist allerdings in den USA nicht verfügbar. Es leitet sich pharmakologisch vom Thiamin (Vitamin B_1)-Molekül ab. Clomethiazol interagiert mit gabaergen Rezeptoren, was die antikonversive Wirkung erklären könnte. Durch Öffnung calciumabhängiger Chloridionenkanäle verstärkt es die inhibitorische Neurotransmission. Auch die inhibitorische Wirkung des Neurotransmitters Glycin wird durch Clomethiazol erhöht (Übersicht in Majumdar 1990).

Clomethiazol wird nach oraler Gabe in Form von Kapseln rasch resorbiert und erreicht nach 15–30 Minuten maximale Serumkonzentrationen. Bei Gabe als Tabletten verläuft die Resorption etwas langsamer. Die Halbwertszeit wird mit 4–6 Stunden angegeben, sie kann bei Patienten mit Leberschäden auf ca. 8 Stunden und mehr verlängert sein. Clomethiazol wird in der Leber verstoffwechselt und über die Nieren ausgeschieden. Es hat im Gegensatz zu den meisten Benzodiazepinen keine pharmakologisch aktiven Metaboliten.

Als wesentliche Vorteile von Clomethiazol gelten:
- gute Wirksamkeit im Alkoholentzug und beim Alkoholdelir,
- gute antikonvulsive Wirksamkeit,
- gute Verträglichkeit,
- oral wie parenteral anwendbar,
- relativ geringe Halbwertszeit,
- keine Hepatotoxizität.

Als wesentliche Nebenwirkungen von Clomethiazol sind zu nennen:
- erhebliche Suchtpotenz (cave ambulante Gabe!),
- vermehrte Bronchialsekretion,
- atemdepressive Wirkung, insbesondere bei parenteraler Anwendung.

Insgesamt ergibt sich ein vergleichbares Wirkprofil wie bei den meisten Benzodiazepinen.

Die Wirkung von Clomethiazol beim Alkoholentzug und Alkoholdelir kann als gesichert angesehen werden (Übersicht in Soyka 1995; Majumdar 1990), auch wenn nur vergleichsweise wenige Placebo-kontrollierte Doppelblindstudien durchgeführt wurden. Clomethiazol hat sich gegenüber den meisten Neuroleptika und anderen Substanzen, wie z. B. Clonidin, zumindest in der Monotherapie als überlegen gezeigt. Clomethiazol wird in Deutschland zur oralen Anwendung in Kapselform (0,192 g), als Tabletten (0,5 g) sowie als Mixtur (5 g/100 ml) und zur parenteralen Anwendung als 0,8%ige Lösung angeboten. Die Tabletten sind wegen der Gefahr von Ösophagusulzera nicht uneingeschränkt zu empfehlen (Rohner et al. 1982).

Fixe Dosierungen sind, wie auch bei den anderen im Alkoholentzug eingesetzten Medikamenten, nicht möglich, grundsätzlich sollte aber die orale Gabe vorgezogen werden. Wegen der kurzen Halbwertszeit ist die Therapie mit Clomethiazol gut steuerbar.

Bei leichten bis mittelschweren Entzugssyndromen reichen 2–4 Kapseln oder 10–20 ml verdünnte Mixtur in ein- bis mehrstündigem Abstand aus. Schwerere Entzugssyndrome erfordern bis zu 6–8 Kapseln innerhalb der ersten Stunden, dann etwa 2 Kapseln alle 1–2 Stunden. Die initiale Dosierung sollte ausreichend hoch sein, um bei Entzugssyndromen eine ausreichende – jedoch nicht zu starke – Sedierung zu gewährleisten, die Erweckbarkeit sollte auf jeden Fall erhalten bleiben. Als Tageshöchstdosen werden bei schwersten Entzugssyndromen 20–24 Kapseln genannt. Bei höheren Dosen ist die Kombination mit Neuroleptika, speziell mit Haloperidol, zu erwägen (s. u.). Weniger günstig ist die Kombination mit anderen Hypnotika.

Die parenterale Clomethiazolbehandlung ist wegen der damit verbundenen Risiken (Atemdepression) nur bei schweren Entzugssyndromen indiziert und sollte zurückhaltend gestellt werden. In diesem Fall ist eine sorgfältige intensive medizinische Überwachung des Patienten (Monitoring) notwendig. In der Regel sind psychiatrische Abteilungen dafür nicht eingerichtet. Initial kann mit einer i.v.-Injektion über 3–5 Minuten mit 40–80 (evtl. 100) ml der 0,8%igen Lösung begonnen werden. Bis zum Erreichen einer ausreichenden Sedierung wird dann eine Tropfgeschwindigkeit von etwa 60–150 pro Minute eingehalten. In den ersten 6–8 Stunden können 500–1000 ml Lösung infundiert werden. Die Tagesdosis von 20 g/d sollte nur in Ausnahmefällen überschritten werden. So rasch wie möglich sollte auf eine orale Therapie umgestellt werden.

Nebenwirkungen

Als gefährlich sind insbesondere bei parenteraler Anwendung Atemdepression sowie schwere Hypotonie und Bewußtlosigkeit zu nennen. Häufig sind eine verstärkte Sekretion im nasopharyngealen Bereich sowie eine verstärkte Bronchialsekretion, so daß bei Patienten mit pulmonaler Vorschädigung Clomethiazol kontraindiziert ist. Ferner können Husten, Niesreiz und Magenbeschwerden auftreten. Im Einzelfall führt Clomethiazol zu Tachykardien. Das Reaktionsvermögen ist, wie bei anderen Hypnotika auch, dosisabhängig vermindert. Die Letalität ist bei Patienten, die mit Clomethiazol behandelt werden, offensichtlich sehr gering. Bunse und Zeit (1987) fanden bei 232 mit Clomethiazol behandelten Patienten im Alkoholdelir eine Letalität von 1,3% (n=3).

6.1.2 Benzodiazepine

Benzodiazepine stellen zumindest im internationalen Bereich die am häufigsten eingesetzten Medikamente in der Behandlung des Alkoholentzugssyndroms und Alkoholdelirs dar.

Wesentliche Vorteile der Benzodiazepine sind:
- hohe und gesicherte Wirksamkeit in der Therapie von Alkoholentzug und Alkoholdelir,
- gute antiepileptische Wirkung,
- geringe Inzidenz allergischer Reaktionen,
- hohe therapeutische Breite,
- rascher Wirkungseintritt,
- orale wie parenterale Gabe und Kombination mit Neuroleptika möglich.

Wichtige Nachteile sind:
- deutliches Suchtpotential der Benzodiazepine,
- lange Halbwertszeit einzelner Metabolite,
- daraus resultierende schlechte Steuerbarkeit,
- bei wiederholter Gabe Gefahr der Kumulation, zu starke Sedation und Intoxikationen.

Im Prinzip sind alle Benzodiazepinderivate für den Einsatz im Entzugssyndrom geeignet (Tab. 6-2, Tab. 6-3). Die einzelnen Benzodiazepine unterscheiden sich allerdings ganz erheblich hinsichtlich ihrer Halbwertszeit sowie des Vorliegens pharmakologisch aktiver Metabolite (Abb. 6-2).

Tabelle 6-2. Benzodiazepine im deutschen Arzneimittelhandel. (Aus Julien 1997)

Freiname (Beispiel für Handelsnamen)	Darreichungsform	dominierende Halbwertzeit der Substanz / des aktiven Metaboliten in Stunden
langwirksame Benzodiazepine		
Diazepam (Duradiazepam®, Faustan®, Lamra→, Stesolid®, Tranquase®, Valium®)	oral, parenteral, rektal	24–48 / 50–80
Chlordiazepoxid (Librium®, Multum®, Radepur®)	oral	10–15 / 50–90
Flurazepam (Beconerv®, Dalmadorm®, Staurodorm®)	oral	1,5 / 50–100
Clobazam (Frisium®)	oral	18–42 / 36–120
Prazepam (Demetrin®)	oral	– / 50–90
Dikaliumclorazepat (Tranxilium®)	oral, parenteral	– / 25–82
Medazepam (Rudotel®)	oral	2–5 / 50–80
mittellangwirksame Benzodiazepine		
Clonazepam (Antelepsin®, Rivotril®)	oral, parenteral	39–40 / –
Nitrazepam (Dormalon®, Nitrazepam®, Dormo-Puren®, Eatan®, Imeson®, Mogadan®, Novanox®, Radedorm®)	oral	18–30 / –
Bromazepam (Bromazanil®, Durazanil®, Gityl®, Lexostad®, Lexotanil®, neiOPT®, Normoc®)	oral	15–28 / –
Metaclazepam (Talis®)	oral	7–23 / –
Flunitrazepam (Flunioc®, Rohypnol®)	oral, parenteral	18 / –
Lorazepam (Duralozam®, Laubeel®, Pro Dorm®, Punktyl®, Somagerol®, Tavor®, Tolid®)	oral, parenteral	13–14 / –
Alprazolam (Cassadan®, Tafil®, Xanax®)	oral	12–15 / –
Oxazepam (Adumbran®, Antoderin®, Azutranquil®, Durazepam®, Mirfudorm®, Noctazepam, Praxiten®, Sigacalm®, Uskan®)	oral	5–15 / –
Clotiazepam (Trecalmo®)	oral	5–15 /
Lormetazepam (Ergocalm®, Loretam®, Noctamid®, Repocal®, Lormeta®)	oral	10–14 / –
Temazepam (Neodorm®, Norkotral®, Tema®, Planum®, Pronervon®, Remestan®)	oral	5–13 / –
kurzwirksame Benzodiazepine		
Brotizolam (Lendormin®)	oral	4,4–6,9 / –
Triazolam (Halcion®)	oral	2,3 / 4
Midazolam (Dormicum®)	oral, parenteral	1,5–2,5 / –

Angaben laut Rote Liste 1996.

Tabelle 6-3. Dosierung verschiedener Bezondiazepinderivate im Alkoholentzug. (Nach Soyka 1995).

Substanz	Handelsname	Halbwertzeiten	Dosis/die (mg)
Alprazolam	Tafil	10–15 h[1]	2–8
Chlordiazepoxid	Librium Multum	36–96 h[1,3]	100–400
Diazepam	Valium u. v. a.	20–40 h[1,3]	20–80 z. T. 500–1000
Dikaliumclorazepat	Tranxilium	50–100 h[1,3]	20–80 z. T. 500–1000
Oxazepam	Adumbran Praxiten u. v. a.	4–15 h[2]	60–240
Lorazepam	Tavor Laubeel u. v. a.	12–15 h[2]	4–16

[1] Abbau durch Oxidation
[2] Konjugation
[3] aktive Metaboliten mit z. T. erheblich längeren Halbwertszeiten (z. B. Chlordiazepoxid, Dikaliumclorazepat und Diazepam zu Nordiazepam HW 50–100 h)

Auch für den Indikationsbereich Alkoholentzug spielt die Metabolisierung der Pharmaka in der Leber eine Rolle. Hierbei stehen im wesentlichen zwei Stoffwechselwege eine Rolle:
1. Oxidative Biotransformation, d. h. zum einen die oxidative Demethylierung bzw. die Alkylierung am Stickstoffatom und zum anderen die aliphatische Hydroxylierung.
2. Konjugation mit Glucuronsäure, eventuell an einer in einem vorherigen Stoffwechselschritt eingeführten Hydroxylgruppe.

Die Benzodiazepin-Abbauprodukte werden über die Niere ausgeschieden. Da die oxidativen Biotransformationen langsamer ablaufen und meist zu pharmakologisch wirksamen Metaboliten führen, ihrerseits wieder meist mit langer Halbwertszeit, haben Benzodiazepine, die vorwiegend mit Glucuronsäure konjugiert werden, eine

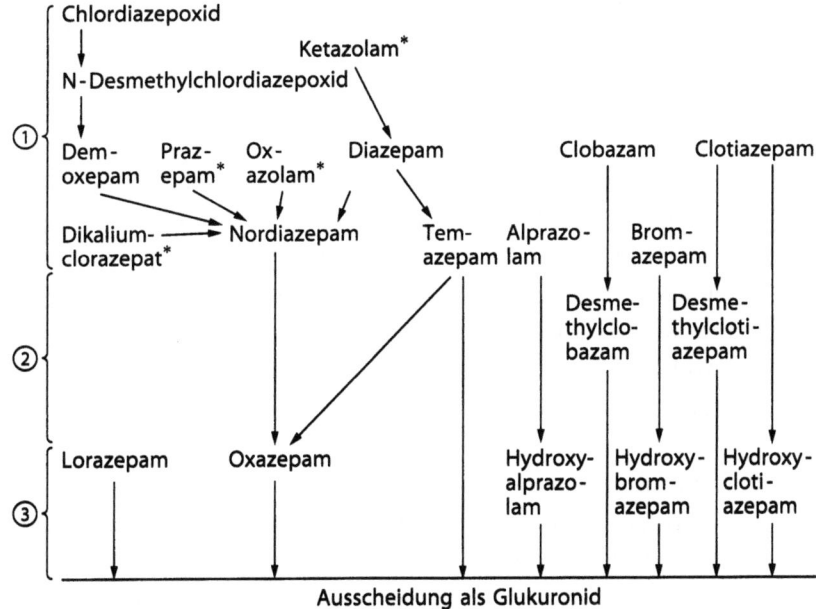

Abb. 6-2. Metabolisierungsschema von Benzodiazepinen. *1* Demethylierung/Dealkylisierung, *2* Hydroxylierung, *3* Glukuronidierung, * Pharmkologisch nicht oder kaum aktive Prodrugs. (Aus Benkert u. Hippinus 1996)

kürzere Wirkdauer. So können Lorazepam und Oxazepam, die eine Hydroxylgruppe besitzen, sofort glucuronidiert werden und eine kürzere Eliminationshalbwertszeit haben als z. B. Diazepam. Je nachdem, ob man eher lang wirksame oder kurz wirksame Wirkstoffe einsetzen möchte, bieten sich also Benzodiazepine der einen oder anderen Gruppe an.

Im klinischen Alltag werden vor allem Diazepam und Chlordiazepoxyd eingesetzt, aber auch Oxazepam (s. Tab. 6-3). Wie oben dargestellt, haben kürzer wirksame Benzodiazepine zwar den Vorteil einer besseren Steuerbarkeit, in vielen Fällen wird man aber eine längere Sedierung bei Alkoholikern vorziehen, insbesondere um Probleme in der Absetz- und Reduktionsphase zu vermeiden. In der Regel sollte die Therapie oral erfolgen, nur bei schweren Entzugssyndromen bzw. Alkoholdelir ist eine parenterale Gabe sinnvoll. Diazepam kann auch rektal zugeführt werden. Die intramuskuläre Gabe von Benzodiazepinen ist zwar prinzipiell möglich, wegen der schlechten Resorption aber beim Alkoholentzug nicht sinnvoll. Eine sublinguale Anwendung ist ebenfalls prinzipiell möglich, wird aber klinisch wenig praktiziert.

Auch Benzodiazepine müssen im Alkoholentzug individuell dosiert werden. Ein relativ festes Schema wurde z. B. von Sellers et al. (1983) vorgeschlagen. Die Arbeitsgruppe empfahl eine relativ rasche Aufsättigung der Patienten mit Diazepam 20 mg i.v. oder oral, ggf. wiederholt, bis zu einer deutlichen Besserung der Entzugssymptomatik und dann eine etwa 1- bis 2-stündige Gabe von Diazepam mit anschließender Reduktion der Dosis etwa jeden zweiten Tag (lange Halbwertszeit der Metabolite).

Nebenwirkungen
Die Nebenwirkungen sind in Tabelle 6-4 zusammenfassend dargestellt. Wichtig ist vor allem die Vermeidung einer zu starken Sedierung. Bei parenteraler Anwendung kann es auch zu starken Blutungen und Atemdepressionen kommen, allergische Reaktionen sind sehr selten. Kontraindikationen stellen im wesentlichen nur die Myasthenia gravis, chronische respiratorische Insuffizienz eine Benzodiazepinüberempfindlichkeit und das akute Engwinkelglaukom dar.

Da Benzodiazepine überwiegend in der Leber verstoffwechselt werden, ist bei Patienten mit stark eingeschränkter Leberfunktion, speziell Leberzirrhose, Vorsicht geboten. Gleiches gilt bei zusätzlicher Gabe anderer Medikamente, die Monooxygenasen inhibieren und so zu unerwünschten Interaktionen führen können.

6.1.3 Carbamazepin

Carbamazepin (Tegretal®, Timonil® retard) ist eine für die Alkoholismustherapie besonders interessante Substanz mit wahrscheinlich mehreren Indikationsmöglichkeiten: Sie bietet sich zur Behandlung komorbider psychiatrischer Störungen (insbesondere bipolarer Erkrankungen) sowie eventuell auch als sogenannte Anti-Craving-Substanz (s. Kap 10) an. Zu letztgenanntem Indikationsbereich liegen bislang nur wenige Studien vor (Mueller et al. 1997).

Tabelle 6-4. Nebenwirkungen und Kontraindikationen für Benzodiazepine

Gegenanzeigen und Anwendungsbeschränkungen
- Überempfindlichkeit gegen Benzodiazepine
- Medikamenten-, Drogen- und Alkoholabhängigkeit (siehe Text!)
- Kinder und Jugendliche
- Akutes Engwinkelglaukom
- Myastenia gravis
- Spinale und zerebrale Ataxie
- Akute Vergiftung mit Alkohol, Schlaf- oder Schmerzmitteln, Neuroleptika, Antidepressiva, Lithiumionen
- Schwere Leberschäden (z. B. cholestatischer Ikterus)
- Schwere chronische respiratorische Insuffizienz (Hyperkapnie), insbesondere im Stadium akuter Verschlechterung
- Schlaf-Apnoe-Syndrom

Nebenwirkungen
Haut:
- Überempfindlichkeitsreaktionen (z. B. Allergien)

Muskel und Skelett:
- Muskelschwäche (selten)
- Bewegungs- und Gangunsicherheit (bei hoh. Dos. und Langzeitbehandl.) (reversibel)

Nervensystem und Psyche:
- Müdigkeit, Schläfrigkeit, Mattigkeit, Schwindelgefühl, Benommenheit (häufig)
- Kopfschmerzen
- Verwirrtheit
- Artikulationsstörungen, Schwindel
- Paradoxe Reaktionen (z. B. akute Erregungszustände, Wutanfälle)
- Unerwünschte anterograde Amnesie
- Abnahme der Libido (selten)
- Menstruationsstörungen (Einzelfälle)
- Depressive Verstimmungen (selten)

Cave Abhängigkeit, Entzugssyndrom (bei abruptem Absetzen nach Langzeitbehandlung) Nach längerer Einnahme und plötzlichem Absetzen Schlafstörungen und vermehrtes Träumen, Angst, Spannungszustände, Erregung, innere Unruhe, Zittern, Schwitzen, Erhöhung der Krampfbereitschaft mit Auslösen von Krampfanfällen bzw. symptomatischen Psychosen (sog. Entzugsdelir)

Augen:
Sehstörungen, Doppelbilder, Nystagmus (b. hoh. Dos. u. Langzeitbehandl.) (reversibel)

Gastrointestinaltrakt:
- Mundtrockenheit (selten)
- Magen-Darm-Beschwerden
- Leber, Galle

- Passagerer Anstieg der Leberwerte

Kreislauf:
- Blutdruckabfall (selten)

Atemwege:
- Atemdepression (selten, insbes. Bei Atemwegsobstruktion und Hirnschädigung)

Etabliert ist die Substanz aber vor allem in der Therapie des Alkoholentzugssyndroms sowie speziell zur Behandlung von Entzugskrampfanfällen. Bei leichten bis mittelschweren Entzugssyndromen, speziell zur Prophylaxe von Entzugskrampfanfällen, hat sich Carbamazepin in einer ganzen Reihe von klinischen Untersuchungen als wirksam erwiesen (Herzman 1989; Übersicht in Soyka 1995). Dabei wurden auch eine Reihe von Doppelblindstudien, z. B. gegen Clomethiazol oder Oxazepam, durchgeführt (Malcolm et al. 1989; Ritola u. Malinen 1981). Insbesondere die Retard-Form zeigte bei leichten bis mittelschweren Alkoholentzugsssyndromen eine dem Clomethiazol ebenbürtige Wirkung (Gottesleben et al. 1995). In der Regel werden Initialdosen von 900–1200 mg gegeben, mit rascher Reduktion auf etwa 600 mg/d.

Als Monotherapie ist Carbamazepin bei schweren Entzugssyndromen oder beim Delir sicherlich nicht ausreichend und dem Clomethiazol unterlegen (Palsson 1986). Vorteile von Carbamazepin sind, insbesondere im Vergleich zu Clomethiazol und Benzodiazepinen, das fehlende Suchtpotential, auch wenn kasuistisch einige Fälle von Carbamazepinabusus beschrieben wurden (Stuppaeck et al. 1993). Von einigen Kliniken wurde Carbamazepin auch zur ambulanten Entzugsbehandlung Alkoholkranker eingesetzt, wobei es jedoch mehrfach zu Intoxikationen kam (Burkhardt 1989). Deswegen hat die Arzneimittelkommission der Deutschen Ärzteschaft davon gewarnt, Carbamazepin in Retard-Form im ambulanten Entzug einzusetzen (Dt. Ärzteblatt 94: B-922, 1997). Der Autor hält allerdings die Therapie mit Carbamazepin unter bestimmten Bedingungen (gute Compliance des Patienten, klare Indikation, keine Suizidalität) in Einzelfällen für vertretbar.

Die Nebenwirkungen und Kontraindikationen für Carbamazepin sind in Tabelle 6-5 zusammenfassend dargestellt.

Für den Indikationsbereich Alkoholentzug wichtig ist noch die mögliche Beeinflussung des Folsäurestoffwechsels durch Carbamazepin, wahrscheinlich über eine Reduktion der intestinalen Folsäureresorption (Hendel et al. 1984), außerdem die Beeinflussung des Wasser- und Elektrolythaushaltes, wobei speziell Hyponaträmien auftreten können.

Tabelle 6-5. Nebenwirkungen und Kontraindikationen für Carbamazepin

Gegenanzeigen und Anwendungsbeschränkungen
- Vorliegen einer Knochenmarksschädigung
- Atrioventrikulärer Block
- Überempfindlichkeit gegen trizyklische Antidepressiva
- Akute intermittierende Porphyrie
- Kombination mit MAO-Hemmern
- Patienten mit Absencen
- Hämatologische Erkrankungen
- Gestörter Natriumstoffwechsel
- Schwere Herz-, Leber- und Nierenfunktionsstörungen
- Kinder unter 6 Jahren
- Patienten mit Glaukom
- Kombination mit Lithium

Nebenwirkungen
Haut
- Allergische Reaktionen mit und ohne Fieber, z. B. Urtikaria und Pruritus, exfoliative Dermatitis, Erythrodermie, Lyellsyndrom, Photosensibilität, Erythema exsudativum multiforme et nodosum, Stevens-Johnson-Syndrom, Purpura, Lupus erythematodes disseminatus, Alopezie, Diaphorese

Muskel und Skelett
- Muskelschwäche, Arthralgien, Myalgien, Muskelkrämpfe

Nervensystem und Psyche
- Somnolenz, Sedierung, Schläfrigkeit, Ataxie (ataktische und zerebellare Störungen) (häufig)
- Kopfschmerzen, Verwirrtheit und Agitation (bei älteren Pat.) (gelegentlich)
- Depressive Verstimmungen, aggressives Verhalten, Denkerschwernis, Antriebsverarmung, Halluzinationen, Tinnitus (Einzelfälle)
- Aktivierung latenter Psychosen
- Asterixis, Ticks, Nystagmus (selten)
- Dyskinetische Störungen wie orofaziale Dyskinesien, Choreoathetose (bei älteren und hirngeschädigten Pat.)
- Sprechstörungen, Mißempfindungen, Muskelschwäche, periphere Neuritis, Paresen, Geschmacksstörungen (vereinzelt)

Augen
- Konjuktividen (vereinzelt)
- Sehstörungen, z. B. Akkommodationsstörungen, Diplopie (gelegentlich)
- Linsentrübung (Einzelfälle)

Geschmack
- Geschmacksstörungen (vereinzelt) (s. Nervensystem)

158 Alkoholentzug und Alkoholdelir

Tabelle 6-5. *Fortsetzung*

Gastrointestinaltrakt
- Appetitlosigkeit, Mundtrockenheit, Nausea, Vomitus (gelegentlich)
- Diarrhoe, Obstipation (selten)
- Bauchschmerzen, Schleimhautentzündungen im Mund-Rachen-Bereich (Stomatitis, Gingivitis, Glossitis) (Einzelfälle)
- Pankreatitis (möglich)

Leber, Galle
- Veränderungen von Leberfunktionswerten (gelegentlich)
- Ikterus (selten)
- Hepatitis (cholestatisch, hepatozellulär, granulomatös, gemischt) (vereinzelt)

Elektrolyte, Stoffwechsel, Endokrinium
- Hyponatriämie mit gleichzeitigem Erbrechen, Kopfschmerzen (selten) und mit Verwirrung (vereinzelt)
- Ödeme mit Gewichtszunahme (Einzelfälle)
- Senkung des Serum-Calciumspiegels mit Folge einer Osteomalazie (vereinzelt)
- Gynäkomastie, Galaktorrhoe (vereinzelt)
- Beeinflussung der Schilddrüsenfunktionsparameter T_3, T_4 TSG und FT_4 (insbes. In Kombination mit anderen Antiepileptika)
- Intermittierende Porphyrie (Einzelfälle)

Herz, Kreislauf
- Bradykardie, Herzrrhythmusstörungen, Verschlechterung einer vorbestehenden koronaren Herzkrankheit (insbes. bei älteren Pat. oder Pat. mit bekannten Herzfunktionsstörungen) (selten bis vereinzelt)
- AV-Block (selten)
- Synkopen, Hyper- oder Hypotonie (Einzelfälle)
- Blutdruckabfall (bes. in hohen Dosen)

Gefäße
- Vaskulitis (vereinzelt bis gelegentlich)
- Thrombophlebitis, Thromboembolie

Atemwege
- Hypersensivtivitätsreaktionen der Lunge mit Fieber, Dyspnoe und Pneumonitis oder Pneumonie (Alveolitiden), Lungenfibrose (Einzelfälle)

Blut
- Blutbildveränderung (Leukozytose, Eosinophilie, Leukopenie, Thrombozytopenie) (gelegentlich bis häufig)
- Agranulozytose, aplastische Anämie, hämolytische Anämie, megaloblastische Anämie, Lymphadenopathie, Milzvergrößerung (vereinzelt)

Tabelle 6-5. *Fortsetzung*

Urogenitaltrakt
- Nierenfunktionsstörungen, z. B. Proteinurie, Hämaturie, Oligurie, sowie andere Symptome einer Nierenerkrankung, vereinzelt bis hin zu Nierenversagen, Harnbeschwerden (Dysurie, Pollakisurie, Harnretention) (selten)

Sexuelle Funktionsstörungen
- z. B. Impotenz, verminderte Libido (Einzelfälle)

Immunsystem
- Allergische Hautreaktionen mit und ohne Fieber, z. B. Urtikaria od. Pruritus (gelegentlich bis häufig), exfoliative Dermatitis, Erythrodermie, Lyell-Syndrom, Photosensibilität, Erythema exsudativum multiforme et nodosum, Stevens-Johnson-Syndrom, Purpura, Lupus erythematodes disseminatus (vereinzelt)
- Überempfindlichkeitsreaktionen mit Fieber, Hautausschlag, Vaskulitits,
- Lymphknotenschwellung, Gelenkschmerz, Leukopenie, Eosinophilie, Vergrößerung von Leber und Milz oder veränderte Leberfunktionswerte (selten)

Allergische Allgemeinreaktionen und aseptische Hirnhautentzündung mit Myoklonus und Eosinophilie

Intoxikationen
- Bewußtseinsstörung bis Koma, Nystagmus, Ataxie, orofaziale Dyskinesien, initial Hyper-, später Hyporeflexie, motorische Unruhe, generalisierte Krampfanfälle, Dysarthrie, Hypo- oder Hyperthermie. Unregelmäßige Atmung bis Atemdepression. Tachykardie, evtl. Reizleitungsstörungen, Hypo- oder Hypertonie. Harnretention.

6.1.4 Ergebnisse von Meta-Analysen

Der Frage, welches Pharmakon zur Behandlung von alkoholbedingten epileptischen Anfällen und vor allem dem Delirium tremens zu bevorzugen ist, wurde in einer sorgfältigen Meta-Analyse von Mayo-Smith und der American Society of Addiction Medicine (1997) nachgegangen. Dabei wurden die verfügbaren Doppelblindstudien speziell zur Effizienz von Benzodiazepinen, aber auch von β-Adrenorezeptorenblockern, Clonidin, Carbamazepin sowie Neuroleptika herangezogen. Es zeigte sich, daß Benzodiazepine in der Lage sind, sowohl den Schweregrad des Alkoholentzugssyndroms als auch die Inzidenz von Delirien (im Mittel um 4,9 Fälle/100 Patienten) sowie von Entzugskrampfanfällen (im Mittel 7,7 Fälle/100 Patienten) zu reduzieren. Individualisierte Therapiestrategien mit systematischer Erfassung von Entzugssymptomen resultierten in einer signifikant geringeren Menge an Medikation nach einer kürzeren Behandlungsdauer. β-Adrenorezeptorenblocker, Clonidin und Carbamazepin besserten ebenfalls die Entzugssymptomatik, die Wirksamkeit im Delir und bei Entzugskrampfanfällen erschien aber nicht ausreichend. Mit Ausnahme der Benzodiazepine erschien keine Substanz zur Monotherapie des Alkoholentzugssyndroms und vor allem des Alkoholdelirs geeignet.

Die Frage, ob einzelne Benzodiazepinpräparate günstiger als andere in der Behandlung von Alkoholdelir und Entzugskrampfanfällen sind, konnte auch diese Meta-Analyse nicht klar beantworten. Nach Ansicht der Autoren zeigte sich aber, daß vor allem länger wirksame Benzodiazepine besonders effektiv in der Prävention von Entzugskrampfanfällen sind, d. h., daß etwa Substanzen wie Chlordiazepoxid und Diazepam besser wirkten als Lorazepam oder Alprazolam. Die Wirksamkeit beim Alkoholdelir ist aber nicht ausreichend vergleichend untersucht worden. Länger wirksame Benzodiazepine haben vor allem das Risiko einer zu starken Sedation in speziellen Subgruppen, z. B. bei älteren Patienten und solchen mit starker Hepatopathie. Dem steht der klinische Eindruck gegenüber, daß länger wirksame Benzodiazepine insgesamt zu einem „milderen" Verlauf von Entzugssyndromen beitragen und sogenannten Rebound-Syndromen vorbeugen.

Insgesamt diskutierte die Arbeitsgruppe anhand der genannten Meta-Analyse zwei Vorgehensweisen: Zum einen die Gabe von Benzodiazepinen in einer relativ fixen Dosis (z. B. 50 mg Chlordiazepoxid, alle 6 Stunden), zum anderen eine eher Symptom-orientierte Therapie unter Verwendung von Entzugssyndromsskalen. Zwei prospektive randomisierte kontrollierte Studien hatten nämlich gezeigt, daß diese Vorgehensweise mindestens so effektiv ist, wie die Gabe fixer Dosen von Benzodiazepinen, die erforderliche Dauer der Behandlung und benötigte Menge an Medikamenten aber deutlich geringer sind (Manikant et al. 1993; Saitz et al. 1994). Bei einem solchen Vorgehen würde z. B. ein Patient, der auf der CIWA-Skala (s. Kap. 2.3.5) mehr als 8–10 Punkte erreicht, ein Benzodiazepin (oder entsprechend Clomethiazol) bekommen (z. B. Diazepam

10-20 mg oder Lorazepam 2-4 mg). Die Einordnung anhand der CIWA-Skala wird stündlich wiederholt und entsprechend der Symptomlage weiterbehandelt.

Die Arbeitsgruppe empfahl für Patienten mit milden Entzugssyndromen (CIWA-Score unter 8-10) eine nicht pharmakologische Behandlung und sorgfältige Überwachung des Patienten. Bei moderaten Entzugssyndromen (CIWA-Score 8-15) sollte pharmakologisch behandelt werden, bei schweren Entzugssyndromen (CIWA-Score über 15) muß in jedem Fall eine Arzneimitteltherapie erfolgen.

Bei Patienten mit einer Anamnese von Entzugsskrampfanfällen sollte ebenfalls in jedem Fall eines der empfohlenen Medikamente gegeben werden. Patienten mit schweren Begleiterkrankungen sollten ebenfalls Medikamente nur gegeben werden, wenn das Entzugssyndrom nur mild bis mäßigschwer ausgeprägt ist. Patienten, die üblicherweise bereits Sedativa bzw. Hypnotika einnehmen, sind nach Ansicht der Autoren besonders gefährdet für größere Komplikationen und sollten auf jeden Fall psychopharmakologisch behandelt werden. Fixe Dosen sind nach Ansicht der Autoren zu empfehlen, wenn die Entzugsbehandlung außerhalb spezialisierter psychiatrischer Einrichtungen erfolgt oder die Anwendung spezieller Entzugsskalen sowie das Monitoring nicht möglich sind. Andernfalls sollte eine Symptom-orientierte Therapie bevorzugt werden.

6.1.5 Sonstige Pharmaka

Mit Ausnahme von Carbamazepin spielen in der Therapie des Alkoholentzugssyndroms Antiepileptika nur eine untergeordnete Rolle. Phenytoin (Zentropil®) ist in der Behandlung von Krampfanfällen im Alkoholentzug eher ungünstig beurteilt worden (Hillbom u. Hjelm-Jäger 1994). Da Phenytoin bei oraler Gabe erst nach 4-5 Tagen therapeutische Spiegel erreicht, bietet sich für die Indikation Alkoholentzugssyndrom ohnehin nur eine intravenöse Gabe an. Am ehesten kommt Phenytoin bei gehäuften Krampfanfällen, die gegen Diazepam und Clonazepam resistent sind, in Betracht.

Valproinsäure wurde vereinzelt zur Behandlung des Alkoholentzugssyndroms eingesetzt, die Ergebnisse sind insgesamt nicht überzeugend. Da unter Valproinsäue (Ergenyl®), zumindest bei Kindern schwere Leberfunktionsstörungen, z. T. mit tödlichem Ausgang berichtet wurden, sollte die Substanz bei Alkoholabhängigen zurückhaltend eingesetzt werden. Eine spezielle Indikation betrifft möglicherweise Patienten mit bipolaren affektiven Erkrankungen und Alkoholabhängigkeit (s. Kap. 8).

Tiaprid (Tiapridex®), ein Benzamidderivat, inhibiert selektiv dopaminerge D_2-Rezeptoren im Striatum und zeigt im Gegensatz zu anderen Neuroleptika keine kataleptische Wirkung. Die Substanz wird bei hyperkinetischen extrapyramidalmotorischen Störungen eingesetzt. Einige Befunde deuten darauf hin, daß Tiaprid bei leichteren Alkoholentzugssyndromen wirksam sein könnte (Agricola et al. 1982), die Wirksamkeit bei schweren Entzugssyndromen ist aber nicht ausreichend belegt. Die Substanz ist für diesen Indikationsbereich auch nicht zugelassen.

Einige Befunde deuten auch darauf hin, daß Tiaprid eine Anti-Craving-Wirkung besitzen könnte (Übersicht bei Peters u. Faulds 1994), ist aber noch nicht ausreichend belegt (Übersicht in Soyka 1997).

Die Wirkung von Tiaprid auf bestimmte psychopathologische Symptome (z. B. Impulsivität) bei Alkoholabhängigen in der Postentzugsphase ist derzeit Gegenstand von klinischen Prüfungen.

Nur stichwortartig angesprochen werden sollen einige andere Substanzen, die beim Alkoholentzug eingesetzt wurden, aber derzeit nicht als Standardbehandlung empfohlen werden können. Dazu gehören Calciumkanalblocker vom Typ des Nimodipin (Banger et al. 1992; Deckert et al. 1992) sowie β-Adrenozeptoren-Blocker (Liskow u. Reed 1986). Durch diese Substanzgruppen werden allenfalls leichtere Entzugssyndrome beeinflußt. Eventuell bieten sie sich in der Kombinationsbehandlung an.

Barbiturate sind zwar im Prinzip beim Alkoholentzugssyndrom, speziell Alkoholdelir, wirksam, sollten aber wegen ihres ungünstigen Nebenwirkungsprofils und der hohen Toxizität, gerade im Vergleich mit Benzodiazepinen, nur bei solchen Deliren eingesetzt werden, die anderweitig nicht zu beherrschen sind. Nicht ganz sicher ist die Wirkung von Nootropika vom Typ des Piracetam bei Alkoholentzug und Alkoholdelir (Snel et al. 1983). Hier sind noch weitere

Untersuchungen notwendig. Ähnliches gilt für dopaminerge Substanzen, z. B. Bromocriptin und Tiaprid. Für letztere liegen immerhin eine Reihe von Untersuchungen vor (Agricola et al. 1982), die auf eine gewisse Wirksamkeit, zumindest bei leichten Entzugssyndromen hinweisen.

Aussichtsreicher erscheint der Einsatz von γ-Hydroxy-Buttersäure (GHB), die in einigen Untersuchungen beim Alkoholentzug und -delir für wirksam erachtet wurde (Gallimberti et al. 1989, 1992). Das Suchtpotential ist aber erheblich.

6.2 Alkoholdelir

Nach dem Konzept von ICD-10 und DSM-IV werden unter dem Begriff Delir alle akuten psychischen Störungen zusammengefaßt, die eine organische Ursache haben und mit einer Bewußtseinstrübung und kognitiven Störung einhergehen (Wetterling 1994).

Das Alkoholdelir stellt die häufigste und schwerste Alkoholpsychose dar. Es wird heute als Teil und Extremform des Alkoholentzugssyndroms angesehen (Schuckit 1995). Diagnostisch kann man das zahlenmäßig dominierende Alkoholentzugsdelir (ICD-10: F10.4; DSMIV: 291.0) vom seltenen Intoxikations- bzw. Kontinuitätsdelir (ICD 10: F10.3; DSM IV: 291.0) sowie vom sogenannten Okkasionsdelir unterscheiden. Letzteres entwickelt sich mit fortgesetztem Alkoholkonsum beim Hinzutreten körperlicher Erkrankungen.

Das Delir selbst ist keine alkoholspezifische Folgeschädigung, vielmehr müssen differentialdiagnostisch eine Fülle weiterer Erkrankungen in Betracht gezogen werden (Tab. 6-6). Es stellt eine unspezifische Reaktionsform auf verschiedene somatische oder zerebrale Erkrankungen sowie die Einnahme toxischer Substanzen dar. Vor allem Psychopharmaka können häufige delirante Symptome verursachen, speziell Antidepressiva mit anticholinerger Wirkung und niederpotente Neuroleptika (z. B. Clozapin oder Biperiden). Im allgemeinen treten Delire bei Kindern und älteren Patienten häufiger auf, speziell beim Alkoholdelir sind aber vor allem Patienten im mittleren Lebensalter betroffen. Nur ein relativ kleiner

Tabelle 6-6. Weiterführende Untersuchungen zur differentialdiagnostischen Einordnung des Alkoholdelirs. (Aus Wetterling 1994)

Verdacht auf	Weiterführende Untersuchung
1. *Medikamenten-/drogeninduziertes Delir:*	
Alkohol (Entzug)	Alkoholspiegel, Leberenzyme
	MCV, CDT-Transferrin
Benzodiazepine (Entzug)	Urin-Schnelltest
Barbiturate (Entzug)	EEG: hohe β-Wellen
dopaminerge Medikamente	Anamnese
(z. B. L-DOPA, Bromocriptin)	
anticholinerge Medikamente	Anamnese
(z. B. Biperiden, trizyklische	klinische Zeichen:
Antidepressiva, Phenothiazine,	– weite Pupillen
Atropin etc.)	– Mundtrockenheit, warme Haut
Digitalis	Serumspiegel
2. *Metabolische Störungen:*	Notfall Labor (Serum)
Exsikkose	Hämatokrit >45 % Na
Elektrolytstörungen	Na < 130 mmol/l; K <2 mmol/l
Hyperglykämie	Glukose >25 mmol/l
Hypoglykämie	Glukose >2 mmol/l
hepatische Enzephalopathie	Ammoniak >(60) 100 αmol/l
Urämie/Niereninsuffizienz	Creatinin >(100) 250 αmol/l
Hyperthyreose	TSH <0,05 nmol/l
3. *Schädel-Hirn-Trauma:*	
intrakranielle Blutungen	Neurostatus, CT
(z. B. subdurales Hämatom)	Herdsymptome
4. *Hypoxie* (n. Trauma, Herzstillstand, -arrhythmie etc.):	
hypoxischer Hirnschaden	Blutgase (pO2), EKG, RR
Fettembolie	Anamnese
5. *Epilepsie:*	
Dämmerattacke	EEG, Anamnese
(Temporallappenepilepsie)	
postiktaler Dämmerzustand	Zungenbiß, Einnässen?
6. *ZNS-Infektionen:*	Neurostatus, EEG, GT
Lumbalpunktion	
Enzephalitis (z. B. Herpes simplex)	EEG: Herd, Allgemeinveränderungen
Meningitis	Meningismus
Sepsis	Blutkultur

Tabelle 6-6. *Fortsetzung*

Verdacht auf	Weiterführende Untersuchung
7. *Wernicke-Enzephalopathie* Nystagmus, Ophthalmoplegie Ataxie, Polyneuropathie	Neurostatus:
8. *Verbrennungen*	äußerer Aspekt
9. „Hitzschlag"	Anamnese, Neurostatus

Teil von Alkoholabhängigen entwickeln ein Delir. Die Prävalenzrate ist nicht genau bekannt, dürfte aber unter 20% liegen.

Hiervon können alle Alkoholabhängigen betroffen sein, erfahrungsgemäß tritt ein Delir aber bevorzugt bei Schnapstrinkern auf. Häufig wird ein Delir von epileptischen Anfällen eingeleitet, auch dies ist allerdings nicht obligat.

Typisch ist der Verlauf: In der Regel beginnt ein Delir am dritten bis vierten Tag der Abstinenz, seltener später. Die Dauer ist sehr unterschiedlich, viele Fälle klingen innerhalb von 72 Stunden ab, andererseits kann ein Delir auch 10 Tage und länger dauern. Risikofaktoren sind unter anderem hypoxische Zustände, Elektrolytentgleisungen, Verbrennungen, operative Eingriffe und schwere metabolische Störungen, außerdem Schlafentzug und Reizüberflutung oder -verarmung.

Klinisch stehen die Bewußtseinsstörung mit Desorientiertheit bzw. Verwirrtheit, fluktuierende Wahnideen mit illusionären Verkennungen, optische, z. T. auch akustische Halluzinationen sowie kognitive Defizite im Vordergrund. Angst und Unruhe sowie Agitiertheit sind obligat, Reizbarkeit sowie Zeichen einer gesteigerten Aktivität des autonomen Nervensystems mit Tachykardie, Fieber, vermehrter Schweißneigung treten hinzu. Fast obligat sind ein grobschlägiger Tremor, Schlafstörungen sowie Störungen des Schlaf-Wach-Rhythmus. Olfaktorische und taktile Halluzinationen sind eher selten. Halluziniert werden meist fluktuierende rasche und massenhafte Bewegungen, oft in Form kleiner Tiere. Oftmals werden auch Marschmusik oder andere elementare Halluzinationen wahrgenommen. Verfolgungsgedanken sind häufig, aber meist wenig strukturiert. Andere Wahnsymptome können hinzutreten, speziell passagere Eifersuchtsideen. Eine gesteigerte Suggestibilität kann vorliegen, eine psychomotorische Unruhe verstärkt sich unter Reizdeprivation noch erheblich. Die Sprache ist häufig undeutlich und verwaschen, Neologismen, Paraphrasien, Echolalie können vorliegen. Die Aufmerksamkeits- bzw. Konzentrationsfähigkeit sind hochgradig vermindert, Denkstörungen obligat.

Die wichtigsten körperlichen Begleiterkrankungen sind, ähnlich wie beim Alkoholentzugssyndrom, ein schlechter Allgemeinzustand und eine Malnutrition, epileptische Anfälle, häufig im Vorfeld, vor allem aber Kreislaufstörungen mit Hypotension, gastrointestinale Syndrome (Übelkeit, Diarrhoe, Elektrolytentgleisungen, gastrointestinale Erkrankungen, Pankreatitiden, intestinale Blutungen), pulmonale und kardiale Störungen (Pneumonien, Schock, Vorhofflimmern) sowie seltener Myopathie und Rhabdomyolyse. Eine wichtige Komplikation ist der mögliche Übergang in ein Wernicke-Korsakow-Syndrom, weswegen prophylaktisch Vitamin B gegeben werden sollte.

Die Mortalität des unbehandelten Delirs dürfte in der Regel bei etwa 8% liegen (Übersicht in Soyka 1995, 1997). Die meisten Patienten sterben entweder an Kreislaufversagen oder an komplizierenden Begleiterkrankungen (Pankreatitis, Nierenversagen). Prognostisch ungünstig ist eine Hyperthermie.

Laborchemisch finden sich die typischen Folgeschäden des Alkoholismus, meist ausgeprägte Transaminasenerhöhungen sowie Elektrolytentgleisungen (Hyponatriämie, Hypokaliämie, Hypomagnesiämie). Unbedingt zu überwachen sind die respiratorischen und kardialen Funktionen. Ein EKG kann Hinweise für Herzrhythmusstörungen etc. geben. Das EEG ist grundsätzlich pathologisch verändert mit Einstreuung von REM-Phasen und eventuell Verlangsamung des Grundrhythmus, es trägt aber wenig zur Differentialdiagnose bei.

Die pathophysiologischen Grundlagen des Alkoholdelirs sind bereits oben dargestellt worden. Neben den genannten Neurotransmitterveränderungen dürften auch Störungen der Blut-Hirn-Schranke sowie toxische Abbauprodukte von Proteinen wie Ammoniak, freie Phenole etc. eine Rolle spielen. Generell wird ein Delir heute im wesentlichen auf eine Übererregbarkeit zentralnervöser Strukturen zurückgeführt. Für kognitive Defizite werden vor allem cholinerge Mechanismen verantwortlich gemacht.

Wichtige Kovariablen sind die genannten Elektrolytstörungen, Störungen des Wasserhaushaltes sowie eine respiratorische Alkalose, die zur zerebralen Übererregbarkeit beitragen können. Auch Persönlichkeitsfaktoren können wirksam werden. Früher wurde die „Delirfähigkeit" als prognostisch sehr günstiges Zeichen hinsichtlich des weiteren Krankheitsverlaufes angesehen. Patienten mit Alkoholdelir sollen, im Vergleich mit anderen Alkoholikern, eine eher „syntone" Persönlichkeitsstruktur aufweisen.

Therapie
Nach Ausschluß anderer körperlicher Ursachen für ein Delir (s. Tab. 6-6) ist aufgrund der hohen Mortalität in jedem Fall eine stationäre Aufnahme notwendig. Bei Patienten mit schlechtem Allgemeinzustand, schweren komplizierten Begleiterkrankungen etc. ist die Aufnahme auf eine Intensivstation mit Monitoring notwendig. Leichtere Delire können auch auf psychiatrischen oder internistischen Allgemeinstation behandelt werden.

Entscheidend ist die ausreichende Sedierung der Patienten. Im wesentlichen werden zur Therapie des Alkoholdelirs dieselben Substanzen eingesetzt wie beim Alkoholentzugssyndrom, speziell Clomethiazol und Benzodiazepine, allerdings in z. T. deutlich höheren Dosen. Bei schweren Deliren mit starker Unruhe und Agitation bieten sich auch eine Reihe anderer Substanzen, zusätzlich oder alternativ an:

6.2.1 Neuroleptika

Die Monotherapie mit Haloperidol (Haldol®) hat sich in der Delirbehandlung nicht durchgesetzt, sie ist der Behandlung mit Hypnotika vom Typ der Benzodiazepine oder Clomethiazol klar unterlegen (Übersicht in Soyka 1997). Die Zusatzbehandlung sowohl zu Clomethiazol als auch zu Benzodiazepinen ist aber möglich, dies insbesondere bei Patienten mit starker Agitation, um sehr hohe Dosen zu vermeiden. In Einzelfällen können Tagesdosen von 50–60 mg Haloperidol notwendig werden (Pfitzer et al. 1988). Butyrophenone vom Typ des Haloperidol sind wegen ihres relativ geringen anticholinergen Nebenwirkungsprofils in diesem Indikationsbereich deutlich günstiger als z. B. Phenzothiazine, die ein höheres Risiko für Kreislaufstörungen (Hypotension) haben. Die Senkung der Krampfschwelle spielt im klinischen Alltag nur selten eine Rolle.

6.2.2 Clonidin

Seit langem sind erhöhte Catecholaminspiegel im Alkoholentzug und Alkoholdelir bekannt. Insbesondere zur Bekämpfung der noradrenergen Überfunktion wurde in den letzten Jahren vermehrt der α_2-Rezeptor-Agonist Clonidin eingesetzt, dies speziell bei Patienten mit ausgeprägtem Alkoholdelir sowie zusätzlichen Begleiterkrankungen, z. B. postoperativ. Clonidin hat zwar keine antipsychotische oder antikonvulsive Potenz, kann aber Blutdruck und Herzfrequenz, bis zu einem gewissen Grad auch Tremor, Unruhe und Angst vermindern. Es ist insbesondere bei kardiovaskulären Risikopatienten indiziert (Rommelspacher et al. 1991). In verschiedenen Vergleichsuntersuchungen war die Monotherapie mit Clonidin Benzodiazepinen oftmals unterlegen und wird daher nicht als die Therapie der Wahl angesehen. Als Zusatzmedikation hat es sich aber insbesondere bei den genannten Patienten durchgesetzt und wird von intensivmedizinischer und anästhiologischer Seite sehr empfohlen (Naber et al. 1991, Wrobel et al. 1991). Beispielsweise wird über eine Verkürzung des Analgetika- und Sedativa-Bedarfs sowie der Intubationsdauer, speziell auch eine Senkung der Mortalität bei der postoperativen Analgosedierung zur Delirprophylaxe alkoholkranker Malignompatienten berichtet (Verner et al. 1990). Häufig werden klinische Dosen von 4–6mal täglich 0,1 mg eingesetzt. Die Nebenwirkungen betreffen vor allem das Kreislaufsystem, speziell starke Hypotonien sowie AV-Überleitungsstörungen können auftreten (mögliches Antidot: Tolazolin).

Andere α_2-Rezeptor-Agonisten wie z. B. Lofexidin wurden bislang weniger gut untersucht.

6.3 Protrahiertes Alkoholentzugssyndrom

Ein noch nicht ausreichend verstandenes Phänomen stellt das sogenannte protrahierte Alkoholentzugssyndrom dar (Satel et al. 1993; Scholz 1980). Seit langem ist bekannt, daß auch bei abstinenten Alkoholabhängigen in der Postentzugsphase über Wochen, Monate, z. T. auch Jahre unspezifische Symptome wie Angst, Dysphorie, Appetitmangel, Schlafstörungen und Scheißausbrüche persistieren können. Rein phänomenologisch könnte man viele der beim sogenannten protrahierten Alkoholentzugssyndrom auftretenden körperlichen Symptome auch als Somatisierungsstörung auffassen. Eine Fülle von Faktoren können zu der Entwicklung des protrahierten Alkoholentzugssyndroms beitragen, so z. B. Persönlichkeits- und Umwelteinflüsse sowie hirnorganische Faktoren. Aus neurophysiologischen Untersuchungen ist seit längerem bekannt, daß durch anhaltenden Alkoholentzug gegenregulatorische Veränderungen, z. B. auf neuronaler und zellulärer bzw. neurochemischer Ebene, induziert werden. So könnte eine neuronale Übererregbarkeit Teil der Basis des protrahierten Alkoholentzugssyndroms sein, das sich aber auch in modernen psychiatrischen Klassifikationssystemen wie ICD-10 und DSM-IV noch nicht findet.

Über die Therapie des protrahierten Entzugssyndroms ist wenig bekannt. Rein symptomatisch, z. B. bei stärkeren Schlafstörungen, oder zur Anxiolyse können sedierende tryzyklische Antidepressiva, wie Doxepin (Aponal®) oder Amitriptylin (Saroten®), in meist niedriger Dosis indiziert sein. Derzeit wird geprüft, ob Johanniskrautpräparate (z. B. Jarsin®) entsprechende „psychosomatische" Störungen bei abstinenten Alkoholikern in der Postentzugsphase und damit eventuell auch die Rückfallgefährdung positiv beeinflussen.

7 Alkoholpsychosen

7.1 Alkoholhalluzinose

Chronischer Alkoholismus kann zu paranoid-halluzinatorischen Psychosen mit schizophrenieähnlicher Symptomatik führen (Übersicht in Soyka 1996). Marcel (1847) gilt als Erstbeschreiber der Alkoholhalluzinose, einer bei chronischem Alkoholismus auftretenden symptomatischen Psychose, von E. Kraepelin als halluzinatorischer Wahnsinn der Trinker beschrieben. Der Begriff Alkoholhalluzinose wurde von E. Bleuler geprägt.

Dieses Krankheitsbild kann, nicht zuletzt wegen des zunehmenden Substanzmißbrauchs schizophrener Patienten (Mueser et al. 1990; Soyka et al. 1993, s. Kap. 1 und 8) erhebliche differentialdiagnostische wie auch therapeutische Probleme bereiten.

Folgt man modernen psychiatrischen Klassifikationssystemen, so ist die Alkoholhalluzinose nach DSM-IV mit der Nummer 291.30 und nach ICD-10 als psychotische Störung bei Alkoholabhängigkeit mit der Nummer F 10.52 zu verschlüsseln. Leitsymptome sind ausgeprägte Halluzinationen, die sich rasch (gewöhnlich innerhalb von 48 Stunden) nach Absetzen oder Reduktion schweren Alkoholkonsums einstellen und das Fehlen deliranter Symptome.

Relativ typisch ist die Art der akustischen Halluzinationen. Die Stimmen reden über den Erkrankten fast immer in der dritten Person und werden, anders als bei vielen Schizophrenen, im Raum, nur sehr selten im Körper oder Kopf, wahrgenommen. Fast immer sind sie beleidigend, beschimpfend und sehr häufig auch äußerst bedrohlich. Optische Halluzinationen sind deutlich seltener als akustische und anders als beim Alkoholdelir nicht fluktuierend oder szenisch. Taktile Halluzinationen treten kaum auf. Weitere Leitsymptome der Alkoholhalluzinose sind paranoide Gedanken und

Angst, meist in Form eines Verfolgungswahns. Gelegentlich kann auch ein Eifersuchtswahn hinzutreten. Psychotische Ich-Störungen treten selten, katatone Symptome praktisch nie auf. Die für organische Psychosen sonst typischen Bewußtseins- und Orientierungsstörungen fehlen.

Zur Prävalenz der Alkoholhalluzinose liegen keine sicheren Erkenntnisse vor. Die meisten Autoren gehen davon aus, daß es sich um eine eher seltene Störung handelt, wobei aber häufig übersehen wird, daß wegen der häufig raschen Reversibilität dieses Krankheitsbildes viele der Betroffenen nicht in stationär-psychiatrische Behandlung kommen. In einer Untersuchung von Tsuang et al. (1994) zeigte sich, daß von 643 alkoholabhängigen Patienten immerhin ein Viertel schon einmal an akustischen Halluzinationen gelitten hatte. Inwieweit hier Alkoholdelire oder atypische Alkoholpsychosen mitgezählt wurden, muß offen bleiben. 48 (7%) der Patienten erfüllten die DSM-III- und ICD-10-Kriterien für eine Alkoholhalluzinose.

Die Prognose von Patienten mit Alkoholhalluzinose ist vergleichsweise gut untersucht. Sechs meist allerdings ältere, katamnestische Arbeiten wurden zu diesem Thema publiziert (Glass 1989 b). Dabei zeigte sich, daß die Alkoholpsychose in den meisten Fällen innerhalb weniger Wochen bis Monate, oft auch rascher, abklingt. Bei ca. 10–20% dieser Patienten kommt es aber zu chronischen Halluzinosen. Benedetti (1952) fand, daß jenseits von 6monatiger Symptompersistenz die Halluzinosen meist nicht mehr reversibel und damit als chronisch zu bezeichnen sind. Bei chronischen Alkoholhalluzinosen kommt es entweder zu schizophreniformen Verläufen oder aber zu dementiellen Syndromen.

Differentialdiagnostisch muß die Alkoholhalluzinose in erster Linie von (paranoiden) Schizophrenien und anderen organischen Psychosen, aber auch von anderen Alkoholpsychosen abgegrenzt werden (Tab. 7-1).

Die differentialdiagnostische Abgrenzung der Alkoholhalluzinose von der paranoid-halluzinatorischen Schizophrenie, nicht dagegen von anderen schizophrenen Verlaufstypen, ist besonders schwierig, zumal die Alkoholanamnese bei Patienten mit Alkoholhalluzinose häufig nicht leicht zu erheben ist und umgekehrt auch viele Patienten mit schizophrenen Psychosen oft einen erheblichen

Tabelle 7-1. Wichtige Differentialdiagnosen der Alkoholhalluzinose

- Sinnestäuschungen im Rahmen des „einfachen" Entzugssyndroms
- Alkoholdelir, andere Delire
- Alkohol-/Drogenintoxikation
- (Paranoide) Schizophrenien
- Alkoholparanoia, alkoholischer Eifersuchtswahn
- affektive Psychosen
- organische Halluzinosen unterschiedlicher Genese (z. B. Enzephalitis)
- drogeninduzierte Halluzinosen (z. B. Cocain, Halluzinogene)
- akustische Halluzinose bei Schwerhörigkeit
- Epilepsie

Substanzmißbrauch betreiben. Wichtige differentialdiagnostische Kriterien zur Abgrenzung der Alkoholhalluzinose von der paranoiden Schizophrenie sind in Tab. 7-2 zusammenfassend dargestellt (aus Soyka 1996). Häufig wird sich die Differentialdiagnose nur aus dem Verlauf heraus stellen lassen. Immer wieder wird bei Patienten mit Alkoholhalluzinose fälschlich eine Schizophrenie diagnostiziert, und diese werden dann überflüssigerweise langfristig mit Neuroleptika behandelt.

Dagegen ist die Abgrenzung der Alkoholhalluzinose von anderen Alkohol-Psychosen, insbesondere dem Delirium tremens, bei dem Bewußtseins- und Orientierungsstörungen vorliegen, wesentlich einfacher. Allerdings gibt es eine Reihe atypischer Alkoholpsychosen und Mischbilder, deren Einordnung Schwierigkeiten bereiten kann. Kasuistisch wurde auch der Übergang einer Alkoholhalluzinose in ein Delirium tremens beschrieben (Sobczyk 1983). Differentialdiagnostisch ist die Alkoholhalluzinose weiter von einer Vielzahl anderer organischer Psychosen, wie z. B. drogeninduzierten Psychosen (vor allem durch Kokain, Amphetamine, Mescalin, Cannabis, LSD und andere Halluzinogene), anderen organischen Halluzinosen, gelegentlich auch von affektiven Psychosen, abzugrenzen. Auch

Tabelle 7-2. Differentialdiagnostische Kriterien zur Abgrenzung der Alkoholhalluzinose von paranoiden Schizophrenien. (Aus Soyka 1996)

Kriterium	Alkoholhalluzinose	Schizophrenie
Beginn	akut	oft schleichend
Alter bei Erstmanifestation	ca. 40–50 Jahre	meist vor dem 30. Lj., selten nach dem 4. Lj.
Prognose	meist gut (80–90 %)	öfter chronische Verläufe
Alkoholanamnese	langjährig positiv	kann positiv sein
Familiäre Belastung mit Schizophrenien	nicht erhöht	deutlich erhöht
Familiäre Belastung mit Alkoholismus	deutlich erhöht	nicht erhöht
Psychopathologie Stimmenhören	obligat	häufig
Optische Halluzinationen	manchmal	selten
Denkstörungen	sehr selten	Denkzerfahrenheit
Affektstörungen	ängstlich depressiv, keine Parathymie	Parathymie
Ich-Störungen	sehr selten	sehr häufig

bei starker Schwerhörigkeit sind gelegentlich akustische Halluzinosen beschrieben worden.

Die pathophysiologischen Grundlagen der Alkoholhalluzinose sind bislang kaum untersucht worden. Aus verschiedenen klinischen Untersuchungen ist bekannt, daß sich Patienten mit einer Alkoholhalluzinose im Vergleich zu anderen Alkoholabhängigen durch einen relativ frühen Beginn des Alkoholmißbrauchs, eine relativ hohe Trinkmenge und auch einen vermehrten Drogenkonsum auszeichnen (Tsuang et al. 1994). Mit Ausnahme des vermehrten Drogenmißbrauchs trifft dies aber ebenfalls für die meisten anderen neuropsychiatrischen Folgeschäden des Alkoholismus zu und ist daher unspezifisch.

Bezüglich der neurobiochemischen Grundlagen von Halluzinationen bei Alkoholabhängigen wurden in Anlehnung an die Dopaminhypothese der Schizophrenie vor allem Störungen des dopaminergen Systems postuliert. Tierversuche zeigten einen biphasischen Effekt von Alkohol auf das Dopaminsystem. Akute Alkoholgabe verstärkt die Dopaminsynthese und -freisetzung sowie den Dopaminmetabolismus, chronische Alkoholzufuhr führt dagegen zu einer verminderten Funktion des Dopaminsystems, wofür eine Reihe von neurochemischen Befunden bei chronischen Alkoholikern sprechen (Übersicht bei Soyka 1995). Wahrscheinlich kommt es bei einer chronischen Alkoholbelastung zu einer Insuffizienz des Dopaminsystems und einer kompensatorisch gesteigerten Empfindlichkeit von Dopaminrezeptoren. Im Alkoholentzug liegt eine erhöhte Aktivität des Dopaminsystems vor, was sich unter anderem durch einen Anstieg von Dopaminmetaboliten in Plasma und Liquor nachweisen läßt, der mit dem Auftreten von Halluzinationen und anderen psychotischen Symptomen korreliert (Borg et al. 1996). Das vermehrt freigesetzte Dopamin würde demnach auf die in ihrer Empfindlichkeit gesteigerten Dopaminrezeptoren treffen, was das Auftreten von Halluzinationen erklären könnte. Unklar ist aber, warum es nur bei einem Teil der Alkoholabhängigen zu (akustischen) Halluzinationen kommt. Auch andere Neurotransmitterdysfunktionen könnten in die Entwicklung einer Alkoholhalluzinose involviert sein, so wurde z. B. eine verminderte Serotoninkonzentration im Liquor von Alkoholabhängigen mit Halluzinationen beschrieben (Branchey et al. 1985).

Auch einige andere pathobiochemische Hypothesen wurden verfolgt: Dazu gehören Veränderungen der Zusammensetzung der Membranphospholipide (Glen et al. 1989) und Veränderungen der Konzentrationen von Betacarbolinen. Bei Alkoholabhängigen fanden Rommelspacher et al. (1991) bei einer Stichprobe von 34 alkoholkranken Patienten erhöhte Konzentrationen des Betacarbolins Norharman im Plasma, die über 3 Wochen bei Patienten mit vegetativem Entzugssyndrom abfielen, während es bei Patienten mit Alkoholdelir und Alkoholhalluzinose zu einem leichten Konzentrationsanstieg kam. Da aus ethnopharmakologischen Untersuchungen bekannt ist, daß Betacarboline, die von Indianern aus tropischen

Lianen extrahiert werden, Halluzinationen auslösen können (Naranjo 1979), könnte dieser, von Rommelspacher et al. als Reboundphänomen erklärte, Anstieg von Betacarbolinen zur Entwicklung von Halluzinationen beitragen.

Auch Schädigungen sensorischer Afferenzen und der Hörbahn können von Bedeutung sein (Spitzer 1981). Zu den klinischen Symptomen bei Alkoholabhängigen gehören u. a. Hörverlust und Tinnitus. Gross et al. (1963) berichteten über eine häufige Assoziation von Tinnitus und akustischen Halluzinationen, wobei ersterer den Halluzinationen meist zeitlich voranging und auch länger persistierte. Interessanterweise berichteten Courbon und Chapoulaud (1937) über den Fall eines an akustischen wie optischen Halluzinationen leidenden Alkoholikers mit einseitigem Hörverlust, der die akustischen Halluzinationen nur auf die geschädigte Seite lokalisierte.

In neurophysiologischen Untersuchungen ließen sich Patienten mit Alkoholhalluzinose gut von gesunden Kontrollen und Patienten mit Alkoholdelir differenzieren (Kathmann et al. 1996), wobei letztere im Vergleich zu Patienten mit Alkoholhalluzinose ausgeprägtere alkoholbedingte Veränderungen der akustisch und visuell evozierten Potentiale (P 300) aufwiesen.

Eine genetische Prädisposition für Schizophrenien scheint dagegen keine Rolle zu spielen. Familien- bzw. genetische Untersuchungen haben nämlich eine fehlende familiäre Belastung mit Schizophrenien bei Patienten mit Alkoholhalluzinose zeigen können (Übersicht bei Glass 1989 a,b). Lediglich Benedetti (1952) beschrieb bei Patienten mit chronischer Alkoholhalluzinose eine gewisse erhöhte familiäre Belastung mit Schizophrenien, während Schuckit und Winokur (1971), Scott et al. (1967, 1969) und andere Autoren keine diesbezüglichen Ergebnisse berichteten (Cutting 1987; Johanson 1961).

Zwillingsuntersuchungen sprechen ebenfalls für eine getrennte Heredität von Alkoholabhängigkeit und Psychosen. Kendler (1985) fand bei alkoholabhängigen schizophrenen Zwillingen eine höhere Konkordanz sowohl an Schizophrenie als auch an Alkoholismus bei monozygoten gegenüber dizygoten Zwillingen und postulierte eine getrennte, unabhängig voneinander vererbte genetische Prädisposition für beide Störungen. Einen weiteren interessanten Aspekt erbrachte eine Zwillingsuntersuchung von Hrubec und Omenn (1981), die eine höhere Konkordanz für Alkoholpsychosen, aber auch für Leberzirrhose bei monozygoten gegenüber dizygoten Zwillingen fanden, was von den Autoren als Hinweis auf eine genetisch determinierte Vulnerabilität bestimmter Organe für alkoholbedingte Folgeschäden interpretiert wurde. Eine ähnliche Ansicht vertraten Cook und Winokur (1985).

Therapie
Die Therapie der Alkoholhalluzinose erfolgt in aller Regel mit Neuroleptika, wobei bislang keine kontrollierten klinischen Studien zu deren Effizienz vorliegen. Diese sind wegen der relativen Seltenheit des Krankheitsbildes und der meist raschen Reversibilität der Störung auch kaum durchzuführen. Eine Therapie ausschließlich mit sedierenden Psychopharmaka ist wegen der meist sehr quälend erlebten Halluzinationen und der häufigen Selbst- und Fremdgefährlichkeit nicht ausreichend. Generell wird bei Alkoholpsychosen eher hochpotenten Neuroleptika mit geringen anticholinergen und α-adrenolytischen Nebenwirkungen vom Typ der Butyrophenone der Vorzug gegeben, da hier selten orthostatische Hypotension und Tachykardien oder auch pharmakologische Interaktionen bei gleichzeitiger Einnahme anderer Rauschdrogen zu befürchten sind. Tagesdosen von 5–10 mg Haloperidol sind meist ausreichend wirksam. Die wiederholt betonte Senkung der Krampfschwelle durch Neuroleptika bei Patienten mit Alkoholabhängigkeit scheint bei Patienten mit Alkoholhalluzinose kaum von Bedeutung zu sein (Soyka et al. 1992).

Alternativ zu Haloperidol kann bei eher chronischen Verläufen auch die Gabe von Flupentixol versucht werden, da diese Substanz nicht nur gut antipsychotisch wirksam ist, sondern aufgrund ihres partiellen D_1-Antagonismus möglicherweise auch das Alkoholverlangen (Craving) reduziert (s. Kap. 8). In Kasuistiken wurden mit dieser Substanz bei alkoholkranken Psychotikern gute Erfahrungen beschrieben (Schilkrut et al. 1988; Soyka u. Sand 1995). Die Wirksamkeit von Flupentixol als Anti-Craving-Substanz wird derzeit in einer Placebo-kontrollierten Doppelblindstudie bei nichtpsychotischen Alkoholkranken überprüft (s. Kap. 8).

Nach Remission der Akutsymptomatik können die Neuroleptika rasch abgesetzt werden. Eine neuroleptische Rezidivprophylaxe ist nicht indiziert (Surawicz 1980). Bei einem Alkoholrückfall ist das Risiko für das erneute Auftreten einer Alkoholhalluzinose allerdings hoch.

Die Prognose der eher seltenen chronischen Alkoholhalluzinose ist dagegen schlecht, Neuroleptika sind hier häufig wirkungslos. Über die Effizienz von atypischen oder neueren Neuroleptika wie Clozapin oder Risperidon liegen noch keine gesicherten Erkenntnisse vor. Risperidon hat sich in Einzelfällen als wirksam erwiesen (Soyka et al. 1997). Selten wird bei chronischen Alkoholhalluzinosen auch eine Elektrokrampftherapie durchgeführt.

7.2 Paranoide Störungen

Paranoide Syndrome bei Alkoholabhängigkeit sind vergleichsweise häufig, wobei diese z. T. im Rahmen einer Alkoholintoxikation auftreten können und rasch reversibel sind. In anderen Fällen können paranoide Syndrome aber auch bei Abstinenz über einen längeren Zeitraum persistieren.

Die psychiatrische Forschung zu diesem Themengebiet ist ausgesprochen dürftig und nur wenige klinische Untersuchungen wurden publiziert. Klinisch besonders relevant ist der alkoholische Eifersuchtswahn der früher, allerdings zu Unrecht, als fast pathognomonisch für Alkoholismus angesehen wurden. Bonhoeffer (1991) z. B rechnete ihn zum psychischen Habitus des chronischen Alkoholismus.

7.2.1 Alkoholischer Eifersuchtswahn

Schwierig ist die Differenzierung nicht-psychotischer Eifersuchtsideen, die bei Alkoholismus häufig sind, von einem Eifersuchtswahn im engeren Sinne. Gelegentlich können wahnhafte Eifersuchtsideen im Rahmen einer Alkoholhalluzinose oder eines Delirium tremens auftreten und sind in diesen Fällen rasch reversibel.

In den meisten Fällen ist der alkoholische Eifersuchtswahn aber monosymptomatisch ohne weitere psychotische Symptome (Soyka et al. 1989). Er beginnt meist schleichend. Der Betroffene fällt durch seine wahnhafte Überzeugung auf, betrogen zu werden, und führt häufig die absurdesten Beweise für die Untreue seiner Partnerin (Ehefrau) an. Häufig wird der vermeintliche Nebenbuhler oder Konkurrent gar nicht gesucht oder bleibt völlig unbekannt. Wichtig ist, daß sich auch die aggressiven Impulse, die aus einem Eifersuchtswahn häufig resultieren, fast ausschließlich auf die Intimpartnerin fokussieren. In seltenen Fällen geht ein Eifersuchtswahn akut aus einer Alkoholhalluzinose hervor und kann dann mit anderen psychotischen Symptomen (Verfolgungswahn, akustische Halluzinationen) vergesellschaftet sein.

Aus tiefenpsychologischer Sicht wurde ein Eifersuchtswahn früher häufig mit einer (latenten) Homosexualität in Verbindung gebracht. Diese Einschätzung ist heute nicht mehr aufrechtzuerhalten. Prädisponierende Faktoren für die Entwicklung eines Eifersuchtswahns sind in erster Linie Gefühle von Minderwertigkeit, aber auch Angst, Unsicherheit und eine starke Sensitivität. Eigene Ängste und Minderwertigkeitsgefühle werden auf den Partner projiziert, auch Bedrohungsgefühle sowie eigene Untreue können eine Rolle spielen. Gerade bei Alkoholikern wurden früher auch sexuelle Funktionsstörungen, speziell eine Impotenz, als wichtiger prädisponierender Faktor angesehen. Diese stellt aber keineswegs eine conditio sine qua non dar (Laux u. Reimer 1979).

Differentialdiagnostisch sind bei einem Eifersuchtswahn vor allem andere Alkohol-Psychosen sowie Demenzen, aber auch Schizophrenien oder paranoide Störungen auszuschließen. Dagegen tritt ein Eifersuchtswahn bei affektiven Erkrankungen, Neurosen und Persönlichkeitsstörungen sehr selten auf.

Therapie
Die meisten Autoren stimmen dahingehend überein, daß ein Eifersuchtswahn bei Alkoholabhängigen häufig chronisch verläuft und auch bei Abstinenz kaum reversibel ist. Überraschenderweise sind aber eine Reihe positiver Befunde zur Wirksamkeit von Neuroleptika bei Eifersuchtswahn publiziert worden, ohne daß hier aller-

dings breitere Untersuchungen durchgeführt wurden. Mooney (1965) berichtete über eine Stichprobe von insgesamt 57 Patienten, die er aus verschiedenen Untersuchungen zusammengefaßt hatte und fand, daß unter Neuroleptika, speziell Pimozid (Orap®), etwa die Hälfte der Fälle deutlich gebessert erschien. Die klinische Erfahrung zeigt, daß hochpotente Neuroleptika gerade bei chronischen Wahnbildungen häufig wenig bewirken. Oftmals sind eher niederpotente Neuroleptika wie Pimozid erfolgreich (Munro 1984; Pollock 1982). Über die Wirksamkeit atypischer Neuroleptika bei chronischem Eifersuchtswahn ist wenig bekannt, sie können aber alternativ versucht werden.

8 Komorbide psychische Störungen

8.1 Affektive Erkrankungen

Depressive Syndrome gehören bei Alkoholabhängigen zu den häufigsten psychischen Störungen. Sie lassen sich ätiologisch vor allem in alkoholtoxische, primär affektive (endogene), reaktive bzw. neurotische Störungen differenzieren. Eine chronologische Einordnung könnte dagegen nach dem zeitlichem Auftreten der beiden Störungen erfolgen: Primär affektive Störungen würden dabei dem Beginn des Alkoholismus vorausgehen, sekundäre depressive Syndrome diesem folgen, ohne daß dadurch bereits etwas über die ätiologische Beziehung ausgesagt werden würde. Im klinischem Alltag kann das gleichzeitige Vorhandensein affektiver Störungen während eines Alkoholismus zu erheblichen differentialdiagnostischen Problemen führen. Insgesamt sind sekundäre depressive Syndrome bei Alkoholabhängigen wesentlich häufiger als primäre (Übersicht in Soyka et al. 1996). Wiederholt wurde nachgewiesen, daß Alkoholiker mit sekundären depressiven Syndromen auch einen im Vergleich zu Patienten mit primär depressiven Syndromen eher ungünstigen Krankheitsverlauf aufweisen (Übersicht in Hirschfeld et al. 1989). Neben genetischen bzw. geschlechtsspezifischen Faktoren wurden auch neurobiologische Querverbindungen zwischen Alkoholismus und affektiven Erkrankungen gesehen (s. u.), die die offensichtlich häufige Komorbidität erklären könnten.

Affektive Störungen lassen sich nach ICD-10 in eine Reihe von unterschiedlichen Verlaufstypen differenzieren, die zusammenfassend in Tabelle 8-1 dargestellt sind. Hauptmerkmal einer Major Depression sind depressive Verstimmungen und Verlust von Interesse oder Freude an den meisten Aktivitäten. Die Stimmung kann

Tabelle 8-1. Affektive Störungen (ICD-10-Klassifikation)

F30 manische Episode

F31 bipolare affektive Störung

F32 depressive Episode

F33 rezidivierende depressive Störungen

F34 anhaltende affektive Störungen

F38 sonstige affektive Störungen

F39 nicht näher bezeichnete affektive Störungen

deprimiert, traurig, hoffnungslos und entmutigt sein. Weitere Merkmale einer Major Depression sind psychovegetative Störungen. Dazu gehören insbesondere:
- Ein- und Durchschlafstörungen sowie Appetitstörungen, überwiegend in Form eines Appetitverlustes.
- Psychomotorische Unruhe, in Form von Händeringen, Zupfen oder Ziehen an den Haaren findet sich häufig, vor allem aber auch eine psychomotorische Hemmung in Form von verlangsamter Sprache, längeren Antwortlatenzen, leiser und monotoner Sprache, verarmten Körperbewegungen und Redearmut.
- Minderwertigkeitsgefühle und negative Selbsteinschätzungen.
- Im Bereich des formalen Denkens finden sich meist eine Verlangsamung des Denkens, Konzentrationsstörungen sowie eine leichte Ablenkbarkeit.

Wenn ein Wahn auftritt, äußert er sich entweder in Form eines hypochondrischen Wahns oder eines Schuldwahns. Auch andere Wahnsymptome (Verarmung, Versündigung, nihilistischer Wahn) können vorkommen. Typischerweise ist der Wahn stimmungskohärent, d. h. er paßt zum Denkinhalt, im Gegensatz zu vielen schizophrenen Psychosen. In seltenen Fällen können Wahn oder Halluzinationen auch keinen erkennbaren Zusammenhang mit der Stimmung haben. Dies ist vor allem bei Verfolgungsideen der Fall.

Nicht obligat, aber bei vielen Depressionen nachweisbar ist im übrigen auch eine Neigung zum Weinen, Angst, Reizbarkeit, Grübelneigung und eine übertriebene Besorgnis um die körperliche Gesundheit. Immer muß daran gedacht werden, daß die Suizidgefährdung depressiver Patienten sehr hoch ist. Differentialdiagnostisch sind bei Depressionen neben organisch bedingten depressiven Störungen auch Infektionskrankheiten, eine Hypothyreose, aber auch dementielle Erkrankungen auszuschließen.

Eine manische Episode ist dagegen durch abnorme und anhaltende grob expansive oder reizbare Stimmung gekennzeichnet. Typische Leitsymptome sind:
- Gesteigertes Selbstwertgefühl mit Größenideen.
- Vermindertes Schlafbedürfnis.
- Redseligkeit bzw. Loggorhö.
- Ideenflucht bis hin zum Gedankenjagen.
- Erheblich gesteigerte Ablenkbarkeit bis zu psychomotorischer Unruhe.
- Hypersexualität und eine exzessive Beschäftigung mit angenehmen Tätigkeiten bei fehlender Krankheitseinsicht.

Das übersteigerte Selbstwertgefühl kann bis zu ausgeprägten Größenideen bzw. einem Größenwahn gesteigert sein. In manchen Fällen können sich depressive und manische Phasen rasch abwechseln. Typisch sind die sozialen Folgestörungen und Probleme, die sich aus einer manischen Episode ergeben. Dazu gehören: vermehrte sexuelle Kontakte, übermäßige Geldausgaben, expansive Größenideen, rücksichtsloses Autofahren. Häufig wirken manische Patienten schon vom äußeren Aspekt her auffallend, z. B. durch bunte Kleidung und auffälliges Makeup etc. Verfolgungswahn oder Halluzinationen sind bei Manien selten. Differentialdiagnostisch sind in erster Linie drogeninduzierte Störungen sowie andere organisch bedingte affektive Syndrome und Schizophrenien auszuschließen.

Andere affektive Erkrankungen sind die Dysthymie (synonym mit dem früheren Begriff der depressiven Neurose), saisonal abhängige Verlaufsformen von Depressionen bzw. die sogenannte Brief Recurrrent Depression.

Nach Schuckit (1986) lassen sich Alkoholabhängigkeit und depressive Syndrome wie folgt klassifizieren (Tab. 8-2).

Tabelle 8-2. Aspekte der Komorbidität von Alkoholabhängigkeit und depressiven Syndromen. (Nach Schuckit 1986)

1. Alkoholkonsum kann zumindest kurzfristige depressive Verstimmungen auslösen
2. Depressive Syndrome können nach längeren Trinkexzessen auftreten
3. Vermehrter Alkoholkonsum kann während einer primär affektiven Erkrankung exazerbieren.
4. Depressive Syndrome und Suchterkrankungen können auch bei anderen psychiatrischen Erkrankungen wie z. B. Schizophrenien auftreten
5. Manche Patienten leiden sowohl an einer affektiven als auch an einer Suchterkrankung

Zur Prävalenz depressiver Syndrome bei Alkoholabhängigkeit wurden in den vergangenen Jahren zahlreiche klinische und auch epidemiologische Untersuchungen vorgelegt. Die wichtigsten Untersuchungen der letzten Jahre sind in Tabelle 8-3 zusammenfassend dargestellt.

Wichtig sind hierbei methodische Aspekte, da sich in Studien bei Alkoholabhängigen, die sich lediglich auf klinische Einschätzungen, vor allem aber auf Symptom-Checklisten stützen, erheblich höhere Prävalenzraten für depressive Syndrome ergeben als in Studien, die Verlaufsaspekte genau berücksichtigten. Wiederholt wurde auch kritisiert, daß der Einsatz von Depressionsskalen mit einer Betonung somatischer Symptome (z. B. Schlafstörungen) häufig zu falsch positiven Ergebnissen hinsichtlich der Prävalenz von depressiven Syndromen bei Alkoholabhängigen führte. Im übrigen wird die klinische Prävalenz von depressiven Syndromen wahrscheinlich auch deswegen überschätzt, weil die meisten klinischen Untersuchungen an psychiatrischen Abteilungen und Suchtfachkliniken durchgeführt wurden, wo Patienten mit depressiven Syndromen eindeutig überrepräsentiert sind. Dagegen lag die Rate von depressiven Störungen bei Patienten, die z. B. wegen einer Hepatopathie behandelt wurden, deutlich geringer (Ewusi-Mensah et al. 1983). Häufig wurde auch Geschlechtsabhängigkeit, d. h. die erheblich hö-

Tabelle 8-3. Klinische Studien über depressive Symptomatik bei Patienten mit der Diagnose „Alkoholismus". (Soyka et al. 1996, mod. nach Bronisch 1985)

Autoren	n	Geschlecht	Depression/ Kriterien	Alkoholismus/ Kriterien	Prozentzahl Depressiver
Equi et al. (1976)	58	w	MMPI-D >70	Keine	45 %
Pottenger et al. (1978)	30		Raskin >7	Michigan Alcoholism Screening Test	60 %
Zillinksi (1979)	123		MMPI-D >70 Beck >18 Zung-D >50	Keine	42 %
Keeler et al. (1979)	35		Hamilton >20 Zung-D >44 MMPI-D >70 MMPI oder Zung-D	Keine	28 % 66 % 43 % 69 %
Weissmann et al. (1980a)	61		Raskin >7	Aufnahme in ein Behandlungsprogramm	59 %
Weissmann et al. (1988b)	34		Major Depression (9 von 15 primär)	Lebenszeitdiagnose „Alkoholismus"	44 %
Fine et al. (1980)	28	w	Beck >24	Keine	27 %
Beck et al. (1982)	105	76 m 29 w	Beck Hamilton-D	Keine	85 %
Hesselbrock et al. (1983)	250	185 m 65 w	MMPI-D >70 Beck >17	Aufnahme in stationäres Behandlungsprogramm	62 % 54 %
Hasegawa et al. (1991)	136		prim. Depression sek. Depression	Aufnahme zum Alkoholentzug	10 % 24 %
Schuckit (1994)	239	m	Major Depression (DSM-III-R)	Vor Entzug Nach Entzug	4,2 % 2,1 %
Davidson et al. (1995)	82	55 m/ 27 w	Major Depression SADS	SADQ, vor Entzug SADQ, nach Entzug	62 % 13 %

here Rate von depressiven Syndromen bei Frauen nicht ausreichend berücksichtigt.

In den meisten klinischen Studien wurden Prävalenzraten zwischen 30 und 60% für depressive Syndrome bei Alkoholabhängigkeit mitgeteilt (s. auch Kap. 1). Dabei waren primär depressive Syndrome bei Alkoholikern mit 2-12% deutlich seltener als sekundäre depressive Syndrome mit 12-51% (Übersicht in Soyka et al. 1996). Die relativ höchsten Prävalenzraten wurden für bipolare affektive Psychosen mitgeteilt, wobei ein verstärkter Alkoholkonsum vor allem während manischer Phasen festgestellt wurde (Prävalenzraten von 20-65%).

Die validesten Daten zur Prävalenz depressiver Syndrome konnten in epidemiologischen Untersuchungen ermittelt werden. Hier sei vor allem die Epidemiological Catchment Area Study (ECA-Studie, Regier et al. 1990) zur Erfassung psychischer Erkrankungen in der Bevölkerung genannt, in deren Rahmen 20.291 Personen untersucht wurden. Dabei zeigte sich, daß 32% der Patienten mit affektiven Störungen irgendeine Art von Substanzmißbrauch betreiben (Lebenszeitdiagnose für affektive Störungen: 8,3% der Gesamtpopulation). Insbesondere fiel eine hohe Komorbiditätsrate von affektiven Erkrankungen mit Alkohol- und Drogenmißbrauch auf. Besonders betroffen waren dabei bipolare Erkrankungen (Typ 1), wobei die Prävalenz für Alkohol- oder Drogenmißbrauch 60,7% bzw. 46,2% für Alkoholmißbrauch betrug. Das relative Risiko für Alkoholmißbrauch bei Patienten mit Manie war damit 6mal so hoch wie in der Normalbevölkerung, womit diese Störung hinter der antisozialen Persönlichkeitsstörung das relativ höchste Risiko für Alkoholismus aufweist. Für Patienten mit Dysthymie war das Risiko 1,8fach, für Patienten mit Major Depression 1,7fach erhöht. Wichtig waren Geschlechtsunterschiede: Alkoholkranke Männer waren kaum häufiger depressiv als andere (5% vs. 3%), während alkoholkranke Frauen wesentlich häufiger depressiv waren als Frauen in der Normalbevölkerung (19% vs. 7%). Bei Männern ging die Alkoholabhängigkeit außerdem in 78% der Fälle der Erstmanifestation einer Depression voraus, während dies nur bei 34% der Frauen der Fall war. Auch ethnische Aspekte scheinen bei affektiven Erkrankungen und Alkoholismus eine Rolle zu spielen (Übersicht in Soyka et al. 1996).

Eine vergleichsweise geringe Komorbidität von affektiven Erkrankungen und Alkoholabhängigkeit wurde im Rahmen der Collaborative Study on the Genetics of Alcoholism gefunden, in deren Rahmen Daten von 2713 Alkoholabhängigen und 919 Kontrollen erhoben worden waren. Die Lebenszeitprävalenz für affektive Erkrankungen war dabei bei Alkoholabhängigen sogar etwas seltener als bei Kontrollen (14% vs. 17%), während bipolare affektive Erkrankungen signifikant häufiger waren (2,3% vs. 1%, Schuckit et al. 1997).

Wichtig für die Diagnose einer depressiven Störung bei Alkoholabhängigen ist der Zeitpunkt der Diagnosestellung. Nach starkem Alkoholkonsum und während Entzugsbehandlungen werden, wie schon oben angesprochen, meist höhere Prävalenzraten für depressive Syndrome mitgeteilt als bei Entwöhnungstherapien oder bei Patienten, die nicht primär psychiatrisch behandelt werden. Eine Differenzierung der untersuchten Patienten nach dem Zeitpunkt des letzten Alkoholkonsums ist schon deswegen sinnvoll, weil Alkoholabhängige unmittelbar nach exzessiven Alkoholkonsum häufig dysphorische Verstimmungen zeigen. Klinische und experimentelle Untersuchungen können belegen, daß größerer Konsum von Alkohol zu entsprechenden Veränderungen führen kann. Querverbindungen mit dem sogenannten protrahierten Alkoholentzugssyndrom sind anzunehmen. Für die Genese depressiver Störungen können neben psychosozialen Einflußfaktoren auch die Folgen direkter wie indirekter alkoholbedingter Störungen im ZNS (z. B. Zustand nach Schädel-Hirn-Trauma), andere körperliche Störungen (Hepatopathie) sowie frühere psychiatrische Erkrankungen von Bedeutung sein. Im Einzelfall ist die Abgrenzung vom organischen affektiven Syndrom bzw. der organischen Persönlichkeitsstörung schwierig.

Auf die zahlreichen genetischen Untersuchungen zum Zusammenhang von affektiven Erkrankungen und Alkoholismus sei nur stichwortartig eingegangen. Zwillingsuntersuchungen zeigen, daß bei Frauen die Komorbidität von Major Depression und Alkoholabhängigkeit durch genetische Faktoren beeinflußt wird, wobei unklar ist, welche kausalen Faktoren hier wirksam werden. In Familienuntersuchungen hat sich herausgestellt, daß männliche Verwandten ersten Grades von Alkoholabhängigen ein erhöhtes Risiko für Alkoholabhängigkeit aufweisen, während bei weiblichen Angehörigen das Risiko für affektive Erkrankungen steigt. Aufgrund dieser Befunde wurde das Konzept der Depressive Spectrum Disease formuliert, nach dem depressive Syndrome und Alkoholabhängigkeit Ausdruck derselben Störung seien und sich bei Frauen phänomenologisch eher als Alkoholabhängigkeit äußern. Neuere Untersuchungen haben aber keine ausreichende Belege für diese Hypothese ergeben: Verlaufsuntersuchungen an jugendlichen Nachkommen alkoholkranker Eltern konnten keine Hinweise auf einen kausalen Zusammenhang zwischen depressiven Störungen und Alkoholismus liefern (Schuckit et al. 1994, 1997; Schuckit 1994).

Auf neurobiologischer Ebene wurde vor allem eine gestörte serotonerge Neurotransmission als mögliche gemeinsame Ursache von depressiven Störungen und Alkoholismus angesehen. Bekanntlich führt akuter Alkoholkonsum zu einer vermehrten Ausschüttung von Serotonin, was insofern von Bedeutung sein könnte, als einige Untersuchungen erniedrigte Konzentrationen von Serotonin-Metaboliten im Liquor alkoholkranker Patienten ergaben. Alkoholkonsum könnte die Störung der serotonergen Neurotransmission bessern. Allerdings ist ein erniedrigter Serotoninmetabolismus keineswegs obligat für Alkoholismus und Depression, sondern wird auch bei verschiedenen anderen Störungen (Störungen der Impulskontrolle, Suizidalität etc.) gefunden.

Therapie
Da depressive Syndrome bei Alkoholabhängigen unter Abstinenzbedingungen rasch reversibel sind, wird empfohlen, etwa 2-4 Wochen abzuwarten, bevor die Indikation zu einer antidepressiven Behandlung sicher gestellt werden kann. Grundsätzlich sind dabei dieselben Risiken und Nebenwirkungen zu abzuwägen wie auch bei anderen psychischen Erkrankungen. Da eine Reihe pharmakologischer Interaktionen mit Alkohol möglich sind (s. u.), sollten diese berücksichtigt werden.

8.1.1 Tri- und tetrazyklische Antidepressiva

Tri- und tetrazyklische Antidepressiva sind, anders als die neueren Antidepressiva wie z. B. Serotonin-Wiederaufnahmehemmer, nicht selektiv für einen einzigen Neurotransmitter, vielmehr werden das serotonerge, noradrenerge und cholinerge System, z. T. auch andere Neurotransmitter-Systeme, beeinflußt. Antidepressiva wurden bei Alkoholikern bereits in den 60er und 70er Jahren eingesetzt, wobei die damals vor allem mit Imipramin (Tofranil®), Amitriptylin (Saroten®) und Doxepin (Aponal®) durchgeführten klinischen Untersuchungen eher enttäuschende Ergebnisse lieferten. Allerdings war die Methodik der damals durchgeführten Untersuchungen wenig überzeugend (Übersicht in Soyka et al. 1997). So war zwischen verschiedenen Formen depressiver Syndrome nicht ausreichend differenziert worden (z. B. Dysthymie vs. primäre affektive Erkrankung), eine ausreichende Kontrolle der Plasmaspiegel fehlte, auch die Veränderung von Depressivität und Alkoholkonsum wurde nicht adäquat erfaßt. Außerdem wurden in den meisten Untersuchungen relativ niedrige Dosen von Antidepressiva eingesetzt und begleitende psychosoziale-psychotherapeutische Maßnahmen waren nicht oder kaum spezifiziert worden. Auch Spontanremissionen depressiver Störungen wurden nicht ausreichend berücksichtigt.

In den letzten Jahren wurden methodisch bessere Untersuchungen zur Frage der Wirksamkeit von Trizyklika bei depressiven Alkoholabhängigen durchgeführt (Tab. 8-4).

Dabei zeigte sich, daß Patienten, die mit Desipramin (Pertofan®, mittlere Tagesdosis 275 mg) behandelt wurden, am Studienende deutlich weniger depressiv waren als vorher. Ein Einfluß auf die Abstinenzrate durch Trizyklika konnte in dieser, aber auch in den anderen Studien, nicht gefunden werden. Günstige Ergebnisse wurden auch für Imipramin (Tofranl®) mitgeteilt. Die einzige Untersuchung, die eine etwas bessere Abstinenzrate nachweisen konnte, wurde von Nunes et al. (1993) publiziert. 85 Patienten mit Dysthymie oder primären affektiven Erkrankungen und Alkoholabhängigkeit wurden mit Imipramin (Mindestdosis 150 mg/d) behandelt. Nach vier Wochen waren noch 60 Patienten in der Studie, von denen bei

Tabelle 8-4. Trizyklika bei Alkoholabhängigkeit. Ergebnisse Placebo-kontrollierter Doppelblindstudien. (Aus Soyka et al. 1997)

Studie	Patienten [n]	Ergebnis
Mason und Kocsis 1991 Desipramin 275 mg/Tag	42, darunter 16 Depressive	Effekt auf Depression, nicht auf die Abstinenzrate
Mason et al. 1996 Desipramin 200 mg/Mittel	71, darunter 28 mit sekundärer Depression	Antidepressiver Effekt, gleiche Abstinenzrate, kein Effekt bei nicht depressiven Alkoholkranken
Nunes et al. 1993 Imipramin	85 mit Dysthymie/ Depression	Antidepressiver Effekt, gewisser Effekt auf Rückfallrate
McGrath et al. 1996 Imipramin Minimum 150 mg/Tag	69 mit primärerx Depression	Antidepressiver Effekt, kein Effekt auf Trinkmenge

27 (45%) eine deutliche Verbesserung der depressiven Symptomatik und eine Reduktion der Trinkmenge (bzw. Abstinenz) festzustellen war. 3 weitere Patienten zeigten eine Verbesserung des Affekts nach Erhöhung der Dosis, 5 Patienten nach zusätzlicher Gabe von Disulfiram. 23 der 35 Patienten wurden nach Studienende eingehender untersucht, wobei die Patienten unter fortgesetzter Imipramineinnahme in 31% der Fälle rückfällig waren gegenüber 70% der Patienten der Placebogruppe. Bei einem Teil der Patienten der Placebogruppe besserte die ausschließliche Behandlung mit Imipramin Stimmung und Trinkverhalten. Insgesamt deuten die Befunde dieser allerdings relativ kleinen Stichprobe daraufhin, daß Imipramin bei einem Teil der Patienten mit Alkoholabhängigkeit und Depression nicht nur zu einer Verbesserung der Stimmung, sondern auch des Trinkverhaltens führen könnte. Angesichts der nicht optimalen Verträglichkeit kann der Einsatz von Trizyklika bei Patienten mit Alkoholabhängigkeit nur beim Vorliegen schwerer depressiver Syndrome empfohlen werden.

Die wichtigsten bei Alkoholabhängigen eingesetzten trizyklischen Antidepressiva seien kurz genannt:

Imipramin
Tofranil (Geigy)
oral: Drg. -10 mg (20, 50, 100 Drg.) (Tofranil mite)
Drg. -25 mg (20, 50, 100 Drg.)
Drg. -50 mg (20, 50, 100 Tbl.)
parenteral: Amp. -25 mg/ 2 ml (10 Amp.)

Desipramin
Pertofan (Geigy)
oral: Drg. -25 mg (20, 50, 100 Drg.)

Amitriptylin
Saroten (Tropon)
oral: Tbl.-10 mg (20, 50, 100 Tbl.)
Tbl.-25 mg (20, 50, 100 Tbl.)
Kps.-25 mg (20, 50, 100 Kps.) (Saroten retard)
Kps.-50 mg (20, 50, 100 Kps.) (Saroten retard)
Kps.-75 mg (20, 50, 100 Kps.) (Saroten retard)
parenteral: Amp.-50 mg/2 ml (5 Amp.)

Doxepin
Aponal (Boehringer Mannheim)
oral: Drg.-5 mg (20, 50, 100 Drg.)
Drg.-10 mg (20, 50, 100 Drg.)
Drg.-25 mg (20, 50, 100 Drg.)
Tbl.-50 mg (20, 50, 100 Tbl.)
Tbl.-75 mg (20, 50 Tbl.)
Tbl.-100 mg (20, 50 Tbl.)
Trpf.-10 mg = 20 Trpf.=1 ml (30, 90 ml)
parenteral: Amp.-25 mg/2ml (5 Amp.)
Sinquan (Pfizer):
oral: Kps.-10 mg (20, 50, 100 Kps.)
Kps.-25 mg (20, 50, 100 Kps.)
Kps.-50 mg (20, 50, 100 Kps.)

Vergleichsuntersuchungen verschiedener Antidepressiva bei Alkoholabhängigen sind bislang nicht durchgeführt worden und methodisch auch sehr schwierig. Die Indikationsstellung sollte dabei nämlich nach klinischen Gesichtspunkten erfolgen:

Ist eine gewisse Sedierung erforderlich, sollte in erster Linie an Amitriptylin und Doxepin gedacht werden, während Imipramin und vor allem Desipramin einen antriebssteigernden Effekt haben.

Die typischen Nebenwirkungen der Trizyklika können bei allen der genannten Substanzen auftreten. Dazu gehören vor allem vegetative Symptome (Müdigkeit, Schwindel, Mundtrockenheit, Akkomodationsstörungen), kardiale Störungen sowie im Einzelfall eine zu starke Sedierung. Besonders relevant dürfte gerade bei Alkoholabhängigen das Risiko kardialer Nebenwirkungen sein, speziell Herzrhythmusstörungen. In verschiedenen Untersuchungen konnte gezeigt werden, daß es auch bei niedrigen Konzentrationen von Trizyklika bei Alkoholabhängigen zu einer Verlängerung des PR-Intervalls im EKG kommt (Ciraulo et al. 1982; Übersicht in Soyka et al. 1997). Kontraindikationen für Antidepressiva bei Alkoholabhängigen sind Epilepsie, schwere Herzerkrankungen und Rhythmusstörungen, Leber- und Nierenerkrankungen, Glaukom, Prostatahypertrophie, Blasenausgangsobstruktion, Gleichgewichtsstörungen sowie dementielle Erkrankungen. Eine weitere Kontraindikation für den Einsatz von trizyklischen Antidepressiva stellt die akute Alkoholintoxikation dar. Beim gleichzeitigen Konsum von Alkohol und Trizyklika sind das vermehrte Auftreten von Verwirrtheit, reduzierter psychomotorischer Leistungsfähigkeit, einschließlich verminderter bzw. aufgehobener Fahrtüchtigkeit bis hin zu Deliren zu befürchten. Eine Potenzierung dämpfender Effekte von Trizyklika und Alkohol auf das ZNS ist seit langem bekannt, wobei insbesondere der Antihistamineffekt dieser Antidepressiva von Bedeutung ist.

Die gleichzeitige Einnahme von Trizyklika und Alkohol kann zu plötzlichen Erinnerungslücken (Blackouts) führen. Bei der ambulanten Therapie depressiver Alkoholiker ist auch an die hohe Suizidrate dieser Patientengruppe zu denken, so daß speziell beim ambulanten Einsatz Trizyklika nur in kleinen Mengen abgegeben bzw. rezeptiert werden sollten.

Tabelle 8-5. Wichtige Interaktionen von Antidepressiva mit Alkohol

---

MAO-Hemmer (Typ A)
Gefahr hypertensiver Krisen bei Einnahme tyraminhaltiger Getränke (Rotwein)

Maprotilin
Verstärkte Sedierung

Serotonin-Wiederaufnahmehemmer
Die meisten Serotonin-Wiederaufnahmehemmer wie Fluoxetin scheinen nicht mit Alkohol zu interagieren. Geringe Beeinträchtigung der Aufmerksamkeit durch Fluvoxamin fraglich

Trazodon
Beeinträchtigung der psychomotorischen Leistungsfähigkeit

Tri- und tetrazyklische Antidepressiva
Verstärkung der zentral dämpfenden Wirkung und der Wirkung auf die psychomotorische Leistungsfähigkeit. Die klarsten Befunde liegen für Amitriptylin, Doxepin und Mianserin vor. Plasmaspiegel von Trizyklika können zum Teil erniedrigt (Amitriptylin, Imipramin), zum Teil erhöht sein. Verstärkung der Nebenwirkungen im Magen-Darm-Kanal. Eventuell erhöhtes Risiko für kardiale Arrhythmien, Reizleitungsstörungen. Cave Intoxikationen!

Einige spezielle pharmakologische Interaktionen von Antidepressiva mit Alkohol werden in Tabelle 8-5 zusammenfassend dargestellt.

Es konnte vor allem gezeigt werden, daß Alkohol durch Induktion des hepatischen mikrosomalen MEOS-Systems den Metabolismus von Trizyklika beschleunigen kann. Dies wurde für Imipramin und Amitriptylin nachgewiesen, während der Desipramin-Metabolismus weniger beeinflußt wird (Übersicht in Soyka et al. 1997). Weiter ist zu beachten, daß akuter Alkoholkonsum durch Interferenz mit dem First-pass-Metabolismus in der Leber auch zu einer Erhöhung der Plasmaspiegel, z. B. von Amitriptylin-N-oxid, führen kann.

Peinlich genau müssen nicht abstinente Patienten auf die Risiken der Interaktion von Alkohol und Antidepressiva, speziell auch hinsichtlich der psychomotorischen Leistungsfähigkeit und der Fahrtauglichkeit, hingewiesen werden.

Erhöhte Imipraminspiegel wurden bei gleichzeitiger Einnahme von Disulfiram durch eine Hemmung des MEOS-Systems beschrieben.

8.1.2 Atypische Antidepressiva

Nur kursorische Erkenntnisse liegen über die Effizienz von Viloxazin vor. In einer Placebo-kontrollierten Doppelblindstudie an 30 Alkoholabhängigen war die Substanz bei der Behandlung depressiver Verstimmungen wirksam, die Befunde zum Einfluß auf den Alkoholkonsum überzeugten allerdings weniger (Altamura et al. 1990). Auch ein positiver Effekt von Trazodon (Thombran®) in der Behandlung von Entzugserscheinungen und depressiven Syndromen ist beschrieben (Roccatagliata et al. 1980; Stolberg-Stolberg 1982). Tianeptin, stoffchemisch mit Trizyklika verwandt und ein potenter Hemmer der Wiederaufnahme von Serotonin erwies sich in einer Untersuchung bei Alkoholabhängigen ebenfalls als wirksames Antidepressivum (Malka et al. 1992). Ein überzeugender Effekt auf die Trinkmenge ist aus der vorliegenden Untersuchung allerdings kaum zu erkennen. Tianeptin zeigte in einer anderen Untersuchung einen guten anxiolytischen Effekt bei depressiven Alkoholabhängigen (Loo et al. 1988). In einer Untersuchung (Ivanets 1995) wurde nicht nur ein antidepressiver Effekt, sondern auch eine gewisse Wirkung auf das Alkohol-Craving berichtet.

Für neuere Antidepressiva vom Typ der NASSA oder Noradrenalin-Aufnahmehemmer liegen bislang keine Erkenntnisse vor.

8.1.3 Monoaminoxidasehemmer (MAO-Hemmer)

Irreversible MAO-Hemmer vom Typ A sollten bei Alkoholabhängigen nicht eingesetzt werden. Die strengen Diätvorschriften (tyraminarme Kost) und das Risiko einer hepatotoxischen Wirkung stehen einem Einsatz weitgehend entgegen. Vor allem aber können MAO-Inhibitoren bei Alkoholabhängigen disulfiramähnliche Reaktionen hervorrufen, da einige alkoholische Getränke, speziell Rotwein und dunkles Bier Tyramin enthalten, was bei gleichzeitiger Einnahme von Alkohol zu schweren Unverträglichkeitsreaktionen mit hypertensiven Krisen und intrazerebralen Blutungen führen kann. Außerdem sind bei Alkoholabhängigen, die gleichzeitig Sympathomimetika wie z. B. Kokain oder Amphetamine einnehmen, MAO-Hemmer kontraindiziert.

Über die Effizienz neuer reversibler MAO-Hemmer bei Alkoholabhängigen liegen bislang keine Befunde vor. Der MAO-A-Inhibitor Moclobemid wurde bislang nur bei Rauchern eingesetzt und zeigte dort in einer Pilotuntersuchung eine erhöhte Abstinenzrate (Berlin et al. 1995).

8.1.4 Selektive Serotonin-Wiederaufnahmehemmer (SSRIs)

Seit langem ist bekannt, daß die serotonerge Neurotransmission bei Alkoholabhängigen gestört ist. Bei Alkoholabhängigen, interessanterweise auch bei nicht alkoholkranken Angehörigen ersten Grades, liegt eine erniedrigte Konzentrationen des Serotonin-Metaboliten 5-HIAA (5-Hydroxindolessigsäure) im Liquor vor. Tierexperimentelle Untersuchungen zeigten, daß 5-HT-Agonisten oder 5-HT-Wiederaufnahmehemmer die Alkoholaufnahme bei entsprechend gewöhnten Ratten verminderten. In einigen Experimenten riefen 5-HT-Agonisten bei den Alkoholabhängigen Craving hervor (Krystal et al. 1994). Akute Gabe von Alkohol selbst führt zu einer deutlichen Ausschüttung von Serotonin.

Eine Reihe von Untersuchungen hat gezeigt, daß die Wirkung von Serotonin-Wiederaufnahmehemmern auf die Trinkmenge nicht so ausgeprägt ist, daß sich daraus ein klinisch bedeutsamer Effekt, zumindest bei nicht-depressiven Alkoholabhängigen, ableiten könnte (Übersicht in Soyka et al. 1997). Dies gilt insbesondere für die größeren Placebo-kontrollierten Doppelblinduntersuchungen, die zu dieser Frage durchgeführt wurden (Tab. 8-6).

Deutlich günstigere Ergebnisse wurden dagegen bezüglich der Besserung depressiver Syndrome durch Serotonin-Wiederaufnahmehemmer mitgeteilt. So erwies sich in einer 8wöchigen offenen Prüfung an allerdings nur 12 alkoholabhängigen Patienten mit Major Depression Fluoxetin (Fluctin®) in einer Dosis von 2040 mg/d sowohl zur Behandlung der Depressivität als auch auf das Trinkverhalten als effektiv (Cornelius et al. 1992). Eine weitere Untersuchung derselben Arbeitsgruppe (Cornelius et al. 1993) konnte wieder einen

Tabelle 8-6. Untersuchungen zur Wirkung von Serotonin-Wiederaufnahmehemmern bei Alkoholkranken. (Ergänzt nach Soyka et al. 1997)

Arzneimittel/Studie	Patienten [n]	Ergebnis
Citalopram		
Naranjo et al. 1987 (randomisiert, Placebo-kontrolliert)	216	Größere Anzahl abstinenter Tage
Naranjo et al. 1996 (randomisiert, Placebo-kontrolliert)	16	Größere Anzahl abstinenter Tage
Tiihonen et al. 1990 (randomisiert, Placebo-kontrolliert)	62	Geringere Trinkmenge und Drop-out-Rate, tendenziell geringere Gamma-GT
Fluoxetin		
Naranjo et al. 1990 (randomisiert, Placebo-kontrolliert)	29	Trinkmenge um 17 % reduziert
Kranzler et al. 1996 (randomisiert, Placebokontrolliert	60	Kein sicherer Effekt. Typ-B-Alkoholkranke zeigten schlechtere Ergebnisse
Gerra et al. 1992	28	Keine klaren Befunde. Mögliches Ansprechen von Patienten mit positiver Familienanamnese
Kabel und Petit 1996 Placebo-kontrolliert Doppelblind, 12 Wochen	28	Kein Effekt Auf Rückfallrate
Cornelius et al. 1997 Placebo-kontrolliert, Doppelblind. Depressive Alkoholiker	51	Effekt auf Depression und Trinkmenge
Sertralin *(bei depressiven Alkoholikern)*		
Salvato et al. 1995 (Abstract)	1	Antidepressiv wirksam
Moak und Anton 1995 (Abstract, offene Prüfung, 12 Wochen, Dosis 50–200 mg)	8	Antidepressiv wirksam, Trinkmenge
Zimeldin		
Naranjo et al. 1984		Schwere Nebenwirkungen

positiven Effekt von Fluoxetin auf die Affektivität schwer depressiver Patienten nachweisen. Neben Fluoxetin wurden bei depressiven Alkoholabhängigen auch Sertraline (Seroxat®, Tagonis®), Citalopram (Cipramil®) sowie andere Serotonin-Wiederaufnahmehemmer eingesetzt.

Einzelne Substanzen (Auswahl):

Fluoxetin
Fluctin (Lilly)
  oral: Kps. -20 mg (20, 50, 100 Kps.)
  Lsg. -4 mg = 1 ml (70 mg)

Fluvoxamin
Fevarin (Duphar)
  oral: Tbl. -50 mg (20, 50, 100 Tbl.)
  Tbl. -100 mg (20, 50 Tbl.)

Paroxetin
Seroxat (SmithKline Beecham)
  oral: Tbl. -20 mg (20, 50, 100 Tbl.)
  Tagonis (Janssen)
  oral: Tbl. -20 mg (20, 50, 100 Tbl.)

Citalopram
Cipramil, Sepram
  Tabletten 20 mg/40 mg
  20 Filmtbl. (N1)
  50 Filmtbl. (N2)
  100 Filmtbl. (N3)

Sertralin
Zoloft 50 mg
  20 Filmtbl. (N1)
  50 Filmtbl. (N2)
  100 Filmtbl. (N3)
Gladem 50 mg
  20 Filmtbl. (N1)
  50 Filmtbl. (N2)
  100 Filmtbl. (N3)

Zu den wichtigsten Nebenwirkungen von Serotonin-Wiederaufnahmehemmern gehören gastrointestinale Störungen, vor allem Übelkeit aber auch Gewichtsverlust, sowie Schlafstörungen und gelegentlich Angstzustände. In den meisten Untersuchungen haben sich Serotonin-Wiederaufnahmehemmer bei Alkoholabhängigen allerdings als gut verträglich und nebenwirkungsarm gezeigt. Eine Untersuchung mit Fluvoxamin (Kranzler et al. 1990) mußte allerdings wegen schlechter Verträglichkeit abgebrochen werden.

Bereits oben wurde auf die Gefahr toxischer Reaktionen vom Disulfiram-Typ bei Gabe von MAO-A-Hemmern bei gleichzeitiger Einnahme tyraminhaltiger, alkoholischer Getränke (Rotwein, dunkles Bier) hingewiesen. Weiter ist zu berücksichtigen, daß akute Alkoholaufnahme die mikrosomalen Enzyme in der Leber hemmt und so die Halbwertszeit von Antidepressiva verlängern kann. Längerer bzw. chronischer Alkoholkonsum führt dagegen häufig zu einer Induktion der mikrosomalen Enzyme und so unter Umständen zu einer schnelleren Metabolisierung von Antidepressiva. Nach Möglichkeit sind bei Alkoholabhängigen die Plasmaspiegel zu bestimmen.

Wie bei anderen psychotropen Substanzen auch ist die Gabe von Antidepressiva bei Patienten mit akuter Alkoholintoxikation kontraindiziert. Die dämpfende Wirkung der selektiven Serotonin-Wiederaufnahmerhemmer wird durch Alkohol weniger verstärkt als bei anderen Antidepressiva, da SSRis keine Histaminrezeptoren blokkieren.

8.2 Schizophrenie

Im Gegensatz zu affektiven Erkrankungen sind Schizophrenien vergleichsweise seltene psychische Störungen mit Prävalenzraten von etwa 0,6–0,8 (1%). Schizophrenie ist ein eher heterogenes Krankheitsbild mit sehr unterschiedlicher Symptomatik. Hauptmerkmale dieser Erkrankung sind psychotische Symptome während der floriden Phase der Erkrankung, ein erniedrigtes Leistungsniveau, das unter dem höchsten des früher erreichten liegt, sowie (für die Diagnosestellung wichtig) eine mindestens 6monatige Dauer der Symptomatik, die auch charakteristische prodromale und Residualsyndrome umfaßt. Nicht immer ist die Prognose der Schizophrenie ungünstig, die meisten Fälle verlaufen aber chronisch oder chronisch rezidivierend. Der Krankheitsbeginn liegt häufig im jungen Erwachsenenalter, obwohl auch ältere Patienten erkranken können. Leitsymptome schizophrener Erkrankungen sind vor allem Beeinträchtigungen im Bereich des inhaltlichen und formalen Denkens, der Wahrnehmung, des Affekts, des Selbstgefühls (Ichbewußtsein), der willentlichen Funktionen, der Psychomotorik sowie in anderen psychischen Bereichen. Im inhaltlichen Denken bestehen häufig Wahngedanken sowie psychotische Ich-Störungen. Am häufigsten ist ein Verfolgungs- und Beeinträchtigungswahn, aber auch Eifersuchtswahn, Liebeswahn oder andere Wahnsymptome können vorliegen. Zu den häufigsten psychotischen Ich-Störungen gehören Derealisation und Depersonalisation sowie Fremdbeeinflussungserleben (das Gefühl kontrolliert, beeinflußt zu werden etc.), auch Größenwahn, körperbezogener Wahn, religiöse oder nihilistische Wahnthemen können vorliegen. Das formale Denken ist häufig durch Lockerung der Assoziation, Denkzerfahrenheit und Perseverationen gekennzeichnet. Auch sprachliche Auffälligkeiten wie Neologismen kommen vor. Wahrnehmungsstörungen sind sehr häufig, wobei akustische Halluzinationen (meist in Form mehrerer Stimmen, die von Außen kommend erlebt werden) dominieren. Sie können vertraut, aber auch verletzend sein. Besonders gefährlich sind befehlende (imperative) Stimmen. Manchmal bestehen Halluzinationen auch nur aus Akoasmen (Geräuschen). Auch optische Halluzinationen und taktile Halluzinationen sowie Körperhalluzinationen können vorkommen, sind aber deutlich seltener. Dies gilt auch für Geschmacks- und Geruchshalluzinationen. Der Affekt schizophrener Patienten ist häufig flach oder inadäquat, das Gesicht erscheint meist unbewegt, die Stimme monoton. Bei inadäquatem Affekt stehen die Gefühlsäußerungen des Erkrankten in deutlichem Widerspruch zum Inhalt seiner Worte oder Vorstellungen. Besonders ausgeprägt sind diese Affektstörungen bei chronisch verlaufender Schizophrenie mit sogenanntem desorganisiertem Typus. Auch das Selbstgefühl, der Verlust der Ich-Grenzen sowie der Wille kann vor allem bei chronischen Verläufen gestört sein.

Deutlich beeinträchtigt sind bei Schizophrenen auch zwischenmenschliche Beziehungen. Der Patient erscheint häufig autistisch, in sich gekehrt, ist häufig nicht in der Lage dauerhafte persönliche Bindungen und Beziehungen, die manchmal auch als Überforderung erlebt werden, aufrecht zu erhalten. Es kommt oft zu sozialem Rückzug und emotionaler Isolierung. Besonders charakteristisch sind auch Störungen der Psychomotorik mit einer Verminderung der Spontanbewegung und der allgemeinen Aktivität. Es kann dabei einerseits zu katatonen Symptomen im engeren Sinne kommen bis hin zum katatonen Stupor (steife Haltung) und katatoner Rigidität, andererseits auch zu erregten motorischen Bewegungen (katatone Erregung) sowie zu inadäquaten und bizarren Handlungen. Manierismen, Grimassieren, die sogenannte wechselnde Biegsamkeit der Extremitäten (Flexibilitas cerea) gehören hinzu. Eine Fülle weiterer psychischer Auffälligkeiten, wie Verarmung der Sprache, dysphorische (depressive) Verstimmung und Illusionen, hypochondrische Befürchtungen etc. können hinzutreten.

Klinisch und nach dem Verlauf unterscheidet man verschiedene schizophrene Subtypen, die in Tab. 8-7 zusammenfassend dargestellt sind.

Seit längerem ist aus einer Reihe von klinischen und auch epidemiologischen Untersuchungen bekannt, daß schizophrene Patienten häufig einen Substanzmißbrauch betreiben. Dies betrifft überwiegend Alkohol, z. T. aber auch Psychostimulanzien und Cannabis, weniger dagegen Narkotika (Opioide). In breit angelegten klinischen Untersuchungen in Deutschland konnten Prävalenzraten von 20 bis über 40% für Substanzmißbrauch bei schizophrenen Patienten gefunden werden (Übersicht in Soyka et al. 1993). Noch aussagekräftiger sind epidemiologische Untersuchungen wie z. B. die oben zitierte Epidemiological Catchment Area Study. In dieser Untersuchung konnte ein etwa 4fach erhöhtes Risiko für Substanzmißbrauch (Alkoholismus) bei schizophrenen Patienten gefunden werden. In anderen Worten waren rund 1/3 der untersuchten schizophrenen Patienten suchtkrank.

Tabelle 8-7. Schizophrenie, schizotype und wahnhafte Störungen. (ICD-10-Klassifikation)

F20	Schizophrenie
F21	schizotype Störung
F22	anhaltende wahnhafte Störungen
F23	akute vorübergehende psychotische Störungen
F24	induzierte wahnhafte Störung
F25	schizoaffektive Störungen
F28	sonstige nichtorganische psychotische Störungen
F29	nicht näher bezeichnete nichtorganische Psychose

Diese hohe Komorbidität von schizophrenen Psychosen und Alkoholismus wirft eine Reihe von klinischen und therapeutischen Fragen auf. Zum einen ist festzustellen, daß gerade Schizophrene in klassische Entwöhnungstherapien oft kaum oder gar nicht zu vermitteln sind. Entsprechende Therapieeinrichtungen nennen häufig auch schizophrene Psychosen als Ausschlußkriterium für eine stationäre Aufnahme. Dies spiegelt die klinische Erfahrung wieder, daß schizophrene Patienten dem, für andere Alkoholabhängige häufig erwünschten, Gruppendruck im Rahmen psychotherapeutischer Sitzungen nicht gewachsen sind und es zu psychotischen Dekompensationen kommen kann. Zwar sind in den vergangenen Jahren in einer Reihe von Landes- und Bezirkskliniken entsprechende Therapiestationen für sogenannte Doppeldiagnosepatienten eingerichtet worden, trotzdem ist die Prognose schizophrener Patienten mit Alkoholismus in vielen Fällen als eher ungünstig einzustufen.

Therapie
Grundsätzlich unterscheidet sich die Pharmakotherapie schizophrener Patienten mit Alkoholismus nicht von der anderer schizophrener Patienten, d. h. eine ausreichende Remission psychotischer Symptome bei möglichst geringen Nebenwirkungen sollte erreicht werden. Eine Reihe von klinischen und z. T. auch epide-

miologischen Untersuchungen haben allerdings gezeigt, daß einerseits die Non-Compliance bei schizophrenen Patienten mit Substanzmißbrauch noch höher ist als bei anderen psychotischen Patienten (was wahrscheinlich zu einer erhöhten Hospitalisierungsrate führt), zum anderen haben einige Untersuchungen auch darauf hingewiesen, daß schizophrene Patienten mit Substanzmißbrauch möglicherweise aufgrund einer substanzmittelbedingten Hirnschädigung vermehrt an Neuroleptika-typischen Nebenwirkungen, vor allem extrapyramidalmotorischen Nebenwirkungen, leiden. Umgekehrt wurden gerade diese Nebenwirkungen auch als ein Grund für die Substanzmitteleinnahme schizophrener Patienten angesehen. In diesem Zusammenhang wird auch die sogenannte Selbstbehandlungshypothese genannt, nach der schizophrene Patienten zur Behandlung ihrer psychotischen, vor allem aber auch ihrer sogenannten Negativ-Symptomatik (Residual-Symptome wie Antriebsverflachung und Anhedonie) oder auch aufgrund einer allgemeinen sozialen Isolierung besonders gefährdet sind, Suchtmittel einzunehmen. In diese Richtung könnte auch die klinische Erfahrung deuten, daß Schizophrene häufig Psychostimulanzien wie Kokain und Amphetamine einnehmen, weniger dagegen die sonst bei Drogenabhängigen häufiger eingenommenen Opioide, wie z. B. Heroin.

Folgende Therapierichtlinien lassen sich bei schizophrenen Patienten vor diesem Hintergrund formulieren (Übersicht in Mueser et al. 1992; Siris 1990; Soyka 1996; Wilkins 1997).

Die Pharmakotherapie muß zunächst die hohe Non-Compliance schizophrener Patienten berücksichtigen. Wichtig ist vor allem der Ausschluß der Einnahme von Psychostimulanzien, die bekanntermaßen paranoide und vor allem halluzinatorische Symptome sowie Angst verschlimmern können. Solche Effekte können einer Pharmakotherapie entgegen stehen. Da einige Drogen, wie z. B. Cannabis, möglicherweise den Effekt von Antipsychotika antagonisieren können (Knudsen u. Vilmar 1984), ist ein entsprechender Mißbrauch bei der Therapieplanung zu berücksichtigen. Auch Alkohol kann mit der antipsychotischen Medikation interferieren. Sowohl Pharmakokinetik als auch Pharmakodynamik von Neuroleptika können durch Veränderungen der Proteinbindung oder des Metabolismus (z. B. durch Veränderung der Leberfunktion) bzw. durch eine Beeinflussung der zentralen Neurotransmission durch Wirkung auf Neurotransmitter oder Rezeptoren verändert werden. So konnte wiederholt gezeigt werden, daß Alkohol die Plasmaspiegel von Antipsychotika reduziert (Soni et al. 1991). Dabei ist allerdings zu berücksichtigen, daß ein enger Zusammenhang zwischen Plasmaspiegel von Neuroleptika und Therapieerfolg nicht besteht.

Dosierung: Generell sollten bei schizophrenen Patienten mit Substanzgebrauch eher hochpotente Neuroleptika mit möglichst keinen oder geringen anticholinergen Nebenwirkungen bevorzugt werden (Übersicht in Soyka 1996). Da sich durch einen Substanzmißbrauch (Alkohol oder Psychostimulanzien) induzierte zusätzliche Positivsymptome, wie z. B. Halluzinationen, bei suchtkranken Schizophrenen unter Abstinenz rasch bessern können, sollten zunächst hohe Dosen von Neuroleptika vermieden werden, vielmehr sollte der Dosisbereich etwa dem in der Therapie anderer Schizophrener entsprechen. Nur bei ausgeprägter psychotischer Symptomatik oder aggressiven Impulsen sind höhere Dosen von Neuroleptika indiziert. Siris (1990) empfahl Neuroleptika in einem Dosisbereich entsprechend 400–500 mg Chlorpromazineinheiten.

Auswahl des Wirkstoffs: Zahlreiche Neuroleptika haben starke anticholinerge Nebenwirkungen und können z. B. orthostatische Hypotension hervorrufen. Dies gilt vor allem für sogenannte niederpotente Neuroleptika. Diese sollten vor allem in der Akuttherapie suchtkranker Schizophrener vermieden werden. Antipsychotika mit starken anticholinergen Nebenwirkungen können einerseits mit verschiedenen illegalen Substanzen interferieren und haben andererseits auch ein etwas erhöhtes Risiko für kardiovaskuläre Nebenwirkungen. Butyrophenone vom Typ des Haloperidol oder einige Phenazin-Präparate haben relativ geringe anticholinerge Nebenwirkungen und verursachen weniger Hypotonie als andere Antipsychotika, so daß diese zumindest in der initialen Phase bevorzugt werden sollten.

Sofern in der Initialphase der Behandlung zusätzlich ein Sedativum notwendig ist, sollten Benzodiazepine in üblicher Dosierung bevorzugt werden. Trizyklika sollten dagegen ebenfalls wegen des Risikos anticholinerger Nebenwirkungen zunächst vermieden werden. Im klinischen Alltag bieten sich in der Pharmakotherapie suchtkranker Schizophrener vor allem Substanzen wie Haloperidol (Haldol®) sowie Flupentixol (Fluanxol®) an, die weiter unten dargestellt werden.

Behandlung Neuroleptika-induzierter Nebenwirkungen: Einige Befunde deuten darauf hin, daß verschiedene Rauschdrogen wie Alkohol oder Cannabis mit Neuroleptika interagieren können, zudem wurden für suchtkranke Schizophrene z. T. sehr hohe Nebenwirkungsraten bei Neuroleptika berichtet. So fanden z. B. Duke et al. (1994) bei Schizophrenen eine Prävalenzrate von 22% Alkoholmißbrauch. Hoher Alkoholmißbrauch war dabei signifikant assoziiert mit stärker ausgeprägten orofazialen Dyskinesien und Ataxie bei gleicher Medikation wie bei nicht-suchtkranken Schizophrenen. Höhere Prävalenzraten für tardive Dyskinesie bei suchtkranken Schizophrenen wurden auch von Dixon et al. (1992) und für Cannabis von Zaretsky et al. (1993) berichtet. Ob diese höheren Prävalenzraten auf Schädigungen der Hirnsubstanz oder andere Faktoren zurückzuführen sind, ist bislang nicht völlig klar.

Ein weiterer wichtiger Faktor ist die mögliche Induktion depressiver Syndrome durch Neuroleptika bei Schizophrenen, die im Einzelfall häufig schwierig von sogenannten Minussymptomen zu differenzieren sind. Mitunter wird in der Literatur diesbezüglich der Begriff akinetische Depression verwendet. Da depressive Syndrome sowie die sogenannte Minussymptomatik in einigen Untersuchungen als mitursächlich für den Substanzmißbrauch bei Schizophrenen angesehen wurden, bietet sich unter präventiven Aspekten vor allem der Einsatz von sogenannten atypischen Neuroleptika wie z. B. Clozapin (Leponex®) oder neueren Substanzen wie z. B. Olanzapin oder Risperidon an. Einige klinische Erfahrungen deuten aber darauf hin, daß Clozapin nicht grundsätzlich einen Substanzmißbrauch bei Schizophrenen vermindern kann (Sand u. Soyka 1997). Bei Einsatz klassischer Neuroleptika ist beim Auftreten entsprechender Nebenwirkungen, vor allem an den Einsatz von Biperiden (Akineton®), alternativ auch von Benztropine oder Tridhexiphenidyl (Artane®) zu denken (Übersicht in Soyka 1996). Bei Hyperkinesen kann unter anderem an Tiaprid (Tiapridex®) gedacht werden.

Bei ausgeprägten depressiven Syndromen sind in erster Linie trizyklische Antidepressiva wie Imipramin und Desipramin indiziert, die dann in Dosen gegeben werden sollten, wie sie auch bei primär affektiven Erkrankungen sinnvoll sind. Vor allem trizyklische Antidepressiva haben sich als effektiv in der Behandlung depressiver Syndrome bei Schizophrenen erwiesen (Übersicht in Soyka 1996), während die Kenntnisse über Serotonin-Wiederaufnahmehemmer, gerade im Hinblick auf depessive Syndrome bei Schizophrenen sehr gering ist.

Empfehlungen zur Pharmakotherapie suchtkranker Schizophrener sind in Tabelle 8-8 zusammenfassend dargestellt.

Rückfallprophylaxe: Die in Kap. 10 dargestellten sogenannten Antidipsotropika bzw. Anti-Craving-Substanzen sind bei suchtkranken Schizophrenen bislang nicht systematisch überprüft worden. Einige klinische Ergebnisse deuten darauf hin, daß das Medikament Flupentixol (Fluanxol®) nicht nur eine gute antipsychotische Wirkung, sondern auch einen gewissen rückfallprophylaktischen Effekt haben könnte.

Kasuistiken zeigten, daß sich Patienten mit schizophrenen Psychosen unter einer Therapie mit Flupentixol decanoat sowohl hinsichtlich der psychischen Grunderkrankung als auch ihres Alkoholismus deutlich verbesserten (Soyka u. Sand 1995). Vergleichbar günstige Ergebnisse hatte schon früher eine kleinere Untersuchung ergeben (Schilkrut et al. 1988). Eine weitere Untersuchung von Levin et al. (zitiert nach Wilkins 1997) an schizophrenen Patienten, die gleichzeitig Kokain nahmen (n=8, 40 mg Flupentixol alle 2 Wochen), zeigte, daß die Anzahl Kokain-negativer Urinanalysen und auch die Anzahl der Klinikbesuche anstiegen und umgekehrt negative Symptome weniger häufig waren. Flupentixol wird derzeit in einer offenen Prüfung an alkoholkranken Schizophrenen hinsichtlich der rückfallprophylaktischen Wirkung überprüft.

Auch wenn, insbesondere aus methodischen Gründen, Untersuchungen an sogenannten Doppeldiagnose Schizophrenen mit komorbider Suchterkrankung, wie z. B. Alkoholismus oder Kokainkonsum, sehr schwierig sind, deuten die vorliegenden Befunde doch darauf hin, daß ein gewisser, sogenannter Anti-Craving-Effekt speziell bei Schizophrenen mit komorbidem Substanzmißbrauch anzunehmen ist. Angesichts des gesicherten antipsychotischen Effekts von Flupentixol und der relativ guten Verträglichkeit, erscheint es

Tabelle 8-8. Empfehlungen zur Behandlung von Patienten mit einer Doppeldiagnose (Schizophrenie und Substanzmißbrauch). (Nach Soyka 1996)

Medikament	Dosis (mg/Tag)	Kommentar
Entgiftung		
Benzodiazepine		Hohe Dosen können notwendig sein. Begrenzung empfehlenswert wegen Abhängigkeitspotential
Diazepam	20–200	
Carbamazepin	600–1200	Indikation bei mildem Alkohol Entzug und epileptischen Anfällen
Schizophrenie		
Antipsychotika		Die Anwendung von Depotformen kann die Compliance erhöhen. Hohe Dosen sind im allgemeinen nicht notwendig.
Haloperidol	5–20	Nützlich, da geringe Inzidenz von anticholinergen Effekten.
Clozapin	50–600	Agranulozytose, Orthostatische Dysregulation und toxisches Delir können die Anwendung beschränken. Anticraving Effekte sind evtl. gegeben.
Flupentixol	5–20	Anticraving Effekte sind evtl. gegeben.
Nebenwirkungen von Antipsychotika		
Biperiden	2–12	Anticholinerge Effekte und die Gefahr des Mißbrauchs und eines toxischen Delirs können problematisch sein.
Amantadin	100–400	
Tiaprid	25–200	Anticraving Effekte sind evtl. gegeben.
Depression		
Imipramin	bis zu 150–200	Anticholinerge Effekte können problematisch werden. Nur verwendbar nach Abschluß der Entgiftung.
Desipramin	bis zu 150–200	Anticholinerge Effekte können problematisch werden. Nur verwendbar nach Abschluß der Entgiftung.
Rückfallprophylaxe		
Naltrexon	50	Wirksamkeit nicht bekannt bei schizophrenen Patienten mit Doppeldiagnose.
Acamprosat	1,3–2 g/d	Wirksamkeit nicht bekannt bei schizophrenen Patienten mit Doppeldiagnose.

klinisch naheliegend, besonders bei dieser Patientengruppe an eine Therapie mit Flupentixol zu denken. Selbstverständlich ist dabei zu berücksichtigen, daß Flupentixol auch in relativ niedriger Dosis, die für einen rückfallprophylaktischen Effekt schon ausreichend sein kann, im Einzelfall zu typischen Neuroleptika-assoziierten Nebenwirkungen führen kann.

An dieser Stelle sollten die wichtigsten bei Alkoholabhängigen eingesetzten Neuroleptika genannt werden:

Flupentixol
Fluanxol (Tropon)
   oral: Drg. -0,5 mg (50 Drg.)
   Drg. -5 mg (50 Drg.)
   Trpf. -50 mg= 50 Trpf.= 1 ml (10 ml)

Fluanxol Depot (Tropon)
   parenteral: Amp. -10 mg/0,5 ml (5 Amp.) (Fluanxol Depot 2%)
   Amp. -20 mg/1 ml (1,5 Amp.; Inj.fl. 3 ml, 10 ml)
   (Fluanxol Dep. 2%)
   Amp. -100 mg/1 ml (1 Amp) (Fluanxol Dep. 10%)

Haloperidol
Haldol-Janssen (Janssen)
   oral: Tbl. -1 mg (50 Tbl.)
   Tbl. 2 mg (50 Tbl.)
   Tbl. -5 mg (50 Tbl.)
   Tbl. -10 mg (20 Tbl.)
   Tbl. -20 mg (20 Tbl.)
   Trpf. -2 mg = 20 Trpf.=1 ml (30, 100 ml)
   Trpf. -10 mg = 20 Trpf.=1 ml (30, 100 ml)
   (Haldol-Janssen forte)
   parenteral: Amp. -5 mg/1 ml (5 Amp.)

Depotpräparat
   Haloperidoldecanoat (nur i.m.)

Haldol-Janssen Decanoat (Janssen)
   parenteral: Amp. -50 mg/1 ml (1,5 Amp., 10 ml Durchstechfl.)
   Amp. -150 mg/3 ml (1,5 Amp.)

Atypische Neuroleptika

Clozapin
Leponex (Wander Pharma)
    oral: Tbl. -25 mg (20, 50 Tbl.)
    Tbl. -50 mg (20, 50 Tbl.)
    Tbl.-100 mg (20, 50 Tbl.)
    parenteral: Amp.-50 mg/2 ml (10 Amp.) (nur i.m.)

Risperidon
Risperdal (Janssen, Organon)
    oral: Tbl.-1 mg (20, 100 Tbl.)
    Tbl.-2 mg (20, 50, 100 Tbl.)
    Tbl.-3 mg (20, 50, 100 Tbl.)
    Tbl.-4 mg (20, 50, 100 Tbl.)

Über andere atypische Neuroleptika, wie z. B. Olanzapin und Sertindol, liegen bei suchtkranken Schizophrenen bislang keine klinischen Erkenntnisse vor.

8.3 Angststörungen

In der ICD-10 unterscheidet man eine Reihe verschiedener Angststörungen (Tab. 8-9).

Dazu gehören phobische Störungen wie Panikstörung mit und ohne Agoraphobie, die generalisierte Angststörung, Angst und depressive Störung gemischt, sowie, etwas willkürlich, die Zwangsstörung sowie die posttraumatische Belastungsstörung.

Klinisch relevant sind im Zusammenhang mit Substanzmißbrauch vor allem die Panikstörung, die generalisierte Angststörung sowie phobische Störungen. Wesentliches Kennzeichen der Panikstörung sind wiederkehrende schwere Angstattacken (sog. Panikattacken), die unvorhergesehen und plötzlich auftreten, und nicht durch spezifische Situationen, die bei normalen Personen Angst auslösen, hervorgerufen werden (z. B. ein Überfall). Im Gegensatz zur Phobie treten die Panikattacken nicht in einer bestimmten Situation oder bei einem bestimmten phobischen Stimulus auf.

Tabelle 8-9. Neurotische-, Belastungs- und somatoforme Störungen. (ICD-10-Klassifikation)

F40 phobische Störung
    F40.0 Agoraphobie
        .00 ohne Panikstörung
        .01 mit Panikstörung
    F40. soziale Phobien
    F40.2 spezifische (isolierte) Phobien
    F40.8 sonstige phobische Störungen
    F40.9 nicht näher bezeichnete phobische Störungen

F41 sonstige Angststörungen
    F41.0 Panikstörung (episodisch paroxysmale Angst)
    F41.1 generalisierte Angststörung
    F41.2 Angst und depressive Störung, gemischt
    F41.3 sonstige gemischte Angststörungen
    F41.8 sonstige näher bezeichnete Angststörungen
    F41.9 nicht näher bezeichnete Angststörung

F42 Zwangsstörung
    F42.0 vorwiegend Zwangsgedanken oder Grübelzwang
    F42.1 vorwiegend Zwangshandlungen (Zwangsrituale)
    F42.2 Zwangsgedanken und -handlungen, gemischt
    F42.8 sonstige Zwangsstörungen
    F42.9 nicht näher bezeichnete Zwangsstörung

F43 Reaktionen auf schwere Belastung und Anpassungsstörungen
    F43.0 akute Belastungsreaktion
    F43.1 posttraumatische Belastungsstörung
    F43.2 Anpassungsstörungen
        .20 kurze depressive Reaktion
        .21 verlängerte depressive Reaktion
        .22 Angst und depressive Reaktion, gemischt
        .23 mit vorwiegender Störung anderer Gefühle

Leitsymptome sind:
- Atemnot (Dyspnoe), Beklemmungsgefühl und Schmerzen oder Unwohlsein in der Brust.
- Schwindelgefühle bzw. ein Gefühl der Unsicherheit oder Ohnmachtsanfälle.
- Palpitationen bzw. beschleunigter Herzschlag (Tachykardie).
- Zittern.
- Beben.

- Schwitzen.
- Übelkeit.
- Adominelle Beschwerden wie Meteorismus oder Diarrhoe, Obstipationen, und Schmerzen.
- Taubheitsgefühle, Kribbelgefühle, Hitzewallungen oder Kälteschauer.
- Gefühle von Depersonalisation oder Derealisation.
- Die Furcht zu Sterben (Myokardinfarkt).
- Die Furcht verrückt zu werden oder außer Kontrolle zu geraten.

Typischerweise entwickeln sich die Symptome innerhalb weniger Minuten und klingen nach meistens 10–30 Minuten, seltener länger, wieder ab. Häufige Folgen von Panikattacken sind eine Erwartungsangst (langanhaltende Furcht vor einer erneuten Attacke) bzw. das rezidivierende Auftreten von Panikattacken.

Häufig tritt die Panikstörung in Zusammenhang mit einer Agoraphobie auf. Die Patienten haben entweder Furcht vor offenen Plätzen oder auch vor Menschenmengen, z. B. in Geschäften und Supermärkten. Häufig ist auch die Befürchtung, sich auf einem solchen Platz nicht rechtzeitig in Sicherheit bringen zu können. Agoraphobien können auch ohne Panikstörungen auftreten, sind aber häufig mit rezidivierenden Panikattacken verknüpft.

Differentialdiagnostisch sind Angststörungen insbesondere von psychischen Störungen durch psychotrope Substanzen (bzw. organische Angststörungen) abzugrenzen. Von diesen Angststörungen sind die soziale Phobie sowie die generalisierte Angststörung zu differenzieren. Die soziale Phobie ist durch eine emotionale Furcht vor bestimmten Objekten, Plätzen, Situationen oder Aktivitäten gekennzeichnet. Diese Situationen werden gemieden oder sind ängstlich besetzt. Häufig liegt eine Erwartungsangst vor. Bei spezifischen Phobien besteht Furcht vor isolierten Objekten oder Situationen (z. B. Spinnen, Katzen, Schlangen, aber auch Prüfungen, geschlossene Räume), Klaustrophobie und ähnliches. Die sich aus der Angststörung ergebenden sozialen Behinderungen können unterschiedlich stark ausgeprägt sein.

Leitsymptome der generalisierten Angststörung sind eine unrealistisch übertriebene Angst und Besorgnis (Erwartungsangst) bezüglich verschiedener Lebenssituationen (z. B. Sorgen wegen Erkrankungen oder Angehörige). Die Angst ist meist frei fluktuierend, im Gegensatz zu Panikattacken treten die Ängste nicht plötzlich auf, sondern sind eher dauerhafter Natur. Zeichen motorischer Anspannung wie Zittern, Zucken oder Beben, Muskelspannung, Schmerzen und Empfindlichkeit, Ruhelosigkeit und leichte Ermüdbarkeit liegen häufig vor, ebenso Zeichen einer reaktiven Übererregbarkeit, Atemnot oder Erstickungsgefühl, Tachykardie oder Palpitationen, Schwitzen, kalte und feuchte Hände, Mundtrockenheit, Benommenheit, Übelkeit, Durchfall oder andere abdominelle Beschwerden, Hitzewallungen oder Kälteschauer, häufiges Wasserlassen, Schluckbeschwerden oder Kloßgefühl im Hals. Typisch ist auch eine Hypervigilanz und eine erhöhte Aufmerksamkeit (Gefühl ständigen Angespanntseins sowie Konzentrationsstörungen, Ein- und Durchschlafstörungen, Reizbarkeit).

Die Komorbidität von Angsterkrankungen mit Alkoholismus ist klinisch wie epidemiologisch gesichert. Eine Reihe von klinischen Untersuchungen haben gezeigt, daß zwischen 16 und 25% der Patienten mit Angsterkrankung gleichzeitig alkoholbedingte Probleme aufwiesen, während umgekehrt bei 22–68% der wegen Alkoholproblemen behandelten Patienten auch Angstsymptome gefunden wurden (Kushner et al. 1990). Hohe Prävalenzraten zur Komorbidität von Alkoholismus mit Angsterkrankungen wurden auch in einigen anderen Studien berichtet (Übersicht in Soyka 1995). Die oben erwähnte Epidemiological Catchment Area Study zeigte ein etwa zweifach erhöhtes Risiko von Alkoholismus bei Patienten mit Angsterkrankungen, wobei Frauen besonders betroffen sind. Die ECA-Study belegte insbesondere eine hohe Komorbidität der Panikstörung und Alkoholismus bei jungen, nicht aber bei älteren Individuen (Krystal et al. 1992). Neuere Ergebnisse der oben angesprochenen COGA-Studie zeigten ebenfalls eine hohe Komorbidität von Angsterkrankungen und Alkoholismus, deren Lebenszeitprävalenz gegenüber der Kontrollgruppe signifikant erhöht war (9,4% vs. 3,7%). Dies galt in erster Linie für die Panikstörung (4,2% vs. 1,0%), aber auch die soziale Phobie (3,2% vs. 1,4%), nicht aber für die Agoraphobie sowie Zwangsstörungen (Schuckit et al.1998).

Auf neurochemischer Ebene wurde sowohl eine Dysfunktion im serotonergen wie auch im noradrenergen sowie gabaergen System als mitverantwortlich für die hohe Komorbidität beider Störungen angesehen. Auch eine erhöhte zerebrale Erregbarkeit könnte hier eine Rolle spielen. Generell wird, wie auch für andere psychische Störungen, häufig die Selbstbehandlungs- oder Streßreduktionshypothese als Erklärungsmodell für die hohe Komorbidität beider Erkrankungen herangeführt. Der anxiolytische Effekt von Alkohol ist dabei seit langem bekannt. Eine systematische chronologische Beziehung zwischen dem Auftreten von Alkoholismus und Angsterkrankungen besteht nicht, offensichtlich ist in den meisten Fällen der Alkoholismus eher sekundär.

Differentialdiagnostisch sind organische Angststörungen, Mißbrauch anderer Substanzen, affektive Erkrankungen sowie gelegentlich einmal eine Hyperthyreose oder andere körperliche Erkrankungen auszuschließen.

Therapie
Die Behandlung der Angsterkrankung richtet sich nach den auch sonst üblichen therapeutischen Prinzipien. Im wesentlichen bieten sich hier sowohl psychotherapeutische als auch medikamentöse Therapien an. Unter den psychotherapeutischen Verfahren kommen vor allem Entspannungstechniken, aber auch Verhaltenstherapien bzw. kognitive Therapien zum Einsatz, erst in zweiter Linie tiefenpsychologische oder psychoanalytische Behandlungsansätze. Verhaltenstherapien werden speziell bei Panikstörungen mit und ohne Agoraphobie angewandt.

Auch die Pharmakotherapie von Angsterkrankungen bei Patienten mit gleichzeitigem Alkoholmißbrauch bzw. -abhängigkeit richten sich im wesentlich nach den auch sonst gültigen psychopharmakologischen Therapieprinzipien. Für die Akut-Behandlung, insbesondere bei Panikattacken sind vor allem Benzodiazepine geeignet, z. B. Lorazepam (Tavor®, 1–2,5 mg), bei Panikstörungen selber werden zum einen trizyklische Antidepressiva wie Imipramin (Tofranil®) oder Clomipramin (Anafranil®) eingesetzt, zum anderen aber Serotonin-Wiederaufnahmehemmer von Typ des Fluvoxamin (Fevarin®). In zweiter Linie ist auch an MAO-Hemmer zu denken.

Benzodiazepine sollten bei alkoholkranken Angstpatienten wegen der Gefahr sekundärer Abhängigkeitsentwicklung, wenn irgend möglich vermieden werden. Gleiches gilt für andere Hypnotika oder Sedativa mit Mißbrauchspotential.

8.3.1 Buspiron

Eine Reihe von Befunden deuten auf eine serotonerge Dysfunktion sowohl bei Angststörungen wie bei Alkoholismus hin (Tollefson 1991). Besonders gut belegt ist bei Alkoholabhängigen mit komorbider Angststörung die Wirkung des serotonerg wirkenden Anxiolytikums Buspiron (Bespar®), das kein oder nur ein ganz geringes Suchtpotential besitzt (Bohn u. Hersh 1994). Tierexperimentelle Untersuchungen haben gezeigt, daß Buspiron sowohl anxioloytisch wirken als auch den Alkoholkonsum vermindern kann. In den folgenden Jahren wurde eine Reihe klinischer Untersuchungen zur Effizienz von Buspiron als sogenanntem Anti-Craving-Medikament bei Alkoholabhängigen durchgeführt, die in Tabelle 8-10 zusammenfassend dargestellt sind.

Buspiron ist ein partieller Serotonin-Agonist und wirkt speziell auf den $5HT_{1A}$-Rezeptor, der sowohl an prä- wie postsynaptischen Membranen serotonerger Neuronen lokalisiert ist. Buspiron führt aber auch zu einer Verstärkung der Noradrenalin- und Dopaminaktivität und zu einem höheren Acetylcholin-Turnover und einer Herabregulierung cortikaler $5HT_2$-Rezeptoren.

Der anxiolytische Effekt von Buspiron bei nicht-suchtkranken Angstpatienten ist gesichert (Übersicht in Malec et al. 1996). Ob Buspiron tatsächlich den Alkoholkonsum unabhängig von seinem anxiolytischen Effekt verändert, ist umstritten, auch wenn einige tierexperimentelle Untersuchungen in diese Richtung deuten.

Bislang wurden 5 kontrollierte klinische Untersuchungen durchgeführt (Bruno 1989; Tollefson et al. 1992; Malcolm et al. 1992, Kranzler et al. 1994, Malec et al. 1996). Die ersten vier Untersuchungen bezogen sich auf Patienten mit Alkoholmißbrauch oder -abhängigkeit sowie sekundären psychopathologischen Auffälligkeiten, speziell Angsterkrankungen. Die fünfte Untersuchung bezog sich

Tabelle 8-10. Studien zur Wirksamkeit von Buspiron bei Alkoholkranken. (Nach Malec et al. 1996)

Autoren	Patienten	Studienverbleib	Konsum	Craving	Ängstlichkeit	Depression	Interpersonelle Sensitivität	Feindseligkeit	Psychopathologie-Schwere
Bruno (1989)	45	+	+	+	+	+	0	+	+
Tollefson et al. (1992)	42	+	-	+	+	+/-	+	+	+
Malcolm et al. (1992)	63	-	-	-	-	0	0	0	0
Kranzler et al. (1994)	42	+	-	0	+	0	0	0	0
Malec et al. (1996)	36	-	-	-	-	+	+	+	+

+: signifikant; -: nicht signifikant; +/-: signifikant bei Symptoms Checklist 90 revised, aber nicht signifikant bei Hamilton Depression Skala; 0 nicht untersucht

auf primär alkoholabhängige Patienten. Während die Untersuchung von Kranzler et al. (1994) einen Effekt von Buspiron speziell auf die Angstsymptomatik zeigen konnte, wurde ein Effekt auf das Alkohol-Craving nur in den Studien von Bruno (1989) und Tollefson et al. (1992) gefunden. Bei nicht ängstlichen Alkoholkranken war Buspiron dagegen wirkungslos (Malec et al. 1996).

Die Abbruchquote war unter Buspiron im Vergleich zu Placebo jeweils deutlich geringer. Das Nebenwirkungsprofil in den genannten Untersuchungen wurde als milde und die Toleranz von Buspiron überwiegend als gut beschrieben.

Wegen der im Vergleich zu anderen Psychopharmaka ungleich besseren Datenlage zur Beeinflussung von Angsterkrankungen bei Alkoholkranken durch Buspiron sollte dieses Medikament bevorzugt eingesetzt werden. Die Tagesdosis beträgt 15–30 mg (maximal 60 mg). Die anxiolytische Wirkung tritt etwa nach 14 Tagen ein.

Buspiron wird relativ rasch resorbiert, die Halbwertszeit beträgt 2–3 Stunden. Es wirkt anxiolytisch, ohne gleichzeitig zu sedieren und hat weder muskelrelaxierende noch antikonvulsive Eigenschaften. Reaktionsvermögen und Fahrtauglichkeit werden durch Buspiron wahrscheinlich nicht vermindert. Eine Verstärkung der Alkoholwirkung durch Buspiron tritt nicht ein. Ein Suchtpotential ist nicht bekannt. Entzugserscheinungen wurden bislang nicht beobachtet.

Als Nebenwirkungen sind Schwindel, Magenbeschwerden, Übelkeit, Durchfall, Kopfschmerzen, Nervosität, Erregung, Schlaflosigkeit, Benommenheit, bei höheren Dosen auch Dysphorie, bekannt.

Kontraindikationen sind akute Alkohol-, Schlafmittel-, Analgetika- und Psychopharmakaintoxikationen. Bei Myasthenie, akutem Engwinkelglaukom, schweren Leber- und Nierenfunktionsstörungen sowie während der Schwangerschaft sollte Buspiron ebenfalls nicht gegeben werden.

9 Alkoholintoxikation und hirnorganische Störungen

Chronischer Alkoholismus kann zu einer Vielzahl von psychischen und Verhaltensstörungen führen (Übersicht in Soyka 1995, 1997). Die wichtigsten neuropsychiatrischen Folgestörungen, die bei Alkoholabhängigkeit mit Störungen von Bewußtsein und Orientierung einhergehen können, sind
- die (schwere) Alkoholintoxikation,
- der sogenannte pathologische Rausch,
- das Alkoholdelir (s. Kap 6),
- das Wernicke-Korsakow-Syndrom,
- die Alkoholdemenz,
- die hepatische Enzephalopathie.

Leitsymptome sind dabei häufig Bewußtseinsstörungen bzw. Verwirrtheit. Verwirrtheitssyndrome im engeren Sinne können dabei bei einer Reihe relativ fest umschriebener neuropsychiatrischer Folgestörungen auftreten, aber auch im Rahmen anderer alkoholbedingter körperlicher Erkrankungen und Schädigungen (Tab. 9-1).

9.1 Alkoholintoxikation

Nach ICD-10 kann man die Alkoholintoxikation als akute Vergiftung ohne oder mit Komplikationen klassifizieren. Zu letzteren gehören Verletzungen und andere körperliche Schädigungen, medizinische Komplikationen, Delir, Wahrnehmungsstörungen, Koma, Krampfanfälle und als besondere Form der sogenannte pathologische Rausch. Bislang ist es der psychiatrischen Forschung nicht gelungen, eine klinisch befriedigende Klassifikation nach

Tabelle 9-1. Wichtige Differentialdiagnosen bei alkoholbedingten Verwirrtheitszuständen

Häufige Ursachen:
- Alkoholintoxikation
- Pathologischer Rausch
- Alkoholdelir
- Wernicke-Korsakow-Syndrom
- Alkoholdemenz
- hepatische Enzephalopathie

Seltenere Ursachen:
- Zustand nach epileptischem Anfall
- zentrale pontine Myelinolyse
- Hypoglykämie
- Ausgeprägte Malnutrition und Hypovitaminosen (Vitamin-B_1-Mangel, Nikotinsäure-Mangel etc.)
- Marchiafava-Bignami-Syndrom und zerebrale Gefäßschädigungen und Blutungen
- Andere körperliche Schädigungen

Schweregraden zu entwickeln, die auch forensischen Fragestellungen standhält. Klinisch wird meist zwischen leichten Rauschzuständen (BAK 0,5–1°/oo), mittelgradigen Rauschzuständen (BAK 1,5–2°/oo) und schweren Rauschzuständen (meist mit einer BAK von über 2–2,5°/oo) unterschieden. Vor allem bei letzteren kommt es zu zunehmenden Bewußtseins- und Orientierungsstörungen, Verwirrtheitssyndromen, illusionären Verkennungen, Angst und Erregung sowie einer Vielzahl von somatischen und neurologischen Auffälligkeiten. Als Extremform kommt es bei Blut-Alkohol-Konzentrationen von 4°/oo und mehr zum alkoholischen Koma. Die individuelle Empfindlichkeit ist im wesentlichen von der Alkoholgewöhnung, aber auch von hirnorganischen Faktoren, der Persönlichkeitsstruktur und situativen Einflüssen (z. B. Übermüdung und Erschöpfung) abhängig.

Therapie

Die Behandlung schwerer Alkoholintoxikationen ist unbefriedigend, da keine pharmakologischen Antidote zur Verfügung stehen

Tabelle 9-2. Wichtige Differentialdiagnosen schwerer Rauschzustände

Polyintoxikationen (z. B. opioine Barbiturate)

Hypoglykämie, Diabetes Mellitus

Schwere Leberfunktionsstörungen

Nierenfunktionsstörungen

Andere Stoffwechselstörungen

Störungen des Wasser-/Elektrolythaushalts

Schädel-Hirn-Trauma

Andere Traumen

Intra-/extrazerebrale Blutungen

Insult

Herz-Kreislauf-Erkrankungen

Epilepsie

Psychose

und auch der Alkoholmetabolismus praktisch nicht beeinflußt werden kann. Schwere Rauschzustände erfordern eine Reihe wichtiger diagnostischer Überlegungen (Tab. 9-2) zum Ausschluß von Komplikationen. Wegen der raschen Resorption von Alkohol im Magen ist eine Magenspülung oft nicht möglich, sie kann ggf. in den ersten beiden Stunden der Alkoholaufnahme vorgenommen werden. Bei den vergleichsweise häufigen Fällen von Polyintoxikationen kann sie dagegen indiziert sein. Hämodialyse und Peritonealdialyse sind nur bei Patienten mit extrem hoher Alkoholisierung und vitaler Gefährdung notwendig. Verschiedene Therapieversuche, etwa mit Opioid-Antagonisten vom Typ des Naloxon änderten an der Letalität schwerer Alkoholintoxikationen nichts (Übersicht in Soyka 1995). Bislang nur theoretische Bedeutung erlangt hat das Imidazodiazepin Ro 15-4513, ein inverser Benzodiazepin-Agonist, der Wirkungen von Alkohol antagonisieren kann. In der Therapie schwerer Intoxikationen hat sich diese Substanz nicht durchgesetzt. Sie ist zudem sehr toxisch.

9.2 Pathologischer Rausch

Als besondere Unterform der Alkoholintoxikation ist der – sehr seltene – pathologische Rausch anzusehen, ein ungewöhnlicher psychopathologischer Dämmerzustand mit paranoider Symptomatik oder Erregungszuständen. Typisch ist der schlagartige Beginn, wobei es zu heftigen aggressiven Durchbrüchen, Gewalttaten und psychotischem Erleben kommt. Auch ein in der Alkoholtherapie erfahrener Kliniker wird nur sehr selten mit dem sogenannten pathologischen Rausch konfrontiert, der eine Reihe wichtiger Differentialdiagnosen hat (Tab. 9-3). In der Regel tritt er nur bei verminderter Alkoholtoleranz (nach Schädel-Hirn-Trauma oder Enzephalitis) auf. Der Ausschluß eines pathologischen Rausches hat vor allem forensische Bedeutung.

Therapie
Bei einem pathologischen Rausch sollten in erster Linie Neuroleptika (z. B. Haloperidol 5–10 mg) gegeben werden. Tranquilizer und Hypnotika sind in der Regel wegen der Gefahr, Bewußtseinsstörungen zu verschleiern und der potentiell-additiven Wirkung von Alkohol und Tranquilizern ungünstig.

Typischerweise endet der pathologische Rausch in einem Terminalschlaf. Für das psychotische Erleben besteht eine weitgehende Amnesie.

9.3 Wernicke-Korsakow-Syndrom

Die diagnostischen Kriterien für das alkoholbedingte anamnestische Syndrom sind in Tab. 9-4 dargestellt.

Leichtere, mäßige bis deutliche hirnorganische Störungen sind bei Alkoholabhängigen recht häufig, ebenso neurologisch faßbare Hirnatrophien, die häufig frontal betont sind. Davon abzugrenzen ist das Wernicke-Korsakow-Syndrom, das häufiger erst autoptisch gesichert wird. Bei der Wernicke-Enzephalopathie treten als Prodomi oftmals gastrointestinale Symptome und Fieber auf, klinisch wegweisend sind für die akuten Fälle die Symptome Opthalmople-

Tabelle 9-3. Differentialdiagnose des pathologischen Rausches

Psychische Störungen
- Alkoholdelir, andere Delire
- Alkoholhalluzinose
- Andere organisch bedingte Psychosen
- Persönlichkeitsstörungen, z. B.:
- Soziopathie
- Hysterie
- Erregbare Persönlichkeit
- Manie, Zyklothymie
- Schizophrenie
- Paranoide Reaktionen
- Demenz

Hirnorganische Störungen
- Temporallappenepilepsie
- Enzephalitis
- Blutungen etc.
- Hirntumoren, Filiae
- Intoxikationen, insbesondere mit Kokain, Amphetaminen, Sedativa, Hypnotika, Tranquilizer
- Durchgangssyndrome z. B. bei Schädel-Hirn-Trauma

Metabolische Störungen
- Hypoglykämie
- Leber- und Nierenerkrankungen
- Hypoxie
- Fieber, Sepsis
- Hitzschlag-Exsikkose
- Simulation

gie, Ataxie und Bewußtseinsstörung. Bei den inaktiven Formen dominieren eher dementielle Veränderungen bzw. ein Korsakow-Syndrom. Morphologisch finden sich beim Wernicke-Korsakow-Syndrom eine Schrumpfung und bräunliche Verfärbung der Corpora mammilaria und der subendymalen Regionen im Bereich des III. Ventrikels, außerdem finden sich Schädigungen im Bereich des Thalamus, des Aquädukts, am Boden des IV. Ventrikels sowie im Vorderlappen des Kleinhirns und in basalen Anteilen des Vorderhirns. Pathophysiologisch ist für das Auftreten einer Wernicke-Enzephalopathie ein Thiaminmangel obligat, offensichtlich spielen

Tabelle 9-4. Diagnostische Kriterien für das alkoholbedingte amnestische Syndrom nach ICD-10 und DSM und Klinik des Wernicke-Korsakow-Syndrom. (Aus Preuss und Soyka 1997)

ICD-10:	DSM-IV:	Wernicke-Korsakow-Syndrom:
Störungen des Kurzzeitgedächtnisses Störungen des Zeitgefühls Fehlende Störung des Immediatgedächtnisses, des Bewußtseins und fehlende allgemeine Beeinträchtigung kognitiver Funktionen. Obwohl Konfabulationen ausgeprägt sein können, werden sie nicht als Voraussetzung für die Diagnose angesehen. Anamnestische oder objektive Beweise für einen chronischen Mißbrauch von Alkohol oder psychotropen Substanzen	Beeinträchtigung des Gedächtnisses im Sinne einer Einschränkung der Fähigkeit, neue Informationen zu lernen oder der Unfähigkeit, früher gelernte Informationen abzurufen. Die Störung des Gedächtnisses verursacht in bedeutsamer Weise Beeinträchtigungen in sozialen und beruflichen Funktionsbereichen, und stellt eine bedeutsame Verschlechterung gegenüber einem früheren Leistungsniveau dar. Die Gedächtnisstörung tritt nicht ausschließlich im Verlauf eines Delirs oder einer Demenz auf und hält über die übliche Dauer einer Intoxikation oder eines Entzuges hinaus an. Es gibt Hinweise, daß die Störung in ätiologischem Zusammenhang mit den andauernden Folgen einer Substanzeinnahme steht.	Wernicke Enzephalopathie: – Ataxie – Ophtalmoplegie – Bewußtseinsstörungen Ursache: Thiamin-Mangel Korsakow-Syndrom: – Gedächtnisstörungen – Bewußtseinsstörungen – Konfabulationen Substanzinduzierte Schäden vor allem am Frontalhirn, den Corpora mammilaria, dem Dienzephalon, um den Aquädukt und den 3. und 4. Ventrikel.

darüber hinaus genetisch bedingte Unterschiede im Thiaminstoffwechsel, insbesondere eine unterschiedliche Aktivität des Enzyms Transketolase eine große Rolle, darüber hinaus aber auch die neurotoxische Wirkung von Alkohol- sowie Leberfunktionsstörungen und andere sekundäre Stoffwechselveränderungen. Auf molekularbiologischer Ebene scheint vor allem eine Dysfunktion von NMDA-

Rezeptoren bedeutsam zu sein (Langlais u. Mair 1990; Übersicht in Preuss u. Soyka 1997). Differentialdiagnostisch ist neben den oben genannten Erkrankungen vor allem an andere bilaterale Störungen dienzephaler und mediotemporaler Strukturen zu denken, z. B. Schädel-Hirn-Traumen, Tumoren und Hypoxien, Vergiftungen, Infarkte und Infektionen (Herpes simplex!) sowie andere Erkrankungen, die zu Vitamin-B-Mangel führen (Malnutrition, Hämodialyse, Urämie, Tuberkulose oder Karzinome).

Das Korsakow-Syndrom selbst ist durch einen weitgehenden Verlust des Langzeitgedächtnisses, schwere Merkfähigkeitsstörungen, eine verminderte Auffassungsgabe, eine Beeinträchtigung des Perzeptionsvermögens, Konzentrations- und Antriebsstörungen, Verwirrtheit sowie (fakultativ) durch Konfabulationen gekennzeichnet. Auf neurochemischer Ebene wurden Dysfunktionen im Serotonin- und Noradrenalinstoffwechsel für das Auftreten der Gedächtnisstörungen verantwortlich gemacht.

Therapie
Für die Akutbehandlung der Wernicke-Enzephalopathie ist die rasche Zufuhr von Thiamin entscheidend. Gegeben werden Dosen von 300–400 mg täglich parenteral. Bekanntermaßen sprechen die Okulomotorikstörungen innerhalb weniger Stunden auf die Gabe von Thiamin an, wobei ein vertikaler Nystagmus aber auch längere Zeit persistieren kann (Victor 1992). Häufig ist die neurologische Symptomatik innerhalb von Tagen oder Wochen rückläufig.

Unter präventiven Aspekten ist bei Alkoholikern in schlechtem Allgemeinzustand eine besondere Vorsicht bei Glucoseinfusionen angezeigt, da diese den Vitamin-B_1-Bedarf erhöhen und damit ein Wernicke-Korsakow-Syndrom auslösen können.

Die Therapie des eigentlichen Korsakow-Syndroms ist schwierig und bisher nur an kleinen Fallzahlen untersucht (Übersicht in Preuss u. Soyka 1997). Einen Überblick hierzu gibt Tabelle 9-5.

Eine Reihe von experimentellen Therapieansätzen, z. B. mit Amphetamin und Methysergid oder DOPS (DL-threo-3,4-dihydroxyphenylserin, Langlais et al. 1988) und anderen Substanzen haben zu keinem oder keinem klaren Erfolg hinsichtlich der Verbesserung der

Tabelle 9-5. Medikamentöse Therapie des Korsakow-Syndroms. (Nach Preuss und Soyka 1997)

Autoren, Jahr	Design	Ergebnisse
McEntee und Mair, 1980	Vergleichsstudie, n=8 Clonidin, Amphetamin, Methysergid	Nur Clonidin zeigte signifikante Verbesserungen der Gedächtnisfunktion.
McEntee und Mair, 1980	Doppelblind, Placebo-kontrolliert, n=8 Clonidin	Signifikante Verbesserung der Gedächtnisfunktion.
Langlais et al., 1988	Doppelblind, Crossover, Placebo; Dihydroxyphenylserin	Verbesserung der Gedächtnisfunktionen nur in einem Subtest.
Mair und McEntee, 1986	Vergleichsstudie; Clonidin, L-Dopa, Ephedrin	Nur Clonidin zeigte signifikante Verbesserungen der Gedächtnisfunktion.
Moffoot et al., 1994	Placebo-kontrollierte Studie, n=18 Clonidin vs. Placebo	Keine klare Überlegenheit von Clonidin.
O´Carroll et al., 1993	Crossover, doppelblind; Clonidin vs Placebo	Keine Überlegenheit von Clonidin bei kognitiven Leistungen.
Martin et al., 1990, 1995	Fluvoxamin vs. Placebo, Crossover, doppelblind; n=10; unterschiedliche Diagnosen	Signifikante Verbesserung der Gedächtnisfunktionen unter Fluvoxamin mit 200–400 mg/d.
Stapelton et al., 1988	Fluvoxamin vs. Placebo, Crossover, doppelblind; n=10; Hirnorganisches Psychosyndrom b. chron. Alkoholkranken	Signifikante Verbesserungen der Gedächtnisfunktion und Anstieg der Serotonin-Metaboliten bei Patienten mit hohen Fluvoxaminspiegeln.
O´Carroll et al., 1994	Fluvoxamin vs. Placebo, Crossover, doppelblind, n=8	Keine Verbesserungen bei neurophysiologischen Tests und verbalen Kompetenzen.

Gedächtnisfunktionen oder neurophysiologischer Testergebnisse geführt (Soyka 1995).

Erste Hinweise auf eine Verbesserung der Gedächtnisfunktion unter Gabe von Clonidin (2mal 0,3 mg/d) stammen von McEntee und Mair (1980), wobei diese Befunde aber umstritten sind. Neuere Studien zeigten ebenfalls widersprüchliche Ergebnisse. Moffoot et al. (1994) berichteten über verbesserte verbale Fähigkeiten nach Gabe von Clonidin (bis 1,5 mg pro Tag). Diese waren allerdings sehr variabel und nicht signifikant von einer mit Kochsalz behandelten Vergleichsgruppe unterscheidbar. In einer gleichzeitig durchgeführten SPECT-Untersuchung konnte eine erhöhte 99mTc-Exametazime-Aufnahme im frontalen Kortex gegenüber einer placebobehandelten Vergleichsgruppe festgestellt werden. Keine Verbesserung von Gedächtnisfunktionen und neuropsychologischen Befunden an 18 Patienten unter Clonidin (bis 0,3 mg pro Tag) berichteten allerdings O´Carroll et al. (1993) aus der gleichen Arbeitsgruppe.

Martin et al. (1990, 1995) beschrieben Verbesserungen der Gedächnisfunktionen unter einer Therapie mit dem Serotonin-Wiederaufnahme-Hemmer (SSRI) Fluvoxamin (200–400 mg über 4–6 Wochen) an 6 Patienten mit einem Wernicke-Korsakow-Syndrom. Stapleton et al. (1988) untersuchten in einem doppelblinden Ansatz die Wirkung von Fluvoxamin in Dosen bis 200 mg über 4 Wochen an 10 Patienten mit einem alkoholbedingten hirnorganischen Psychosyndrom und fanden signifikante Verbesserungen der Gedächtnisfunktion in der Verum- gegenüber einer Placebogruppe.

Gegenteilige Befunde liegen allerdings von O´Carroll et al. (1994) vor. 8 Patienten, die in einem doppelblinden Versuchsansatz mit Fluvoxamin bis 200 mg pro Tag gegen Placebo untersucht wurden, zeigten keine Verbesserungen ihrer kognitiven Leistungen und der verbalen Kompetenz.

Über die Effektivität von NMDA-Rezeptor-Antagonisten liegen ebenfalls noch keine gesicherten Erkenntnisse vor. Der Glutamatmodulator Acamprosat (Campral®) ist aufgrund umfangreicher klinischer Untersuchungen im Indikationsbereich Rückfallprophylaxe der Alkoholabhängigkeit zugelassen worden (Übersichten in Soyka 1995; Soyka et al. 1997; s. Kap. 10.1). Über einen möglichen neuroprotektiven Wert von Acamprosat oder des in der Parkinsontherapie eingesetzten NMDA-Rezeptorblockers Memantine (PK Merz®) liegen bisher keine Befunde vor.

Im übrigen sind ein konsequentes Gedächtnistraining und die Vermittlung von Gedächtnishilfen am effektivsten (Morgan et al. 1990).

9.4 Alkoholdemenz

Die Alkoholdemenz stellt eine schwierige klinische Diagnose dar. Leitsymptome sind, wie auch bei anderen dementiellen Syndromen, eine kognitive Beeinträchtigung mit kritiklosem und urteilsarmen Denken, Persönlichkeitsveränderungen mit emotionaler und affektiver Abstumpfung, Affektlabilität mit z. T. depressiven, z. T. euphorischen Verstimmungen sowie andere dementielle Syndrome. Die Diagnose Alkoholdemenz ist im wesentlichen eine Ausschlußdiagnose (Tab. 9-6), wobei CCT oder NMR, Liquorunter-

Tabelle 9-6. Differentialdiagnose dementieller Syndrome bei Alkoholikern. (Modifiziert nach Soyka 1995)

Wernicke-Korsakow-Syndrom
Hepatische Enzephalopathie
„einfache" Alkoholdemenz
Marchiafava-Bignami-Syndrom (Corpus-Callosum-Atrophie)
bei akutem Beginn evtl. Alkoholentzugsdelir
akute Alkoholintoxikation
andere Intoxikationen (Brom, Drogen)
abnormer Rauschzustand
Postkontusionelle Hirnschädigung (subdurales Hämatom, Normaldruckhydrozephalus)

Z.N. Apoplex/Blutung, Vaskulitis bzw. Vaskulopathien, Multiinfarktdemenz
Stoffwechselstörungen:
– rezidivierende Hypoglykämien/Diabetes mellitus
– renale Insuffizienz
– Hypothyreose
– Nebennierenrindeninsuffizenz
– Hyperurikämie etc.
Sog. Alkoholepilepsie

M. Alzheimer
andere Demenzformen wie M. Pick

schwere Hypovitaminosen oder andere Malnutrition
Z.n. Enzephalitis, Meningitis (z. B. Borreliose)

HIV-Enzephalopathie
Syphilis
neurologische Erkrankungen (z. B. MS)

suchungen, Lues- und HIV-Serologie sowie eine Reihe klinisch-chemischer Parameter die Differentialdiagnose erleichtern können. Die kognitiven Defizite sind bei Alkoholabstinenz nicht progredient. Symptomatisch wird die Gabe von B-Vitaminen empfohlen. Piracetam trägt offensichtlich nicht zur Besserung kognitiver Defizite von Alkoholabhängigen bei (Fleischhacker et al. 1986). Über die Effizienz neuerer Nootropika, speziell Cholinesterasehemmer (z. B. vom Typ des Donezepil) ist wenig bekannt.

9.5 Hepatische Enzephalopathie

Die hepatische Enzephalopathie (s. auch Kap. 3) tritt bei schweren akuten oder chronischen Lebererkrankungen auf. Leitsymptom ist die Bewußtseinsstörung, andere Symptome des organischen Psychosyndroms, Störungen von Affektivität und paranoide Vorstellungen, Verwirrtheit, psychomotorische Unruhe können hinzutreten. Oft sind auch neurologische Störungen nachweisbar. Klinisch kann man eine sub(akute) von einer chronischen hepatischen Enzephalopathie unterscheiden.

Die akute hepatische Enzephalopathie wird häufig mit dem Alkoholdelir verwechselt. Typisch ist der Flapping-Tremor der ausgestreckten Hände. Auch unwillkürliche Muskelkontraktionen, Primitivreflexe, Hyperreflexie, Pyramidenbahnzeichen, neurologische Herdsymptome und epileptische Anfälle können vorliegen.

Bei der chronischen Enzephalopathie, die sich entweder als Folge eines hepatischen Komas oder eher schleichend bei Patienten mit Leberzirrhose entwickelt, stehen neben den verschiedenen neurologischen Ausfällen (Tremor, Ataxie, Dysarthrien, Primitivreflexe, choreoatethotische Bewegungen) vor allem psychische Auffälligkeiten im Vordergrund. Dazu können dementielle oder pseudoneurasthene Syndrome, Antriebsstörungen, Konzentrations- und Merkfähigkeitsdefizite oder andere neuropsychologische Auffälligkeiten gehören. Im EEG finden sich je nach Schweregrad der Enzephalopathie Allgemeinveränderungen, z. T. auch hochamplitudige Delta-Wellen. Differentialdiagnostisch sind vor allem Hepatopathien anderer Genese wie z. B. Morbus Wilson, Hämochromatose, Leberdystrophien, Leberkarzinome und vor allem Virushepatitiden abzugrenzen.

Pathophysiologisch scheinen neben einer Schädigung durch Alkohol oder seine Metaboliten auch andere Neurotoxine wie Ammoniak von herausragender Bedeutung zu sein. Blutungen, Infarkte und Vaskulopathien sowie rezidivierende Hypoglykämien können hinzutreten. Besondere Bedeutung scheinen Störungen der Blut-Hirn-Schranke und des Energiestoffwechsels im ZNS zu haben. Vor einigen Jahren wurde auch eine gestörte Neurotransmission durch Bildung falscher Neurotransmitter oder einen erhöhten gabaergen Tonus postuliert. Neuere Befunde deuten außerdem auch auf einen Zinkmangel als wichtigen Ko-Faktor hin (Grüngreiff 1996). Im wesentlichen wurde die hepatische Enzephalopathie auf eine exzessive Produktion des inhibitorischen Neurotransmitters Serotonin und die Bildung falscher Neurotransmitter (Octopamin) zurückgeführt, bei einem gleichzeitigen Mangel von erregenden Neurotransmittern wie Dopamin und Noradrenalin. Eine besonders interessante Hypothese ist die GABA-Hypothese der hepatischen Enzephalopathie. Sie ging von Befunden von Shafer und Jones (1982) aus, die erhöhte Konzentrationen von GABA im Blut von Patienten mit hepatischer Enzephalopathie nachgewiesen hatten. Eine Reihe von pathophysiologischen Mechanismen, die einer Verstärkung des GABA-ergen Tonus bei Lebererkrankungen zugrunde liegen können, wurden postuliert. Dazu gehörten:
- Ein Anstieg der Dichte von GABA-Rezeptoren.
- Eine erhöhte Affinität von GABA für die Rezeptoren.
- Eine vermehrte Freisetzung von GABA aus Synapsen.
- Eine verminderte Aufnahme von GABA aus dem synaptischen Spalt (Übersicht bei Cossar et al. 1997).

Zuletzt wurde auch diskutiert, ob die Funktion von GABA bei der hepatischen Enzephalopathie durch die Bindung endogener Benzodiazepin-Agonisten (sog. Endozepine) an den Benzodiazepin-Rezeptorkomplex verstärkt werden könnte. Eine ganze Reihe von Befunden deuten in diese Richtung. So konnten z. B. Mullen et al. (1990) bei Patienten mit hepatischer Enzephalopathie im Vergleich zu gesunden Kontrollen eine erhöhte Bindung von Benzodiazepin-

Liganden an Benzodiazepin-Rezeptoren zeigen. Auch die Plasma-Benzodiazepinaktivität war höher. Die chemische Natur dieser endogenen Benzodiazepine ist allerdings nicht klar. Aus diesen Befunden wurden auch therapeutische Konsequenzen gezogen. (Therapie mit Flumazenil, s. u).

Therapie
Während leichtere Formen der hepatischen Enzephalopathie häufig reversibel sind, bleiben bei schweren Enzephalopathien auch bei Alkoholabstinenz oftmals neuropsychologische Defizite zurück. Zur Verminderung des Ammoniakspiegels werden insbesondere diätetische Maßnahmen (Eiweißrestriktion), die orale Gabe von Neomycin, die Entleerung des Darmes sowie andere Maßnahmen zur Senkung der bakteriellen Ammoniakbildung im Kolon eingesetzt. Kontrovers wird der Einsatz verzweigtkettiger Aminosäuren oder des Benzodiazepin-Antagonisten Flumazenil beurteilt (Übersicht in Soyka 1997; Feuerlein et al. 1998). Obgleich mehrere Untersuchungen darauf hinweisen, daß der Benzodiazepin-Antagonist Flumazenil (Anexate) in der Therapie der hepatischen Enzephalopathie effektiv sein könnte (s. Kap. 3), ist die Datenlage aber insgesamt noch unbefriedigend.

Nur in einer Untersuchung wurde bislang Levodopa zur Verbesserung der hepatischen Enzephalopathie eingesetzt (Michel et al. 1980). Die erhaltenen Befunde sind sehr lückenhaft.

Wichtig ist in jedem Fall ein Ausgleich eventueller Elektrolytstörungen. Eine längerfristige Behandlung mit Zinkaspartat (Unizink 50, 3mal 1/d) senkte die Ammoniakkonzentration im Plasma und erhöhte den Zinkspiegel im Serum (Grüngreiff 1996), so daß bei manifestem Zinkmangel in jedem Falle substituiert werden sollte.

10 Pharmakogestützte Rückfallprophylaxe

Die Behandlung Alkoholabhängiger läßt sich nach Feuerlein et al. (1998) in die Kontakt-, Entgiftungs- Entwöhnungs- und Rehabilitationsphase gliedern (s. Kap. 1). Die eigentliche Behandlung der Alkoholabhängigkeit bis hin zur Abstinenz erfolgt dabei vor allem in der Entwöhnungs- und Rehabilitationsphase, in der bislang fast ausschließlich psychotherapeutisch/psychosoziale Behandlungsmaßnahmen sowie der Besuch von Selbsthilfegruppen zum Tragen kommen. Die Effizienz klassischer stationärer Entwöhnungstherapien mit meist mehrmonatiger Behandlungsdauer ist durch katamnestische Untersuchungen belegt. Allerdings liegen die Abstinenzraten kaum über 40%, oft sogar deutlich darunter.

Über viele Jahre stellte die Behandlung mit Disulfiram (Antabus®) die einzige pharmakotherapeutische Option bei Alkoholismus dar (s. Kap. 10.4). Neuere therapeutische und Forschungsansätze sind aber gerade im Bereich Alkoholismus erkennbar.

Schwierig und nicht einheitlich geregelt ist die Terminologie von Medikamenten, die die Rückfallrate bei Alkoholabhängigen senken können. Der Autor bevorzugt den Begriff „Antidipsotropika". Unter Antidipsotropika versteht man gezielt gegen den Alkoholrückfall gerichtete Substanzen ohne sonstige psychotrope Wirkung. Davon abzugrenzen ist die pharmakologische Behandlung Alkoholabhängiger mit komorbiden psychischen Störungen (s. Kap. 9). Häufig, aber sachlich nicht ganz zutreffend, wird für die angesprochene Substanzgruppe der Begriff „Anti-Craving-Substanzen" benutzt, der impliziert, daß entsprechende Substanzen das Alkoholverlangen (Craving) und damit die Rückfallgefährdung reduzieren können. Aus klinischer und wissenschaftlicher Sicht ist anzumerken, daß zum einen der Begriff Craving inhaltlich noch nicht ausreichend bestimmt ist und auch entsprechende Untersuchungsinstrumente zur (quantitativen) Erfassung von Craving nur begrenzt zur Verfügung stehen, zum anderen konnte in den meisten unten angesprochenen klinischen Untersuchungen gerade kein klarer Zusammenhang zwischen dem Auftreten von Craving und Alkoholrückfall bzw. ein Anti-Craving-Effekt verschiedener Medikamente gezeigt werden. Korrekter ist der Begriff Antidipsotropika, der, ähnlich wie der Begriff Antidepressiva, eine bestimmte Wirkung, nicht aber einen bestimmten Wirkmechanismus impliziert. In der Roten Liste werden entsprechende Substanzen, wie Disulfiram (Antabus®) oder Acamprosat (Campral®) unter dem Begriff „Entwöhnungsmittel" zusammengefaßt.

Eine sog. Anti-Craving-Substanz sollte zumindest folgende Forderungen erfüllen:
- Geringe Rückfallrate bzw. höhere Abstinenz bei Alkoholabhängigen.
- Keine psychotropen Effekte bzw. Nebenwirkungen.
- Kein Suchtpotential.
- Keine Interaktion mit Alkohol.
- Günstiges Nebenwirkungsprofil (insbesondere nicht hepatotoxisch).
- Einsatz auch bei Patienten in reduziertem Allgemeinzustand möglich.

Zur Pharmakotherapie der Alkoholabhängigkeit bzw. arzneimittelgestützten Rückfallprophylaxe sind in den vergangenen Jahren verschiedene Substanzen eingesetzt worden, wobei es sich überwiegend um Psychopharmaka und nur z. T. um gezielt entwickelte Antidipsotropika handelt. Einige dieser Substanzen dienen im wesentlichen der Therapie komorbider psychischer Störungen und wurden in Kap. 9 bereits ausführlich beschrieben. Selektiv zur Rückfallprophylaxe bei Alkoholabhängigen wurden in den vergangenen Jahren vor allem glutamaterge Substanzen (Acamprosat), Opiatantagonisten sowie dopaminerge und serotonerge Substanzen eingesetzt, die im Folgenden dargestellt werden sollen.

10.1 Acamprosat (Campral®)

10.1.1 Theoretischer Hintergrund

Glutamat ist der wichtigste, im ZNS weit verbreitete, aktivierende Neurotransmitter. Glutamat wirkt auf verschiedene Glutamat-Rezeptorsubtypen, von denen speziell der N-Methyl-D-Aspartat (NMDA)-Rezeptorsubtyp für den Bereich Alkoholabhängigkeit von Bedeutung ist. Seine Aktivierung führt über die Öffnung eines Kationenkanals zum Einstrom von Natrium- und vor allem Calciumionen in die Zelle und damit zu einer Depolarisation der Nervenzellenmembran. Alkohol in nicht toxischen Konzentrationen verstärkt die Öffnung der Kationenkanäle und damit die Erregbarkeit der Zellen. Hohe Dosen von Alkohol wirken dagegen NMDA-antagonistisch. Eine Dysfunktion im Glutamat-System wird heute nicht nur mit Alkoholismus, sondern auch mit anderen, vor allem neurodegenerativen Veränderungen, in Verbindung gebracht. Eine Überfunktion des glutamatergen Systems kann zum exzitotoxischen Zelltod führen.

Seit längerem ist bekannt, daß sich bei chronischer Alkoholbelastung die Zahl, Struktur und Funktion der glutamatergen NMDA-Rezeptoren ändert. Beim Alkoholentzug kommt es zu einer wahrscheinlich verstärkten Aktivität der NMDA-Rezeptoren mit lang anhaltender erhöhter neuronaler Erregbarkeit, was sowohl mit verschiedenen Entzugssymptomen wie auch mit neurologischen Folgeschäden, speziell epileptischen Anfällen, in Verbindung gebracht wird. Einige Autoren gehen davon aus, daß die über das Glutamatsystem vermittelte gesteigerte Erregbarkeit auch Teil des protrahierten Alkoholentzugssyndroms bzw. Grundlage von Craving ist (Übersicht in Soyka 1995, 1997). Eine Dysfunktion im Glutamatsystem wird im übrigen heute nicht nur mit epileptischen Anfällen assoziiert, sondern mit einer Vielzahl alkoholbedingter neuropsychiatrischer Folgeschäden, wie z. B. dem Wernicke-Korsakow-Syndrom, der Kleinhirnatrophie, der alkoholischen Embryopathie und anderen (Übersicht in Tsai et al.1995).

Somit liegt der Gedanke nahe, alkoholbedingte Veränderungen im glutamatergen System pharmakologisch zu beeinflussen. Präklinisch wurden dabei bislang der NMDA-Antagonist Memantine sowie der NMDA-Modulator Acamprosat eingesetzt, wobei bislang nur letztere Substanz klinische Relevanz erlangt hat (bzw. in klinischen Untersuchungen überprüft wurde).

10.1.2 Wirkungen

Acamprosat weist strukturelle Ähnlichkeiten mit Taurin, aber auch mit GABA auf. Der exakte Wirkmechanismus ist bislang noch nicht völlig klar (Liileton 1995). Die meisten Befunde deuten aber darauf hin, daß Acamprosat im wesentlichen über das Glutamatsystem wirkt und zu einer Inhibition der alkoholbedingten neuronalen Übererregbarkeit durch Antagonisierung der erhöhten Aktivität exzitatorischer Neurone und einer Reduktion des Einstroms von Calciumionen führt. Acamprosat bindet auch an $GABA_B$-Rezeptoren und verstärkt die synaptosomale GABA-Aufnahme. Die Substanz beeinflußt wahrscheinlich auch schwach das serotonerge sowie das Adrenalinsystem (Übersicht in Wilde u. Wagstaff 1997). Im Tiermodell reduziert Acamprosat dosisabhängig die freiwillige Alkoholaufnahme bei alkoholgewöhnten Ratten, ohne die Nahrungs- oder Flüssigkeitsaufnahme insgesamt zu beeinflussen. Dieser Effekt kann durch den $GABA_A$-Rezeptor-Antagonisten Bicucullin antagonisiert werden. Die Langzeitgabe von Acamprosat verstärkte im Tiermodell nicht die akut oder chronisch toxischen Effekte von Alkohol. Ein Suchtpotential ist aufgrund der vorliegenden tierexperimentellen und klinischen Untersuchungen nicht zu erkennen.

10.1.3 Pharmakokinetik

Acamprosat ist hydrophil, es konnte aber gezeigt werden, daß es dennoch die Blut-Liquor-Schranke überschreitet und in das Gehirn penetriert. Acamprosat bindet nicht an Proteine. Bei Gesunden hat die Substanz eine Halbwertszeit von etwa 13 Stunden, pharmakologisch aktive Metabolite sind nicht bekannt. Steady-state-Plasmaspiegel werden nach 7tägiger Gabe erreicht. Wegen der relativ schlechten Bioverfügbarkeit sind im Vergleich zu anderen Psychopharmaka relativ hohe Dosen von Acamprosat notwendig. Bei einem Körpergewicht von über 60 kg wird eine Dosis von 2 g pro Tag (entsprechend 6x333 mg) empfohlen.

10.1.4 Wirksamkeit

Die klinischen Erfahrungen zur Wirksamkeit von Acamprosat in der Rückfallprophylaxe Alkoholabhängiger gehen bis in das Jahr 1985 zurück. Damals fanden Lhuintre et al. (1985) in einer Placebo-kontrollierten Doppelblindstudie von 3monatiger Dauer eine signifikant geringere Rückfallrate der mit Acamprosat (1,3 g/d) behandelten Probanden. Ähnliche Ergebnisse lieferte im Jahr 1990 eine breiter angelegte Untersuchung derselben Arbeitsgruppe an 569 Patienten (Lhuintre et al. 1990).

Seit Anfang der 90er Jahre wurden europaweit an insgesamt über 4000 Patienten eine Reihe Placebo-kontrollierter Doppelblindstudien zur Frage der Wirksamkeit von Acamprosat in der Rückfallprophylaxe der Alkoholabhängigkeit durchgeführt. Mit einer Ausnahme (Studie von Chick et al. 1996) zeigten alle diese Untersuchungen eine positive Wirkung von Acamprosat auf die Rückfallrate entzogener Alkoholabhängiger (Tab. 10-1).

In Deutschland wurde von Saß et al. (1996) eine Placebo-kontrollierte Doppelblindstudie an 272 Patienten durchgeführt (Behandlungszeitraum 48 Wochen), wobei sich während des gesamten Behandlungszeitraums eine signifikant niedrigere Rückfallrate in der Gruppe der mit Acamprosat behandelten Patienten bzw. eine geringere Anzahl „nasser" Tage und eine niedrigere Drop-out-Rate zeigte. Am Behandlungsende waren 42,8% der mit Acamprosat behandelten Patienten, aber nur noch 20,7% der mit Placebo behandelten Patienten abstinent (p <0,01, s. Abb. 10-1).

Eine Reihe weiterer wichtiger Untersuchungen wurde in Österreich, Belgien und Italien durchgeführt. In einer Untersuchung von Whitworth et al. (1996) an 448 Patienten (Behandlungszeitraum 360 Tage) zeigte sich ebenfalls eine signifikant höhere Anzahl „trokkener" Tage in der Versuchsgruppe, wobei allerdings die Abstinenz-

Tabelle 10-1. Wirksamkeit von Acamprosat bei alkoholabhängigen Patienten in der Entwöhnungsphase: Zusammenfassung von randomisierten multizentrischen, Placebo-kontrollierten Doppelblindstudien (*p≤0,05 Kontrolle). (Modifiziert nach Wilde und Wagstaff 1997)

Literatur	Patienten	Behandlung Wirkstoffe u. Dosis (g/d)	Dauer (Monat)	Abstinente Patienten: % Monate	Abstinenzdauer gemittelt (Tage)	Weitere Ergebnisse	Gesamtwirksamkeit
Besson	118	A	12	25[e*]	137[c]		A>P;
		A + D			185[c]		A+D>=oder D;
		P		5[e]	75[c]		A>=
		P + D			112[c]		
Ladewig[a]	29	A[b]	6	12	1:75*		A>P
				6:43			
				12:26	122[c]		
	32	P		1:42			
				6:23			
				12:13	77,5[c]		
Lhuintre	181	A (1,3)	3			GGT; 1,4-fach erhöht (A)* 2-fach erhöht (P)	A>P
	175	P				% d. Pat. mit Verbesserung bei Zittern von Mund: 98 (A)* vs 85 (P) bzw. Zunge: 92 (A)* vs 81 (P)	A>P
Paille[a]	188	A (1,3)	12 (+6 Monate Nachbeobachtung)	6:27		Klein. Betreuung (6, 12 u. 18 Mon) (A>P)	A (1,3 u. 2)>P A (2)>=A (1,3)
				12:18	135[d]; 198[c]	% nach 12 Mon. abstinenter Pat. 18: A>P 92 (A)* vs 81 (P)	

Tabelle 10-1. *Fortsetzung*

Literatur	Patienten	Behandlung Wirkstoffe u. Dosis (g/d)	Dauer (Monat)	Abstinente Patienten: % Monate	Abstinenzdauer gemittelt (Tage)	Weitere Ergebnisse	Gesamtwirksamkeit
Paille[a]	188	A (1,3)	12 (+6 Monate Nachbeobachtung)	6:27 12:18	135[d]; 198[c]	Klin. Betreuumg (6, 12 u. 18 Mon) % nach 12 Mon. abstinenter Pat. 18: A>P sowie solcher, die Alkohol in <10% der Zeit konsumierten: 33 (A)* vs 24(P)	A (1,3 u. 2)>P A (2)>=A (1,3) (A>P
	173	A (2) dann P		6:32* 12:19	153[d]; 223[c*]		
	177	P		6:19 12:11	102[d]; 173[c]		
Pelc[a]	55	A[b]	6	24*	60[c*]	CGI (% d. gebesserten Pat.): 31 (A)* vs 13 (P) GGT 1,2-fach erhöht (A)*; 2,5-fach erhöht (P)	A>P
	47	P	4		49[c]		
Sass[a]	136 (66)	A[b]	12 (+12 Mon. Nachbeobachtung)	2:67 12:43 24:40	224[c*] 24:387[c*]	Tage bis 1. Rückfall im Mittel: 165(A)* vs 112 (P)	A>P
	136 (38)	P		2:50 12:21 24:17	163[c] 24:251[c]		

Tabelle 10-1. *Fortsetzung*

Literatur	Patienten	Behandlung Wirkstoffe u. Dosis (g/d)	Dauer (Monat)	Abstinente Patienten: % Monate	Abstinenzdauer gemittelt (Tage)	Weitere Ergebnisse	Gesamtwirksamkeit
Whitworth[a]	224 (148)	A[b]	12 (+12 Mon. Nachbeoachtung)	12:18*	139[c*]		A>P
				24:12*	231[c*]		
	224 (148)	P		12:7	104[c]		
				24:5	183[c]		

[a] Intention-to-treat Analyse
[b] Dosierung nach Körpergewicht: bis 60 kg : 1,3 g/d, über 60 kg : 2 g/d (ohne Angabe: keine Dosis im Originalbericht enthalten)
[c] Kumulative Abstinenzdauer (Summe der Abstinenzphasen während der Studie)
[d] Dauer der kontinuierlichen Abstinenz (Zeit bis zum ersten Alkoholkonsum)
[e] „Kumulative Abstinenz-Überlebens-Rate" (nicht definiert)
GGT: Vielfache des oberen Normalwertes (25 bis 60 IU/L)

Abkürzungen und Symbole:
CGI Clinical Global Impression; D Disulfiram, GGT γ-Glutamyl Transferase; Pat: Patienten; > zeigt einen signifikanten besseren Unterschied an (p <0,05) bei einem oder mehreren Parametern als Placebo; > = zeigt im Vergleich eine Tendenz (p>0,05) in Richtung eines besseren Effektes; * p<0,05 vs Placebo; A Acamprosat; P Placebo

rate insgesamt niedriger war als in der deutschen Untersuchung (20% vs. 7%). Untersuchungen von Poldrugo et al. (1994) und Paille et al. (1995) lieferten vergleichbare Ergebnisse.

Aufgrund der mitgeteilten Untersuchungsergebnisse kann wenig Zweifel daran bestehen, daß Acamprosat in der Lage ist, die Rückfallrate bei Alkoholabhängigen zumindest in einem Teil der Fälle zu senken.

Die Rote Liste nennt als Anwendungsindikation „zur Unterstützung der Aufrechterhaltung der Abstinenz beim alkoholabhängigen Patienten". Dies impliziert, daß aus klinischer Sicht erst ein Entzug

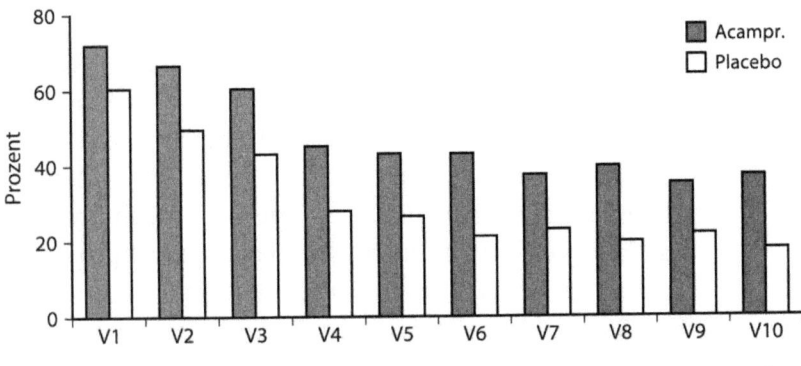

V-1: 4 Wochen
V-6: Ende der Pharmakotherapie, 48 Wochen
V-10: Ende des medikamentenfreien Nachbeobachtungsintervalls, 96 Wochen
Acampr.: V2,V3,V9 p < 0,05; V4-V8, V10 p < 0,01

Abb. 10-1. Abstinenzrate im Verlauf der Studie (Intention-to-Treat). (Nach Sass et al. 1996)

durchgeführt bzw. eine zumindest kurzzeitige Abstinenz erreicht werden sollte, bevor die Behandlung mit Acamprosat begonnen werden sollte. Ob es klinisch Sinn macht, Patienten auch bei nicht erreichter Abstinenz bereits mit Antidipsotropika vom Typ des Acamprosat anzubehandeln, wird klinisch kontrovers diskutiert und muß noch Gegenstand weiterer Prüfungen sein.

10.1.5 Nebenwirkungsprofil

Da Acamprosat seit 1989 in Frankreich erhältlich ist und bislang europaweit meist über 4000 Patienten mit dieser Substanz im Rahmen klinischer Studien behandelt wurden, liegen relativ verläßliche Angaben zum Nebenwirkungsprofil der Substanz vor (Übersicht in Soyka 1997). Die Substanz ist allgemein gut verträglich. Häufige Nebenwirkungen waren gastrointestinale Symptome, wie z. B. Durchfall, Magendrücken, auch Kopfschmerzen, die aber etwa in der deutschen Untersuchung nicht öfter vorkamen als in der Placebogruppe.

Die Häufigkeit von Durchfall ist offensichtlich dosisabhängig, in vielen Fällen sistiert eine milde Form von Durchfall auch bei Dosisreduktion. Selten wurden bei Acamprosat Pruritus, abdominelle Beschwerden, Übelkeit, Erbrechen, Müdigkeit oder Benommenheit berichtet. Hautveränderungen im Sinne eines Arzneimittelexanthems wurden gelegentlich beschrieben und führen dann häufiger zum Therapieabbruch. Intoxikationen mit Acamprosat sind ausgesprochen selten, da die therapeutische Breite sehr hoch ist. In klinischen Studien war die Anzahl schwerer Nebenwirkungen bei mit Acamprosat behandelten Patienten nicht höher als in den Placebogruppen.

Sehr selten sind Störungen der sexuellen Erregbarkeit, Verwirrtheit und Schlafstörungen.

Ein Nachteil ist, daß aufgrund der relativ schlechten Liquorgängigkeit therapeutische Dosen im Bereich von 1,3–2 g/d die Einnahme von 4–6 Tabletten erforderlich macht, was in den klinischen Prüfungen kaum ein Problem darstellt, in der täglichen Praxis aber im Einzelfall von Nachteil sein kann. Die Herstellung von Tabletten mit einem höheren Wirkstoffgehalt (derzeit 333 mg/Tbl.) wird angestrebt.

Die wichtigste Kontraindikation für Acamprosat stellt wegen des Calciumanteils des Moleküls das Vorliegen einer Hyperkalzämie dar.

Nicht gegeben werden sollte Campral auch bei Störungen der Nierenfunktion (Serumkreatinin über 120 µmol/l) sowie bei schweren Störungen der Leberfunktion (Childs-Pugh-Klasse-C) und bei Kindern und Patienten über 65 Jahren. Nierensteine stellen eine Anwendungsbeschränkung dar. Auch während der Stillzeit sollte Acamprosat nicht gegeben werden. Patienten mit Zustand nach Nierensteinleiden sind während einer Acamprosat-Therapie sorgfältig zu überwachen.

Eine psychotrope Wirkung hat Acamprosat offensichtlich nicht (keine Sedierung!) und ein Suchtpotential ist nicht erkennbar.

Die Toxizität von Alkohol wird durch die gleichzeitige Einnahme von Acamprosat nicht verändert.

Insgesamt lassen die vorliegenden Untersuchungen ein günstiges Nebenwirkungsprofil erkennen.

10.1.6 Interaktionen

Hinweise auf klinisch relevante Interaktionen mit Psychopharmaka (Diazepam, Oxazepam, Phenobarbital, Meprobamat, Imipramin) oder mit Disulfiram liegen nicht vor.

10.1.7 Offene Fragen

Für die Behandlung mit Acamprosat ergeben sich trotz der mitgeteilten positiven Ergebnisse klinischer Prüfungen eine Reihe von offenen Fragen, die zum einen die Behandlungsdauer, zum anderen die Indikation bei bestimmten Patientengruppen betreffen.

Die mit Acamprosat durchgeführten klinischen Prüfungen erstreckten sich über einen Behandlungszeitraum von 3, meist aber 6–12 Monaten. Da die Rückfallrate entzogener Alkoholabhängiger in den ersten 6–12 Monaten nach abgeschlossener Therapie am höchsten ist, erscheint aus klinischer Sicht eine pharmakologische Rückfallprophylaxe von Patienten gerade in diesem Zeitraum sinnvoll. Es ist aber aus klinischer Sicht nicht auszuschließen, daß bei einigen Patienten möglicherweise auch eine längere rückfallprophylaktische Behandlung indiziert sein könnte. Diesbezüglich bestehen aber trotz fehlender toxikologischer Bedenken bislang kaum klinische Erfahrungen.

Eine zweite wichtige Frage ist, welche Patienten besonders von einer Behandlung mit Anti-Craving-Substanzen profitieren und welche nicht. Klar ist, daß nur ein Teil der Alkoholabhängigen eine solche Behandlung akzeptieren und von ihr profitieren wird. Aus klinischer Sicht mag die Behandlung mit Anti-Craving-Substanzen wie Acamprosat vor allem für sog. Frühfälle von Alkoholabhängigkeit besonders indiziert sein, obwohl in den klinischen Prüfungen zum Wirksamkeitsnachweis von Acamprosat überwiegend langjährige Alkoholabhängige eingeschlossen wurden. Ein verläßlicher biologischer Parameter, der eine etwaige Dysfunktion im glutamatergen System anzeigen könnte, existiert bislang nicht.

Der dritte Problembereich betrifft die Verknüpfung der pharmakologischen Rückfallprophylaxe mit den „klassischen" Entwöhnungs- und Rehabilitationsmaßnahmen.

Da die Therapie von Alkoholkranken zum Großteil außerhalb des medizinischen Bereichs durch Selbsthilfegruppen oder Sozialarbeiter stattfindet, ist dort die Kenntnis und Akzeptanz pharmakotherapeutischer Maßnahmen bislang sehr klein. Auch die Integration von entsprechenden pharmakotherapeutischen Maßnahmen in ein integriertes medizinisch-psychologisches Behandlungskonzept sowie die Interaktion mit verschiedenen Psychotherapieverfahren muß noch näher evaluiert werden. Die bislang vorliegenden Befunde deuten aber darauf hin, daß Acamprosat in entsprechende Therapiekonzepte eingebaut werden kann.

Insgesamt ist zu hoffen, daß Acamprosat (Campral) eine von hoffentlich zukünftig mehreren Substanzen darstellt, die die Rückfallrate von Alkoholabhängigen vermindern und damit die Prognose verbessern kann.

10.2 Dopaminerge Pharmaka

Therapeutischer Hintergrund: Dopamin und Alkohol
Das mesolimbische Dopaminsystem hat verschiedene Funktionen, z. B. ist es eng mit der Nahrungsaufnahme, Lustempfinden und Sexualität verbunden. Zahlreiche Untersuchungen deuten darauf hin, daß der motivationale, positiv-verstärkende Effekt von verschiedenen Rauschdrogen wie Opioiden, aber auch Alkohol und Psychostimulanzien, zumindest teilweise auf eine Veränderung der dopaminergen Neurotransmission zurückzuführen ist. Diesbezüglich werden dopaminerge Neuronen als Schlüsselstellen der verstärkenden Wirkung von Rauschdrogen angesehen. Dies führte unter anderem zu der „Psychomotor stimulant theory of drug dependence" (Wise u. Bozarth 1987). Man geht davon aus, daß das Suchtpotential von Substanzen im wesentlichen über einen gemeinsamen Endweg, nämlich die dopaminerge Verstärkung im Gehirn, bestimmt wird. Hierfür wird besonders das mediale Vorderhirn verantwortlich gemacht. Substanzen mit Abhängigkeitspo-

tential wie Alkohol, Psychostimulanzien und Opioide sollen alle die Fähigkeit haben, die mesolimbische dopaminerge Neurotransmission zu stimulieren.

Sicher ist, daß vor allem das ventrale Tegmentum und der Nucleus accumbens Schlüsselstrukturen im dopaminergen mesolimbischen Belohnungssystem darstellen (Beninger u. Ranaldi 1993). Dabei kann die Funktion des dopaminergen Systems nicht isoliert von dem anderer Neurotransmitter, wie z. B. dem Opioid-Endorphin-System, gabaergen, serotonergen und glutamatergen Neuronen, gesehen werden. Veränderungen in einem dieser Neurotransmittersysteme führen direkt oder indirekt auch zu einer Veränderung der Aktivität des dopaminergen Systems. So wird angenommen, daß die Dopaminfreisetzung im Nucleus accumbens durch gabaerge Neurone inhibiert wird, deren Aktivität μ-Rezeptoren modulieren. Die Aktivierung des Opioid-Endorphin-Systems soll indirekt über eine vermehrte Dopaminfreisetzung im Nucleus accumbens zur Stimulierung vor allem von D_1-Rezeptoren führen (Übersicht in Herz 1997). Eine Stimulation des Dopaminsystems erfolgt aber wahrscheinlich auch durch Alkohol und Psychostimulanzien. So haben elektrophysiologische Untersuchungen gezeigt, daß Alkohol dosisabhängig mesolimbische dopaminerger Neurone im ventralen Tegmentum aktiviert (Gessa et al. 1985). Imperato und Di Chiara (1986) untersuchten systematisch die Wirkung von Alkohol auf die Dopaminfreisetzung im Nucleus accumbens, wobei die Ergebnisse wiederum eine vermehrte Dopaminfreisetzung zeigten. Diese und andere Befunde (Herz 1997) deuten darauf hin, daß Alkohol, zumindest indirekt, die freie Dopaminkonzentration im mesolimbischen System erhöht. Eine enge Verbindung zwischen der dopaminergen Neurotransmission und Alkohol ergaben auch Untersuchungen im Alkoholentzug. Ähnlich wie Opioide und Kokain führte auch der Alkoholentzug im Tierversuch zu einer erheblichen Verminderung von Dopamin im mesolimbischen System. Nicht abschließend beantwortet werden kann die Frage, welche Subtypen dopaminerger Rezeptoren besonders für die verstärkende Wirkung von Rauschdrogen verantwortlich sind (D_1, D_2 etc.).

Ein Modell zur Modulierung der Aktivität mesolimbischer Neurone durch andere Neurone ist in Abb. 10-2 dargestellt. So konnte

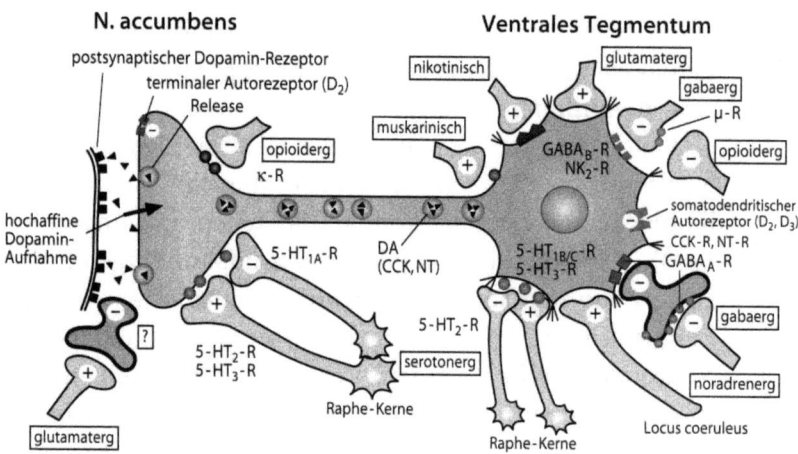

Abb. 10-2. Modell zur Modulierung der Aktivität mesolimbischer Neurone durch andere Neurone. (Aus Rommelspacher 1997)

gezeigt werden, daß NMDA-Rezeptor-Antagonisten die Dopaminausschüttung im Nucleus accumbens erhöhen (Übersicht in Rommelspacher 1997) und Glutamat über NMDA-Rezeptoren die Dopaminausschüttung im Nucleus accumbens inhibiert. Interessanterweise sinken während des Alkoholentzugs Aktivität und Zahl dopaminerger Neurone im ventralen Tegmentum. Gleichzeitig steigt die Dopaminausschüttung im Nucleus accumbens. Die verminderte Dopaminausschüttung kann durch Alkohol oder NMDA-Rezeptor-Antagonisten aufgehoben werden.

Tierversuche zeigen für Alkohol einen biphasischen Effekt auf das Dopaminsystem. Zunächst steigert Alkohol die Dopaminsynthese, beschleunigt den Dopaminmetabolismus, verstärkt die Freisetzung und erhöht die Konzentration von Dopaminmetaboliten. Bei chronischer Alkoholbelastung kommt es dagegen zu einer verminderten Funktion des dopaminergen Systems, d. h. die stimulierende Wirkung von Alkohol auf die Dopaminsynthese ist abgeschwächt und die Dopaminfreisetzung reduziert (Übersicht in Soyka 1995). Im Alkoholentzug kommt es zu einer Verminderung der dopaminergen Funktionen und zu einer Hypersensitivität der Dopamin-Rezeptoren. Allgemein wird eine Störung im mesolimbischen Dopaminsystem mit Alkoholverlangen (Craving) in Verbindung gebracht.

Relativ wenig untersucht ist das Dopaminsystem bei Alkoholikern in vivo. Bekannt ist aber die Korrelation der Plasmaspiegel von Dopamin bzw. seinen Metaboliten mit dem Schweregrad des Alkoholentzugssyndroms und dem Alkohol-Craving bei Abstinenz. Positronen-Emissionstomographische Untersuchungen (PET) haben zudem gezeigt, daß striatale Dopamin D_2-Rezeptoren bei abstinenten Alkoholabhängigen (1–68 Wochen) verändert sind (Hietala et al. 1994). Neuroendokrinologische Untersuchungen mit dem Dopaminrezeptoragonisten Apomorphin zeigten ferner eine verminderte Ausschüttung von Wachstumshormon bei rückfälligen Alkoholabhängigen, was ebenfalls die Hypothese einer Unterfunktion des Dopaminsystems bei chronischen Alkoholikern unterstützt (Dettling et al. 1995). Alkoholismus wurde auch mit einem bestimmten Polymorphismus des Dopamin-Rezeptor D_2 (DRD$_2$)-Gens assoziiert, diese Befunde konnten aber in anderen Studien nicht repliziert werden und ihre Spezifität für Alkoholismus wird bezweifelt (Übersicht in Soyka 1995).

Als ein weiterer wichtiger Aspekt für die Entwicklung einer Abhängigkeit – gerade im Hinblick auf das mesolimbische Dopaminsystem – sei auf den Prozeß der Sensitivierung (Behavioral Sensitivation) verwiesen. Darunter versteht man eine qualitative, aber auch quantitative Veränderung der Wirkung nach wiederholter Applikation verschiedener Substanzen. Zu den qualitativen Veränderungen zählen z. B. stereotype Reaktionen im Tierversuch, als quantitative Veränderung ist die Zunahme des Maximaleffekts bezüglich bestimmter Verhaltensänderungen, wie beispielsweise der motorischen Aktivierung, zu nennen. Offensichtlich spielt Dopamin bei der Sensitivierung eine erhebliche Rolle. Eine solche Sensitivierung kann auch durch Streß, der zu einer vermehrten Ausschüttung von Dopamin im präfrontalen Cortex führt, induziert werden. Auch der Dopamin-Transporter, dessen Kapazität z. B. nach Absetzen von Kokain kurzfristig ansteigt und dann über Wochen erniedrigt ist, könnte an diesem Prozeß beteiligt sein. So könnte in solchen Phasen die Ausschüttung physiologischer Dopaminmengen einen verstärkten Effekt auslösen, da weniger Transporterkapazität für die Rückaufnahme in die Präsynapse zur Verfügung steht. Daneben sind auch postsynaptische Mechanismen von Bedeutung, z. B. eine verstärkte Stimulierbarkeit der Adenylatcyclase. Für die Entwicklung von Abhängigkeit könnte der Prozeß der Sensitivierung insofern wichtig sein, als Substanzen mit Abhängigkeitspotential bei wiederholter Einnahme das Belohnungssystem sensitivieren, so daß die Einnahme der Droge einen zunehmend größeren Verstärkereffekt hat.

Auch die Ergebnisse verhaltensbiologischer Studien weisen Dopamin eine Schlüsselfunktion in der Entwicklung von Suchterkrankungen, z. B einer Alkoholabhängigkeit, zu. Direkt oder indirekt dopaminerg vermittelte Konditionierungs- und Lernvorgänge sind nämlich für die Umwandlung von Emotionen in motorische Aktivität von Bedeutung.

Das mesolimbische Dopaminsystem wird durch Prozesse, die sich im Vorfeld einer eigentlichen Drogeneinnahme abspielen, besonders aktiviert. Dazu gehören laut Rommelspacher (1997) Erinnerungen an die Drogenwirkung, die Rituale im Zusammenhang mit der Beschaffung einer Substanz, aber auch negative Erlebnisse wie Depressionen während des Entzugs oder die sozialen Folgen des Mißbrauchs. Die Motivation zu einer bestimmten Substanz (z. B. Alkohol) zu greifen, entstammt dem dopaminergen System. Unter Motivation versteht man dabei das zielgerichtete Verhalten eines Organismus, um die Umgebung in Hinblick auf seine eigenen Bedürfnisse zu kontrollieren. Ein wichtiger Aspekt für Motivation ist dabei das Lernen der Beziehung zwischen biologisch wichtigen Reizen und Hinweisreizen auf diese biologisch relevanten Reize. Diese Lernprozesse erlauben dem Organismus zu erkennen, welche Reize im Sinne des Ziels nützlich sind. Umgekehrt lernt er, schädliche Reize zu vermeiden oder nicht zu beachten. Reize können allgemein als positive Verstärker (positive re-inforcement) oder negative Reize (negative re-inforcement) wirken. Unter dem Begriff „Incentive Stimuli" werden positive Reize zusammengefaßt, die dazu führen, ein bestimmtes Ziel, z. B. eine Drogeneinnahme, zu erreichen. Für eine bestimmte Drogeneinnahme ist möglicherweise nicht nur die eigentliche Belohnung maßgeblich, sondern bereits die vorbereitende Phase der Drogeneinnahme, für die „Incentive Stimuli" eine große

Rolle spielen. Eine weitere wichtige Funktion des mesolimbischen Dopaminsystems dürfte die Verstärkung von relevanten Reizen sein.

Klinisches Interesse fand das Neuroleptikum Flupentixol (Fluxanol®), das D_1- und D_2-Autorezeptoren im mesolimbischen System beeinflußt. Als Neurolepikum ist Flupentixol klinisch seit langem etabliert. Die Substanz kann insbesondere für den Indikationsbereich Substanzmißbrauch bei Schizophrenie interessant sein (vgl. Kap. 9).

Flupentixol besitzt in Deutschland seit längerem eine Zulassung für die Behandlung von Suchterkrankungen, allerdings ohne daß hier klinische Untersuchungen durchgeführt wurden. Tierexperimentelle Befunde (Soyka u. DeVry 1998 a,b) zeigten, daß Flupentixol dosisabhängig die Trinkmenge, z. T. auch die Nahrungsaufnahme, bei alkoholgewöhnten Ratten reduziert.

Die Frage, ob Flupentixol bei Alkoholabhängigen die Rückfallquote senkt, wurde in einer Placebo-kontrollierten doppelblinden Multicenter-Studie untersucht (Wiesbeck et al. 1998). 272 alkoholabhängige Patienten erhielten entweder Placebo oder Flupentixoldecanoat (10 mg, 14tägig i.m.). Die Gesamtbehandlungsdauer wurde auf 24 Wochen festgesetzt, mit einem weiteren 6monatigen medikamentenfreien Nachbeobachtungsintervall. Hauptzielkriterium war der Zeitraum der absoluten Abstinenz bzw. der Anteil der Patienten, die innerhalb der 24wöchigen Behandlungsphase rückfällig wurden. Insgesamt nahmen 13 Behandlungszentren an der Studie teil. Die ersten Ergebnisse lassen erkennen, daß die Rückfallrate Alkoholabhängiger in der Flupentixolgruppe höher war als in der Placebogruppe. Ob dies an der eher niedrigen Dosis oder möglichen Nebenwirkungen lag, oder ob dopaminerge Pharmaka generell bei Patienten ohne psychopathologische Symptome oder starkem Alkohol-Craving ungeeignet sind, kann noch nicht abschließend beantwortet werden. Der Einsatz von Flupentixol kann jedenfalls derzeit nur bei alkoholkranken Schizophrenen diskutiert werden. Andere Suchtformen könnten dagegen einen Indikationsbereich darstellen.

Einige andere Untersuchungen haben einen Anti-Craving-Effekt von Flupentixol bei Crack-/Kokainkonsumenten nahegelegt (Gawin et al. 1989, 1996).

10.2.1 Atypische Neuroleptika

Wiederholt untersucht wurde auch Tiaprid, das sowohl bei leichteren Entzugssyndromen, vor allem aber im Bereich der Rückfallprophylaxe eingesetzt wird. Das atypische Neuroleptikum hat im wesentlichen eine klinische Bedeutung in der Behandlung von Hyperkinesen. Eine britische Untersuchung (Shaw et al. 1987) an Alkoholabhängigen mit diesem Medikament hatten eine niedrige Trinkmenge bzw. höhere Abstinenz gezeigt. In der Folge wurden weitere klinische Untersuchungen durchgeführt (Shaw et al. 1994; Übersicht bei Peters u. Faulds 1994). Wenig überzeugende Ergebnisse lieferte eine bislang unpublizierte deutsche Placebo-kontrollierte Untersuchung an über 200 Patienten (Böning 1996), die keinen Wirknachweis ergab. Die Substanz wird derzeit bei Alkoholabhängigen mit speziellen psychischen Auffälligkeiten (vermehrte Impulsivität etc.) untersucht. Ein Wirknachweis für die Rückfallprophylaxe bei Alkoholabhängigen ohne psychische Auffälligkeiten liegt bislang nicht vor.

Andere Dopamin-Antagonisten wie z. B. Clozapin, Risperidon oder andere atypische Neuroleptika sind in dieser Indikation bisher nicht überprüft worden.

10.2.2 Dopaminerge Agonisten

Auch eine Reihe von dopaminergen Agonisten wurde hinsichtlich der Beeinflussung der Rückfallgefährdung bei Alkoholabhängigen untersucht. Dazu gehören Lisurid sowie Bromocriptin.

Die Versuche mit Lisurid verliefen besonders enttäuschend. Die Effizienz der Substanz wurde in zwei klinischen Untersuchungen (Dosis 1 mg bzw. 1,8 mg) der Psychiatrischen Klinik der FU Berlin überprüft. Faßt man die Ergebnisse zusammen, so war die Rückfallhäufigkeit bei den Patienten mit Lisurid sogar höher als in den Placebo-Gruppen (Schmidt et al. 1997).

In einigen Untersuchungen wurde auch Bromocriptin eingesetzt. Eine erste doppelblinde Placebo-kontrollierte Untersuchung von Borg (1983) hatte gezeigt, daß Bromocriptin sowohl depressive Symptomatik als auch Craving und die Alkoholaufnahme bei Alkoholabhängigen verbessern konnte. Eine Studie von Dongier et al. (1991) hatte dieses Ergebnis aber nicht replizieren können. Daher kann auch Bromocriptin nicht zur Therapie der Alkoholabhängigkeit empfohlen werden.

10.3 Opiat-Antagonisten (Naltrexon)

Seit langem ist bekannt, daß für Alkohol sowie Opioide eine gewisse Kreuztoleranz besteht. Dies betrifft z. B. Sedation, den schmerzstillenden (antinoziceptiven) Effekt, aber auch die Euphorie und Toleranz. Schließlich haben beide Substanzen ein erhebliches Suchtpotential. Im Gehirn existieren verschiedene Opioid-Rezeptorsubtypen, der κ-, δ- und μ-Rezeptor. Die endogenen Liganden der Opioid-Rezeptoren sind die in den 70er Jahren entdeckten Endorphine. Dabei handelt es sich um Proteine bzw. Peptide, die an die Opioid-Rezeptoren binden. Bislang wurden drei Familien von Opioid-Peptiden gefunden, die aus drei verschiedenen Genen resultieren. Aus Präproenkephalin werden Met- und Leu-Enkephalin, aus Präprodynorphin Leu-Enkephalin und Dynorphin, aus Präproopiomelanocortin (POMC), dem gemeinsamen Vorläufer von ACTH und Beta-Lipotropin, Beta-Endorphin und aus Prodynorphin Dynorphin abgespalten. Die meisten Opioid-Rezeptoren sind präsynaptisch lokalisiert, und ihre Aktivierung vermindert die Freisetzung verschiedener Neurotransmitter, wie Acetylcholin, Dopamin und andere. Der μ-Rezeptor spielt für Abhängigkeitsentwicklungen wahrscheinlich die größte Rolle.

Eine enge funktionelle Beziehung besteht vor allem zwischen dem Opioid- und Dopaminsystem. Ein hypothetisches Modell der Interaktion von Opioiden und dem mesolimbischen Dopaminsystem geht von der Hemmung dopaminerger Neurone im ventralen Tegmentum durch GABAerge Neurone aus (s. Abb. 10-2). Eine Stimulation präsynaptischer μ-Rezeptoren dieser Neurone würde in einer vermehrten Freisetzung von Dopamin resultieren, während demgegenüber präsynaptische κ-Rezeptoren im Nucleus accumbens die Dopaminfreisetzung vermindern. Beta-Endorphine würden μ-Rezeptoren im ventralen Tegmentum ebenso wie Opiodrezeptoren im Nucleus accumbens stimulieren. Eine Reihe von Befunden deutet darauf hin, daß Alkohol zu einer Freisetzung von Opioid-Peptiden sowohl im ventralen Tegmentum als auch im Nucleus accumbens führt (Übersicht in Herz 1997). Alkohol könnte zu einer Stimulation des Opioid-Endorphin-Systems führen, beim Wegfall der Alkoholwirkung käme es zu Dysphorie und Craving als Folge einer Unter-/Dysfunktion des Opioid-Endorphinsystems.

Die meisten Erkenntnisse zur Wirkung von Alkohol kommen bislang aus präklinischen Untersuchungen. Es wurde aber auch eine Reihe von klinischen, speziell neuroendokrinologischen Untersuchungen, durchgeführt. Erst in letzter Zeit ist es durch neuere Neuro-Imaging-Verfahren gelungen, die Opioid-Rezeptoren auch qualitativ zu erfassen bzw. optisch darzustellen. Untersuchungen zur Beeinflussung von Opioid-Rezeptoren durch Alkohol sind mittlerweile initiiert worden (Abb. 10-3), die Kenntnisse hierzu sind aber noch unzureichend.

Andere Forschungsansätze haben demgegenüber an Bedeutung verloren. Die früher häufiger diskutierte sogenannte Alkaloid-Hypothese zur Entstehung der Alkoholabhängigkeit beruht auf der Beobachtung, daß beim Menschen in verschiedenen Organen Morphin-ähnliche Stoffe unbekannter Herkunft nachgewiesen werden konnten. Möglich erscheint, daß Alkohol bzw. sein Metabolit Acetaldehyd mit Catecholaminen (Noradrenalin und Dopamin) Morphin-ähnliche Tetrahydroisochinoline bilden. Auch eine Interaktion mit serotonergen Metaboliten wäre denkbar. Neuere Befunde lassen es aber zweifelhaft erscheinen, ob dieser hypothetische Stoffwechselweg in der Abhängigkeitsgenese eine größere Bedeutung hat (Übersicht in Soyka 1997; Feuerlein et al. 1998). Im übrigen wurden auch genetisch bedingte Veränderungen im Opioid-Endorphin-System als mögliche Grundlage einer Alkoholkrankheit diskutiert (Blum u. Topel 1986). Auch diese Befunde konnten bislang nicht ausreichend belegt worden.

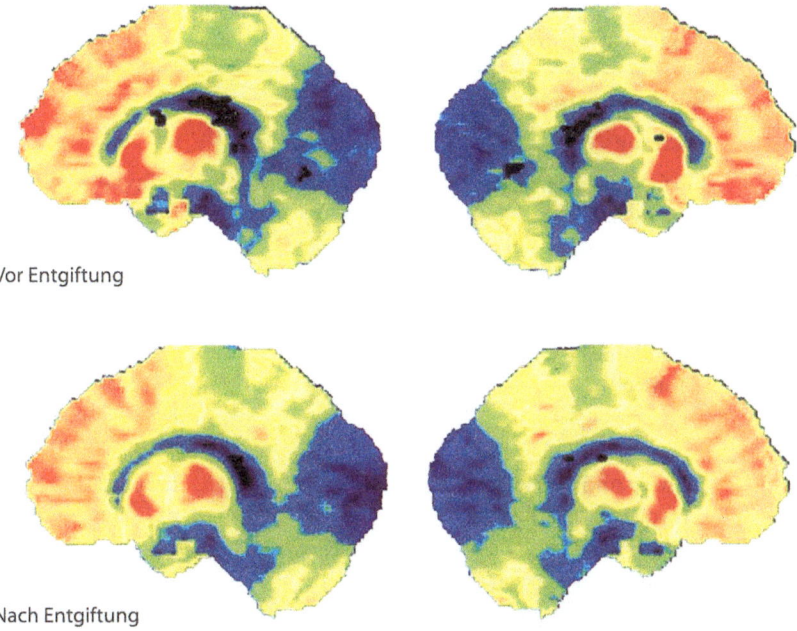

Vor Entgiftung

Nach Entgiftung

Abb. 10-3. Kasuistische Darstellung der Opioidrezeptorbindung bei einem Alkoholkranken mit dem nichtselektiven Opioidliganden Diprenorphin. Die Bilder zeigen eine deutliche Reduktion der Opioidrezeptorendichte nach Entgiftung. PET-Untersuchung der Nuklearmedizin TU-München (Bilder freundlicherweise überlassen von PD Dr. Bartenstein)

10.3.1 Wirkungen und Wirksamkeit

Vor allem in den USA wurde die Blockierung von Opioid-Rezeptoren durch Opioid-Antagonisten als möglicher Weg zur pharmakologischen Rückfallprophylaxe Alkoholabhängiger angesehen. Dabei ist der Wirkmechanismus von Opioid-Antagonisten bei Alkoholabhängigkeit nicht ganz einfach zu verstehen. Der heutige Kenntnisstand deutet darauf hin, daß durch eine Blockade von Opioid-Rezeptoren die positiv verstärkenden Wirkungen von Alkohol vermindert werden, d. h. der Patient ist unter Opioid-Antagonisten nach Alkohol weniger „high". Diese Therapie zielt im wesentlichen auf eine Reduktion der Trinkmenge ab.

Tabelle 10-2. Klinische Prüfungen mit Anti-Craving-Substanzen bei Alkoholabhängigen. (Ergänzt nach Soyka 1997)

Opiatantagonisten

Naltrexon

– Bohn et al. (1994) (25 oder 50 mg)	14	Trinkmenge vermindert, minder schweres Craving
– Volpicelli et al. (1992)	70	geringere Rückfallrate bzw. Trinkmenge
– O'Malley et al. (1992, 1995) (randomisiert, Placebo-kontrolliert)	97	geringere Rückfallrate bzw. Trinkmenge während der Behandlung, keine Unterschiede im Follow-up
– Croop und Chick (1996) (randomisiert, Placebo-kontrolliert)	174	kein sicherer Effekt auf Rückfallrate
– Gastpar et al. (1997) (randomisiert, Placebo-kontrolliert)	171	kein Effekt auf Trinkmenge bzw. Abstinenzrate
– Salloum et al. (1998) Studie an depressiven Alkoholkranken	14	Besserung der Depression geringere Trinkmenge

Nalmefen

– Mason et al. (1994) (randomisiert, Placebo-kontrolliert, 10 und 40 mg/d)	19	signifikanter Effekt in beiden Gruppen
– Mason (1996) (randomisiert, Placebo-kontrolliert, 20 und 80 mg/d	105	keine günstigeren Abstinenzraten, aber gewisser Effekt auf Trinkmenge

Klinisch überprüft wurde bislang im wesentlichen der Opioid-Antagonist Naltrexon (Nemexin®, USA: Revia®), der in den USA und Österreich zur Behandlung der Alkoholabhängigkeit eingesetzt wird. In Deutschland ist Naltrexon bislang nur zur Behandlung von Opioidabhängigen zugelassen. Naltrexon ist ein nahezu reiner Opiatantagonist ohne sonstige pharmakologische Eigenwirkung. Die

Substanz bindet vorzugsweise am μ-Rezeptor. 50 mg Naltrexon sind wahrscheinlich ausreichend, um die Wirkung von ca. 25 mg Heroin für 24 Stunden zu blockieren. Ein Suchtpotential besitzt Naltrexon wahrscheinlich nicht.

Diese Substanz ist oral wirksam und hat eine lange Wirkdauer (über 24 Stunden).

1992 wurden in den USA zwei viel beachtete Studien publiziert, die zeigten, daß die Trinkmenge bei Alkoholabhängigen mit Naltrexon reduziert werden konnte (Tab. 10-2). In den folgenden Jahren sind dazu einige weitere Untersuchungen vorgelegt worden. In der Untersuchung von Volpicelli et al. (1992) wurden 70 Alkoholabhängige in einer 12wöchigen, Placebo-kontrollierten Doppelblindstudie mit Naltrexon (50 mg/d) behandelt: Die mit Naltrexon behandelten Patienten berichteten ein geringeres Alkoholverlangen (Craving) und weniger Tage, an denen Alkohol konsumiert wurde. Als rückfällig wurden Patienten gewertet, die 5 Tage oder mehr in der Woche getrunken hatten, die mehr als 5 Drinks bei einem Rückfall konsumiert hatten oder eine BAK von über 1‰ Promille zum Untersuchungszeitpunkt aufwiesen. Während sich die Anzahl der durchgehend abstinenten Patienten in beiden Gruppen nicht unterschied, waren nach dieser Rückfalldefinition 23% der mit Naltrexon behandelten Patienten im 3monatigen Behandlungszeitraum rückfällig geworden, aber 54% der Patienten der Placebo-Gruppe. Die Zahl der dauerhaft abstinenten Patienten war in der Naltrexon-Gruppe etwas höher. Naltrexon schien vor allem bei den Patienten effektiv zu sein, die kurz Alkohol tranken, dann aber nicht wieder schwer rückfällig wurden. Wie oben angesprochen, zeigte eine eingehende Analyse dieser Studie (Volpcelli et al. 1995), daß mit Naltrexon behandelte Patienten häufiger als Patienten in der Placebogruppe berichteten, nach Alkoholkonsum weniger „high" als früher gewesen zu sein. Diese und andere Befunde (Swift et al. 1994) deuten an, daß Opiat-Antagonisten die sonst mit Alkoholkonsum verbundenen positiv verstärkenden bzw. „angenehmen" Gefühle blockieren.

In derselben Ausgabe der Zeitschrift Archives of General Psychiatry wurde eine ähnliche Studie von O`Malley et al. (1992) an 104 alkoholabhängigen Patienten publiziert. Die Studie besteht aus vier Therapiearmen: Je zwei Placebo- und Naltrexon-Gruppen wurden mit einer supportiven und einer Verhaltenstherapie behandelt. Auch diese Untersuchung zeigte ein besseres Therapieergebnis bei den Patienten, die mit Naltrexon behandelt wurden. Die besten Ergebnisse hinsichtlich einer dauerhaften Abstinenz erzielten die Patienten, die zusätzlich zu einer supportiven Behandlung Naltrexon erhielten. Eine Analyse des 6monatigen medikamentfreien Nachbeobachtungsintervalls (O`Malley et al. 1996) zeigte, daß sich das Trinkverhalten in beiden (ehemaligen) Therapiegruppen nach Beendigung der pharmakologischen Behandlung wieder angenähert hatte. Die Autoren schlossen darus, daß eine Fortsezung der Naltrexongabe möglicherweise günstig wäre.

Weniger überzeugende Ergebnisse zeigten dagegen die in Europa durchgeführten Placebo-kontrollierten Untersuchungen mit Naltrexon. Beide Untersuchungen sind bislang nicht publiziert, auf internationalen Kongressen aber vorgestellt worden. Eine Untersuchung von Croop und Chick (1996) an 174 Patienten deutete allenfalls auf eine Wirksamkeit von Naltrexon bei Patienten mit sehr hoher Compliance hin. In der deutschen Placebo-kontrollierten Doppelblindstudie (Gastpar et al. 1998) war über 12 Wochen 171 entzogenen Alkoholabhängigen entweder Naltrexon oder Placebo gegeben worden. Hauptzielkriterium war der Zeitpunkt bis zum Auftreten eines schweren Rückfalls. 38% der Patienten unter Placebo und 33% in der Naltrexon-Gruppe beendeten die Studie vorzeitig. Am Studienende hatten 62% der Patienten in beiden Gruppen keinen schweren Rückfall gezeigt. Es ergaben sich dennoch keine Unterschiede hinsichtlich der Effizienz. Lediglich die GGT schien in der Naltrexon-Gruppe etwas niedriger zu liegen.

Günstigere Ergebnisse zeigte jüngst eine schwedische Untersuchung von Balldin et al. (1997), die die Kombination einer Verhaltenstherapie mit Naltrexon bei alkoholabhängigen Patienten untersuchten. Allerdings sind die Ergenisse noch nicht publiziert worden.

Faßt man die Daten zusammen, so konnte ein Effekt von Naltrexon in der Therapie von Alkoholabhängigen nicht durchgehend nachgewiesen werden. Einige wichtige Untersuchungen deuten aber auf eine Reduktion der Trinkmenge hin. Es ist naheliegend anzunehmen, daß Naltrexon vor allem bei sehr motivierten Patienten bzw. solchen mit einer ausgeprägten Euphorisierung nach Alkoholkonsum wirken könnte. Nach Kenntnis des Autors wird eine Zulassung von Naltrexon zur Behandlung von Alkoholabhängigen für die meisten europäischen Länder angestrebt.

10.3.2 Nebenwirkungen und Kontraindikationen

Das Nebenwirkungsprofil von Naltrexon wurde sehr detailliert von Croop et al. (1997) untersucht. In einer 12wöchigen nicht-randomisierten offenen Untersuchung an 865 Patienten, die 1–6 Wochen vor Behandlungsbeginn abstinent waren, wurde gezielt das Nebenwirkungsprofil überprüft. 570 Patienten erhielten Naltrexon, die anderen bildeten eine Referenzgruppe. In 15% der Fälle wurde Naltrexon wegen Nebenwirkungen abgesetzt, überwiegend wegen Übelkeit (9,8%). Andere häufige Nebenwirkungen waren Kopfschmerzen (6,6%), Müdigkeit, Nervosität, Schlafstörungen und Erbrechen. Bei Beurteilung dieser Zahlen ist allerdings zu berücksichtigen, daß viele Patienten gleichzeitig andere Medikamente erhielten, speziell Psychopharmaka, z. B. Antidepressiva (43%).

Depressive Verstimmungen scheinen dagegen bei der Therapie mit Naltrexon kaum eine Rolle zu spielen. Bei Drogenabhängigen wurden wiederholt Erhöhungen von Lebertransaminasen berichtet, dieses Problem scheint aber beim Einsatz in der Alkohol-Rückfallprophylaxe nicht beobachtet worden zu sein. In Einzelfällen kann sich unter Naltrexon eine reversible ideopathische trombozythopenische Purpura entwickeln.

Eine Kontraindikation für die Gabe von Naltrexon stellt eine Drogenabhängigkeit dar. Bei Drogensüchtigen führt die Gabe von Naltrexon zum Auftreten eines Entzugssyndroms.

10.4 Disulfiram

Eine Reihe von Pharmaka führt bei gleichzeitigem Konsum von Alkohol zu Unverträglichkeitsreaktionen (z. B. MAO-Hemmer, Metronidazol, zahlreiche Antibiotika). Therapeutisch wurden bei Alkoholabhängigkeit allerdings nur Disulfiram (Antabus®) sowie (in Österreich) Kalziumkarbamit (Colme®) eingesetzt. Die Behandlung mit Disulfiram, das bei gleichzeitiger Einnahme von Alkohol zu Unverträglichkeitsreaktionen führt und so die Abstinenz verbessern soll, hat vor dem Hintergrund der oben genannten pharmakotherapeutischen Möglichkeiten und der nicht ganz befriedigenden Datenlage zur Effizienz an Bedeutung verloren. Es stellt aber besonders für motivierte und compliante Patienten immer noch eine Behandlungsoption dar.

10.4.1 Wirkungen

Disulfiram hemmt die Aldehyddehydrogenase, so daß der Ethanolmetabolit Acetaldehyd nicht abgebaut werden kann. Die gleichzeitige Einnahme von Alkohol führt zum Auftreten der sogenannten Disulfiram-Alkohol-Reaktion bzw. dem Acetaldehydsyndrom, deren Symptome in Tabelle 10-3 zusammenfassend dargestellt sind.

Es ist ausdrücklich zu betonen, daß die Disulfiram-Alkohol-Reaktion z. T. sehr schwer verlaufen kann, da der Patient besonders durch epileptische Anfälle sowie Hypotension, Kreislaufkollaps und Bradykardien gefährdet ist. Diese Symptome treten in der Regel nur bei Tagesdosen von über 500 mg Disulfiram und erheblichem Alkoholkonsum auf. Eine spezifische Behandlung der Disulfiram-Alkohol-Reaktion gibt es nicht, Kreislauf und Herzfunktionen sind zu sichern (Trendelenburg-Position etc.), Flüssigkeitszufuhr und Sauerstoff können helfen. Bei Bradykardie können Anticholinergika gegeben werden. Auch die Gabe von Vitamin C und Antihistaminika oder auch von Promethazin (Atosil®, 50 mg) wird empfohlen.

In der Regel werden heute therapeutische Dosen von 200–500 mg Disulfiram gegeben. Klinische Versuche der Implantation von Disulfiram haben sich nicht durchgesetzt.

10.4.2 Wirksamkeit

Die Disulfiram-Therapie der Alkoholabhängigkeit wurde regional sehr unterschiedlich eingesetzt, sie hat heute vor allem noch in

Tabelle 10-3. Symptome der Disulfiram-Alkohol-Reaktion. (Nach Soyka 1995)

Vasodilatation in Gesicht und Nacken (sog. Flush)
Tachy- und Dyspnoe
Schwindel
Hyperventilation
Tachykardie
Hypotension
Nausea
Erbrechen
Kopfschmerzen
Angst
Schweißausbrüche
Allgemeine Schwäche
Brustschmerzen

In schweren Fällen:
Epileptische Anfälle
Kreislaufversagen, Schock
Atemdepression
Bradykardie, kardiale Arrhythmien, Herzstillstand, myokardiale Infarkte
Bewußtseinsstörungen
Exitus

Skandinavien viele Anhänger. Die großen kontrollierten Studien zur Frage der Effizienz von Disulfiram bei Alkoholabhängigen haben allerdings eher negative Ergebnisse gezeigt (Übersicht in Soyka 1995). Hervorgehoben sei eine Untersuchung von Fuller et al. (1986), der eine randomisierte kontrollierte Multicenterstudie an 605 Patienten durchführte, die entweder 1 mg oder 250 mg Disulfiram/d bekamen oder einer Placebogruppe zugeteilt wurden. Die Patienten wußten, ob sie Disulfiram bekamen, aber nicht in welcher Dosis. Es zeigte sich, daß eine gute Compliance insgesamt prognostisch günstig war. Disulfiram selbst führte aber nicht zu einer signifikanten Besserung der Abstinenzraten. Andere Untersuchungen zeigten aber etwas günstigere Ergebnisse (Chick et al. 1992, Übersicht in Hughes und Cook 1997).

10.4.3 Pharmakokinetik

Disulfiram wird nach oraler Gabe rasch aufgenommen und verstoffwechselt. Die Halbwertszeit beträgt etwa 7 Stunden, maximale Plasmaspiegel werden infolge einer langsamen Resorption erst nach 8–10 Stunden erreicht. Der Metabolit Carbodisulfit ruft einen unangenehmen Mundgeruch hervor und kann als Hinweis für die Compliance angesehen werden. Disulfiram ist ein irreversibler Inhibitor der Alkoholdehydrogenase, aber auch anderer Leberenzyme, speziell der Dopamin-Beta-Hydroxylase. Die Clearance verschiedener Psychopharmaka, wie z. B. Chlordiazepoxid und Diazepam, wird durch Disulfiram reduziert (Ciraulo et al. 1985).

10.4.4 Nebenwirkungen

Müdigkeit, unangenehmer Mund- oder Körpergeruch und Blutdruckabfall sind zu nennen. Bei etwa 10% der Patienten treten Schweregefühl im Kopf und diffuse Oberbauchbeschwerden auf. Selten sind ein Anstieg von Transaminasen oder alkalischer Phosphatase, Kopfschmerzen, Obstipation oder Diarrhoe, Allergien, Polyneuropathien, Optikusneuropathien, Psychosen (Depressionen, Verwirrtheitszustände, maniforme Psychosen und paranoid-halluzinatorische Psychosen). Sehr selten sind schwere Ataxien und Dysarthrien. Die letzteren Nebenwirkungen sprechen für eine Überdosierung.

10.4.5 Gegenanzeigen

Bei koronarer Herzkrankheit, schwerwiegenden Herzrhythmusstörungen, klinisch manifesten Kardiomyopathien, zerebralen Durchblutungsstörungen, fortgeschrittener Arteriosklerose, Ösophagusvarizen und Thyreotoxikose ist Disulfiram kontraindiziert. Weitere Anwendungsbeschränkungen stellen vorbestehende, nicht alkoholbedingte Depressionen und Psychosen, schwere Hypotonie, dekompensierte Leberzirrhose, Arzneimittelabusus und -abhängigkeit (aktuell), Polyneuropathie sowie Asthma bronchiale dar.

10.4.6 Wechselwirkungen

Antabus führt zu einer Unverträglichkeit aller alkoholhaltigen Getränke, Speisen und Arzneimittel. Manifeste Symptome treten ab einer aufgenommenen Menge von 3 g reinen Alkohols auf. Paraldehyd führt unter Antabus zu schweren Komplikationen (Acetaldehydsyndrom). Ebenso ist nicht auszuschließen, daß bestimmte Antibiotika und Antidiabetika die Unverträglichkeit verstärken.

Die Wirkung zahlreicher Arzneimittel, die in der Leber abgebaut werden, kann durch Disulfiram verlängert und verstärkt werden. Bekannt ist dies für Phenytoin, orale Antikoagulanzien, Diazepam und Chlordiazepoxid. Die Kombination mit Isoniazid führt häufiger zu Psychosen als jede Substanz für sich. Auch die Kombination mit Metronidazol soll Psychosen verursachen können. Das Acetaldehydsyndrom wird demgegenüber durch gleichzeitig gegebene Antihistaminika, Neuroleptika (Phenothiazine und Thioxanthene) und Tranquillanzien unvorhersehbar abgeschwächt oder aufgehoben.

10.5 Kalziumkarbamid

Im Gegensatz zu Disulfiram ist das in Deutschland nicht zugelassene Kalziumkarbamid, ein reversibler Acetaldehyddehydrogenase-Blocker mit einer Wirkdauer von unter 24 Stunden. Deswegen muß die Substanz 3mal täglich in einer Dosis von 50 mg gegeben werden. Ein Risiko für psychiatrische Komplikationen (Psychosen!) wie bei Disulfiram besteht wohl nicht, allerdings sind Hepatitiden beschrieben worden. Die Dopamin-Beta-Hydroxylase und andere Oxidasen des mikrosomalen Leberenzymsystems werden durch Kalziumcarbamid nicht gehemmt. Die Substanz ist klinisch untersucht worden (Peachey et al. 1989 a,b).

11 Tips für Patienten

Alkoholabhängigkeit ist eine psychische Erkrankung, die zu vielen körperlichen, psychischen und sozialen Problemen und Störungen führen kann. Manche Menschen mit Alkoholproblemen oder Alkoholabhängigkeit kommen schon früh in ärztliche oder psychotherapeutische Behandlung, in vielen Fällen vergehen aber Jahre, manchmal sogar Jahrzehnte, bis eine entsprechende Erkrankung diagnostiziert wird und der Betroffene/die Betroffene bereit ist, Hilfe zu akzeptieren. Oft führen gerade erst die oben angesprochenen gesundheitlichen, beruflichen oder sozialen Probleme dazu, daß Hilfe gesucht und eine Behandlung begonnen wird. Erste Anlaufstellen für Alkoholgefährdete und Alkoholkranke sind dabei häufig weniger Ärzte als vielmehr Suchtberatungsstellen oder Selbsthilfeorganisationen, die einen wichtigen Anteil am Behandlungserfolg haben.

Grundlage der Behandlung einer Alkoholkrankheit ist zunächst die eigene Erkenntnis, das heißt der Alkoholkranke muß sich selbst als Alkoholkranken akzeptieren. Zunächst steht im Vordergrund der Behandlung die Motivation zur Alkoholabstinenz und zur weiteren Alkoholtherapie. Versuche, Alkoholkranken das kontrollierte Trinken zu vermitteln, sind gescheitert, so daß das Therapieziel in jedem Fall die Alkoholabstinenz sein muß. Auch ein Medikament kann an diesem Therapiegrundsatz nichts ändern. Aufgabe des Arztes im therapeutischen Prozeß ist unter anderem die Diagnose oder der Ausschluß körperlicher Folgeschäden bei Alkoholkrankheit, Aufgabe des Psychiaters und Psychotherapeuten ist unter anderem auch der Ausschluß anderer psychischer Erkrankungen, die bei Alkoholismus gleichzeitig vorliegen können. Dazu gehören zum Beispiel psychische Erkrankungen wie eine Depression oder eine Angststörung. Solche Erkrankungen spielen für die Therapieentscheidungen eine große Rolle und es ist häufig schwierig, die psychischen Störungen, die zu einem Alkoholismus führen von alkoholbedingten psychischen Erkrankungen, die Folge des Alkoholismus sind, zu unterscheiden.

Grundlage der Behandlung der Alkoholkrankheit sind verschiedene psychosoziale und psychotherapeutische Maßnahmen. Je nach Dauer der Alkoholabhängigkeit, Ausmaß der körperlichen und sozialen Folgestörungen sowie der beruflichen Integration können eine Reihe von ambulanten und stationären Therapien sinnvoll sein, die die Fähigkeiten zur Selbstwahrnehmung und zur fortgesetzten Alkoholabstinenz vermitteln sollen. Ein wichtiger Therapiebaustein sind im übrigen Selbsthilfegruppen, die für das Krankheitsgefühl und für die Behandlungsbereitschaft eine große Rolle spielen.

Die klinische Erfahrung zeigt, daß ambulante und vor allem auch stationäre Entwöhnungstherapien bei Alkoholabhängigkeit erfolgreich sind. Viele Patienten (in der Regel über die Hälfte) werden aber nach Abschluß einer solchen Therapie rückfällig. Rückfallprophylaxe ist also ein wichtiges therapeutisches Anliegen. Ärzte, Psychologen, Psychotherapeuten sowie die angesprochenen Selbsthilfeorganisationen spielen hier eine wichtige Rolle.

In den letzten Jahren hat die Therapieforschung im Alkoholismusbereich große Fortschritte gemacht. Wenn auch noch nicht alle Einzelheiten verstanden werden, so ist doch mittlerweile klar, daß Alkoholismus im Gehirn zu einer Reihe von Stoffwechselveränderungen führt, die mit zu einem Alkoholrückfall beitragen können. Man geht heute davon aus, daß bestimmte Medikamente die Rückfallgefährdung bei Alkoholkranken senken können. Sie sind keine Zaubermittel gegen den Alkoholismus, können aber als Ergänzung zu den genannten psychotherapeutischen Maßnahmen eine weitere Hilfe im Kampf gegen den Alkoholrückfall sein.

Das älteste im Bereich der Rückfallprophylaxe eingesetzte Medikament ist Disulfiram (Antabus). Es blockiert bestimmte körpereigene Stoffe, die für den Alkoholabbau verantwortlich sind. Trinkt man nach Einnahme von Antabus gleichzeitig Alkohol, so kommt es zu einer künstlich hervorgerufenen Unverträglichkeitsreaktion, die den Alkoholkranken davon abhalten soll, wieder zu trinken. Disulfiram (Antabus) wird heute in der Alkoholismusbehandlung gelegentlich noch eingesetzt, ist aber keine ganz risikoarme Behandlung, da die hervorgerufene Unverträglichkeitsreaktion bei Alkoholkonsum sehr ausgeprägt sein kann. Eine Therapie mit Disulfiram ist vor allem bei sozial sehr stabilen, motivierten Patienten zu diskutieren.

Ein anderes Medikament, das heute zur Rückfallprophylaxe eingesetzt wird, ist das Medikament Acamprosat (Campral). Es hat sich sowohl im Tierversuch sowie in zahlreichen klinischen Untersuchungen bei entzogenen Alkoholkranken als recht wirksames Medikament in der Rückfallprophylaxe der Alkoholabhängigkeit erwiesen. Das Medikament soll bestimmte alkoholbedingte Veränderungen im ZNS, vor allem Stoffwechselstörungen wieder rückgängig machen oder blockieren. Vor allem sind hier Veränderungen des Neurotransmitters Glutamat zu nennen. Acamprosat muß in einer Dosis von 2 bis 3x2 Tbl./die (1,3 bis 2 g) eingenommen werden. In der Regel merken Patienten von dieser Medikation subjektiv nichts, das heißt Acamprosat (Campral) wirkt kaum auf die Psyche, sondern hat einen gezielten Effekt auf die Rückfallgefährdung. Ob tatsächlich das sogenannte Alkoholverlangen durch Acamprosat auch subjektiv beeinflußt wird ist offen, ein günstiger Effekt ist aber in vielen Therapiestudien belegt worden. In vielen Fällen ist eine Behandlungsdauer nach Alkoholentgiftung von 6 bis 12 Monaten sinnvoll. Wie bei jeder anderen medikamentösen Behandlung auch, muß Ihr behandelnder Arzt Sie auf mögliche Nebenwirkungen hinweisen und darüber aufklären. Im Fall von Campral sind die Nebenwirkungen meist mild und betreffen überwiegend den Magen-Darm-Trakt. Eine leichte Form von Durchfall, die oft auch spontan abklingt, ist die häufigste Nebenwirkung. Patienten mit schwerer Nierenschädigung sollten Campral nicht einnehmen. Campral ist in Deutschland, Österreich und der Schweiz für die Behandlung der Alkoholkrankheit zugelassen.

Eine mögliche Alternative stellt das Medikament Naltrexon (Nemexin, in Österreich Revia) dar. Hierbei handelt es sich um einen Opioidantagonist, also ein Medikament das die Opioid-Rezeptoren im Gehirn blockiert. Man geht davon aus, daß durch Alkohol bedingte euphorische Verstimmungen nicht auftreten, wenn das Medikament gleichzeitig eingenommen wird. Naltrexon (Nemexin) ist in den USA und in verschiedenen europäischen Ländern, wie zum Beispiel Österreich, für die Behandlung der Alkoholabhängigkeit zugelassen, in Deutschland allerdings noch nicht. Naltrexon (Nemexin) ist in Deutschland dagegen für die Rückfallprophylaxe bei Drogenabhängigkeit zugelassen. Ein Therapieerfolg konnte zwar nicht in allen, aber doch in einer Reihe von Untersuchungen gezeigt werden, insbesondere in Kombination mit Verhaltenstherapie. In der Regel ist eine Dosis von 1 Tablette Nemexin (50 mg) pro Tag ausreichend. Auch hier sollte die Behandlung über 6 bis 12 Monate fortgeführt werden. Die häufigsten Nebenwirkungen betreffen auch hier den Gastrointestinaltrakt, vor allem kann eine Übelkeit auftreten. Patienten mit Drogenmißbrauch dürfen Nemexin nicht einnehmen, da es sonst zu Entzugserscheinungen oder Unverträglichkeitsreaktionen kommen kann.

Andere Medikamente, vor allem Psychopharmaka können zur Rückfallprophylaxe dann eingesetzt werden, wenn eine weitere psychische Störung, zum Beispiel eine Depression vorliegt. Für sich alleine haben diese Medikamente wohl keinen oder nur einen geringen rückfallprophylaktischen Effekt, sie können aber helfen, die bei Alkoholabhängigkeit zugrunde liegende psychische Störung zu behandeln und so indirekt die Rückfallgefährdung zu vermindern. Dies gilt beispielsweise für Antidepressiva, die bei alkoholkranken Patienten mit Depression therapeutisch wirksam sind. Da Alkohol in vielen Fällen in Kombination mit Psychopharmaka unerwünschte Wechselwirkungen bildet, ist hier in jedem Fall eine genaue Aufklärung durch den behandelnden Arzt notwendig.

Ein Medikament, das beispielsweise bei gleichzeitig vorliegender Angsterkrankung und Alkoholabhängigkeit von Bedeutung sein kann, ist Buspiron (Bespar). Es wirkt angstlösend und kann so indirekt zu einer Verminderung der Rückfallgefährdung beitragen.

Andere Medikamente, die weniger zur Rückfallgefährdung als vielmehr zu einer Verbesserung des psychischen und vor allem körperlichen Zustand helfen können, seien abschließend noch erwähnt. Dazu gehören vor allem B-Vitamine oder Vitaminkomplexe, die zum Beispiel in der Behandlung von Nervenentzündungen und Nervenschädigungen eingesetzt werden können. Ein häufiges Problem bei Alkoholkranken sind auch epileptische Anfälle, die meist bei

Alkoholabstinenz nicht wieder auftreten. Sollte dies doch der Fall sein, ist auf jeden Fall eine Therapie mit Antiepileptika, zum Beispiel Carbamazepin (Tegretal, Timonil u.a.) oder einem anderen Antiepileptikum zu diskutieren. Solche Medikamente können im Einzelfall auch im Alkoholentzug hilfreich sein.

Abschließend sei noch auf einige Risiken hingewiesen. Unbedingt vermeiden sollten alle Alkoholkranken die Einnahme von Beruhigungs- und Schlafmitteln und bestimmten Psychopharmaka mit Suchtpotential. Überhaupt sollte jede Selbstmedikation unterbleiben. Die Einnahme von Medikamenten sollte jeweils mit dem behandelnden Arzt ganz genau besprochen werden.

Schon wegen körperlicher Schädigungen (z. B. Leberschädigungen) sowie verschiedenen Wechselwirkungen von Alkohol mit Medikamenten ist eine genaue Beratung unerläßlich.

Trotzdem: Die oben genannten Medikamente können im Einzelfall helfen, die Rückfallgefährdung zu vermindern und so die psychotherapeutische Rehabilitation alkoholkranker Patienten erleichtern.

12 Literatur

Agricola R, Mazzarino M, Urani R (1982) Treatment of acute alcohol withdrawal syndrome with carbamazepine: A double blind comparison with triapride. J Intern Med Res 10: 160

Alldredge BK, Lowenstein PH, Simon RP (1989) Placebo-controlled trial of intravenous diphenylhydantoin for short-term treatment of alcohol withdrawal seizures. Am J Med 87: 645–648

Altamura AC, Mauri MC, Girardi T, Panetta B (1990) Alcoholism and Depression: A Placebo Controlled Study with Viloxazine. Int J Clin Pharmacol Res X(5): 293–298

Alverdes T, Bär E (1994) Ambulante Rehabilitation auf dem Prüfstand. In: Deutsche Hauptstelle gegen die Suchtgefahr (Hrsg) Jahrbuch Sucht 1995. Gestacht: Neulandverlag 1994. 194–209

American Psychiatric Association (1987) Diagnostic and statistical manual of mental disorders. 3rd edition, Revised. Washington DC, American Psychiatric Association

American Psychiatric Association APA (1994) Diagnostic and Statistical Manual of Mental Disorders, 4th edn. American Psychiatric Association, Washington. Deutsche Bearbeitung und Einführung von H. Saß, H.U. Wittchen und M. Zaudig. Hogrefe, Göttingen (1996)

Anderson P (1989) Self-Administered Questionnaires for Diagnosis of Alcohol Abuse. In: Watson RR (ed) Diagnosis of alcohol abuse. CRC Press, Boca Raton

Anton RF, Moak DH, Latham PK (1996) The obsessive compulsive drinking scale. Arch Gen Psychiatry 53: 217–226

Arolt V, Driessen M, Bangert-Verleger A, Neubauer H, Schürmann A, Seibert W (1995) Psychische Störungen bei internistischen und chirurgischen Krankenhauspatienten. Prävalenz und Behandlungsbedarf. Nervenarzt 66: 670–677

Ashley MJ, Olin JS, Le Riche WH, Kornaczewski A, Schimdt W, Rankin JW (1997) Morbidity in alcoholics: evidence for accelerated development of physical disease in women. Arch Intern Med 137: 883–887

Aulhorn E (1989) Die Tabak-Alkohol-Amblyopie. In: Schied HW, Heimann H, Mayer K (Hrsg): Der chronische Alkhoholismus. Grundlagen, Diagnostik, Therapie. Gustav Fischer, Stuttgart New York, S 163–174

Babor TF, Grant M (1989) From clinical research to secondary prevention international collaboration in the development of the Alcohol Use Disorders Indentification Test (AUDIT). Alcohol Health Res World 13: 371–374

Babor TF, Hofmann M, DelBoca FK, Hesselbrock V, Meyer R, Dolinsky ZS, Rounsaville B (1992) Types of alcoholics, I. Evidence for an empirically derived typology based on indicators of vulnerability and severity. Arch Gen Psychiatry 49: 599–608

Balldin J, Berggren U, Engel J, Eriksson M (1994) Neuroendocrine evidence for reduced serotonergic neurotransmission during heavy drinking. Alcohol Clin Exp Res 18: 822–825

Balldin J, Berglund M, Borg S, Mansson M, Berndtsen P, Franck J, Gustafsson L, Halldin J, Hollstedt C, Nilsson L-H, Stolt G (1997): A randomised 6 month doubleblind placebo-controlled study of naltrexone and coping skills educational programme, Alcohol Alcohol, X, SY 66

Ballenger JC, Post RM (1978) Kindling as a model for alcoholic withdrawal syndromes. Br J Psychiatry 133: 1–14

Baloh RW, Sharma S, Moskowitz H, Griffith R (1979): Effect of alcohol and marijuana on eye movements. Aviat Space Environ Med 50: 18–23

Banger M, Benkert O, Röschke J, Herth T, Hebenstreit M, Phillip M, Aldenhoff JB (1992) Nimodipine in acute alcohol withdrawal state. J Psychiatr Res 26: 117–123

Bansky G, Meier P, Riederer E et al. (1989) Effects of the benzodiazepine receptor antagonist flumazenil in hepatic encephalopathy in humans. Gastroenterology 97: 744–50

Baron R, Heuser K, Moarioth G (1989) Marchiafava-Bignami disease with recovery diagnosed by CT and MRI: demyelination affects several CNS structures. J Neurol 236: 364–366

Bartolomei F, Suchet L, Barrie M, Gastaut J-L (1997) Alcoholic Epilepsy: A Unified and Dynamic Classification. Eur Neurol 37: 13–17

Bässler KH, Gally I, Loew D, Pietczick (1997) Vitamin-Lexikon, 2. Auflage. Stuttgart Gustav Fischer

Benedetti G (1952) Die Alkoholhalluzinose. Stuttgart, Thieme

Beninger RJ, Ranaldi R (1993) Microinjections of flupenthixol into the caudate-putamen but not the nucleus accumbens, amygdala or frontal cortex of rats produce intra-session declines in food-rewarded operant responding. Behav Brain Res 55: 203–212

Benkert O, Hippius H (1996) Psychiatrische Pharmakotherapie, 6. Auflage. Berlin Heidelberg New York: Springer

Bericht über die Lage der Psychiatrie in der BRD – Zur psychiatrischen und psychotherapeutischen/psychosomatischen Versorgung der Bevölkerung – Unterrichtung durch die Bundesregierung. Bonn: Bonner Universitätsbuchdruckerei (Drucksache 7/4201). 1975

Berlin I, Said S, Spreux-Varoquanx O, Launay J-M, Olivares R, Millet V, Lecrubier Y, Puech AJ (1995) A reversible monoamine oxidase A inhibitor (moclobemide) facilitates smoking cessation and abstinence in heavy, dependent smokers. Clin Pharmacol Ther 58: 444–452

Berr F, Wiebecke B (1994) Die akute Alkoholhepatitis. Dt Ärzteblatt 91: B-2107–2110

Besson J, Aeby F, Kasas A, Lehert P, Potgieter A (1998) Combined Efficacy of Acamprosate and Disulfiram in the Treatment of Alcoholism: A Controlled Study. Alcohol Clin Exp Res 22: 573–579

Beutel M, Reeck UH (1995) Rehabilitation von Alkoholabhängigen. In: Seitz HK, Lieber CS, Simanowski UA (Hrsg): Handbuch Alkohol Alkoholismus Alkoholbedingte Organschäden. Leipzig Heidelberg: Johann Ambosius Barth: 591–606

Beyer H (1996) Stationäre Rehabilitation. In: Deutsche Hauptstelle gegen die Suchtgefahren (Hrsg) Jahrbuch Sucht. Gesthacht: Neulandverlag, 162–168

Blum K (1983) Alcohol and central nervous peptides substances. Subst Alcohol Actions/Misuse 4: 73–87

Blum K, Topel H (1986) Opioid peptides and alcoholism: genetic deficiency and chemical management. Functional Neurology 1: 71–83

BMJFFG (Hrsg) (1988) Empfehlungen der Expertenkommission der Bundesregierung zur Reform im psychiatrischen und psychotherapeutisch/psychosomatischen Bereich. Bonn

Bode JC (1995) Klinik und Therapie alkoholischer Leberschäden. In: Seitz HK, Lieber CS, Simanowski UA (Hrsg): Handbuch Alkohol Alkoholismus Alkoholbedingte Organschäden. Leipzig Heidelberg: Johann Ambrosius Barth: 237–259

Bode JC, Bode C (1992) Alcohol malnutrition and the gastrointestinal tract. In: Watson RR, Watzl B (eds): Nutrition and alcohol. Boca Raton: CRC Press: 403–428

Bohn MJ, Hersh D (1994) Drugs for the Treatment of Psychiatric Comorbidity in Alcoholics: Recent Developments. In: Born GVR, Cuatrecasas P, Ganten D, Herken H, Melmon Kl (eds): The Pharmacology of Alcohol Abuse. Handbook of Experimental -/Pharmacology Vol. 114. Berlin Heidelberg New York: Springer: 416–441

Bohn MJ, Kranzler HR, Beazoglou D, Staehler BA (1994) Naltrexone and brief counseling to reduce heavy drinking. Am J Addict 3: 91–99

Bone GHA, Majchrowicz E, Martin PR et al. (1989) A Comparison of calcium antagonists and diazepam in reducing alcohol withdrawal tremors. Psychopharmacology 99: 386–388

Böning J (1996) Supportive medikamentöse Rückfallprophylaxe bei der Alkoholabhängigkeit. Nervenheilkunde 15: 72–79

Borg S, Kvande H, Valverius P (1986) Clinical conditions and central dopamine metabolism in alcoholics during acute withdrawal under treatment with different pharmacological agents. Psychopharmacology 88: 12–17

Borg V (1983) Bromocriptine in the prevention of alcohol abuse. Acta Psychiatr Scand 68: 100–110

Borgers D et al. (1990) Landesgesundheitsbericht NRW. Kapitel: Alkoholmißbrauch, Abschnitt 5.4 (unveröffentlicht)

Brady KT, Sonne SC, Anton R, Ballenger JC (1995) Valproate in the Treatment of Acute Bipolar Affective Episodes Complicated by Substance Abuse: A Pilot Study. J Clin Psychiatry 56: 118–121

Branchey L, Branchey M, Worner TM, Zucker D, Shaw S, Lieber CS (1985) Association between Amino Acid Alterations and Hallucinations in Alcoholic Patients. Biol Psychiatry 20: 1167-1173

Bratzke H, Neumann K (1989) Zentrale pontine Myelinolyse. Morphologie und forensische Relevanz. Z Rechtsmed 102: 79-97

Brecht JG, Poldrugo F, Schädlich PK (1996) Alcoholism - The cost of illness in the Federal Republic of Germany. Pharmaco Economics 10: 484-493

Bronisch T, Wittchen H-U (1992) Lifetime and 6-month prevalence of abuse and dependence of alcohol in the Munich Follow-Up Study. Eur Arch Psychiatry Clin Neurosci 241: 273-282

Bronisch Th (1985) Zur Beziehung von Alkoholismus und Depression anhand eines Überblickes über empirische Studien. Fortschr Neurol Psychiat 53: 454-468

Brown SA, Inaba RK, Gillin C, Schuckit M, Stewart MA, Irwin MR (1995): Alcoholism and Affective Disorder: Clinical Course of Depressive Symptoms. Am J Psychiatry 152: 45-52

Bruno F (1989) Buspirone in the Treatment of Alcoholic Patients. Psychopathology 22 (Suppl 1): 49-59

Bunse J, Zeit T (1987) Distraneurin und die Behandlung des Delirium tremens. Psycho 13: 670-675

Burkhardt E (1989) Intoxikation mit Carbamazepin bei bestehender Alkoholabhängigkeit in suizidaler Absicht - Eine Kasuistik. In: Müller-Oerlinghausen B, Haas S, Stoll K-D (Hrsg) Carbamazepin in der Psychiatrie. Thieme, Stuttgart New York, S 79-80

Castaigne P, Buge A, Cambier J, Escourolle R, Rancurel G (1971) La maladie de Marchiafava-Bignami: Étude anatomoclinique de dix observations. Rev Neurol 125: 179-196

Chatterji et al. (1997) Reliability of the alcohol and drug modules of the Alcohol Use Disorder and Associated Disabilities Interview Schedule - Alcohol/Drug-Revised (AUDADIS-ADR): an international comparison. Drug and Alcohol Depend 47: 171-185

Chick J, Gough K, Falkowski W, Kershaw P, Hore B, Mehta B, Ritson B, Ropner R, Torley D (1992) Disulfiram treatment of alcoholism. Br J Psychiatry 161: 84-89

Ciraulo DA, Alderson LM, Chapron DJ, Jaffe JH, Subbarao B, Kramer PA (1982) Imipramine disposition in alcoholics. J Clin Psychopharmacol 2: 2-7

Ciraulo DA, Barnhill J, Boxenbaum H (1985) Pharmakokinetic interaction of disulfiram and antidepressants. Am J Psychiatry 142: 1373-1374

Clade H (1997) Rehabilitation: Lohnende Investition. Deutsches Ärzteblatt 94: B-1940

Cloninger CR, Bohman M, Sigvardsson S (1981) Inheritance of alcohol abuse - cross fostering analysis of adopted men. Arch Gen Psychiatry 42: 1043-1049

Cloninger CR, Przybeck TR, Svarkic DM (1991) The tridimensinonal personality questionnaire: US. Normative data. Psychol Rep, 69: 1047-1057

Conde-Martel A, Gonzalez-Reimers E, Santolaria-Fernandez F, Romero-Perez JC, Gonzalez-Hernandez T (1992) Pathogenesis of alcoholic myopathy: roles of ethanol and malnutrition. Drug Alcohol Depend 30: 101-110

Cook BL, Winokur G (1985) Separate heretability of alcoholism and psychotic symtoms. Am J Psychiatry 142: 360-361

Cornelius J, Salloum IM, Cornelius MD, Perel JM, Thase ME, Ehler JG, Mann JJ (1993) Fluoxetine trial in suicidal depressed alcoholics. Psychopharm Bull 29: 195-199

Cornelius J, Salloum IM, Ehler JG, Darrett PJ, Cornelius MD, Perel JU, Thase ME Black A (1997) Fluoxetine in depressed alcoholics. Arch Gen psychiatry 54: 700-705

Cornelius JR, Fisher BW, Salloum IM, Cornelius MD, Ehler JG (1992) Fluoxetine trial in depressed alcoholics. Alcohol Clin Exp Res 16: 362

Cossar JA, Hayes PC, O`Carroll RE (1997) Benzodiazepine-like Substances and Hepatic Encephalopathie. Implications for treatment. CNS Drugs 8: 91-101

Costello RM (1975) Alcoholism treatment and evaluation: In search of methods. Int J Addict 10: 251-275

Cottler LB, Robins LN, Helzer JE (1989) The reliability of the CIDI-SAM: a comprehensive substance abuse interview. Br J Addict 84: 801-814

Courbon P, Chapoulaud J (1937) Hallucinations visuelles et unilatéralement auditives chez un alcoolique otopathe. Ann Méd-Psychol 95: 764-768

Cox BJ, Norton GR, Swinson RP, Endler NS (1990) Substance abuse and panic-related anxiety: A critical review. Behav Res Ther 28: 385-393

Crane DL (1977) Manic depressive disease in alcoholism. In: Seixas FA (ed) Currents in Alcoholism, Vol. 2. New York, Grune & Stratton

Croop RS, Chick J (1996) American and European Trials of Naltrexone. Paper given up the Symposion International Update: New Findings on Promising Medications. Joint Scientific Meeting 8th ISBRA Congress and RSA Meeting. Washington, June 25, 1996

Croop RS, Faulkner EB, Labriola DF (1997) The safety profile of naltrexone in the treatment of alcoholism. Results from a multicenter usage study. Arch Gen Psychiatry 54: 1130-1135

Cutting J (1987) The phenomenology of acute organic psychosis: comparison with acute schizophrenia. Br J Psychiatry 151: 324-332

Dettling M, Heinz A, Dufeu P, Rommelspacher H, Gräf K-J, Schmidt LG (1995) Dopaminergic responsivity in alcoholism: trait, state, or residual marker? Am J Psychiatry 152: 1317-1321

Deutsche Gesellschaft für Psychiatrie, Psychotherapie und Nervenheilkunde (DGPPN, 1997): Die Behandlung psychischer Erkrankungen in Deutschland, Positionspapier zur aktuellen Lage und zukünftigen Entwicklung; Berlin, Heidelberg, New York: Springer

Dixon L, Weiden PJ, Haas G, Sweeney J, Frances AJ (1992) Increased tardive dyskinesia in alcohol-abusing schizophrenic patients. Compr Psychiatry 33: 121-122

Dongier M, Vachon L, Schwartz G (1991): Bromocriptine in the treatment of alcohol dependence. Alcohol Clin Exp Res 15: 970-977

Doss MO, Sieg I (1995) Alkohol und Porphyrinstoffwechsel. In: Seitz HK, Lieber CS, Simanowski UA (Hrsg): Handbuch Alkohol Alkoholismus Alkoholbedingte Organschäden. Leipzig Heidelberg: Johann Ambrosius Barth: 167–189

Dufue P, Kuhn HS, Schmidt LG (1995) Prüfung der Gütekriterien einer deutschen Fassung des Tri-Dimensional-Personality-Questionnaire (TPQ), von Cloninger bei Alkoholabhängigen. Sucht 41: 359–407

Duke PJ, Pantelis C, Barnes TRE (1994) South Westminster Schizoprenia Survey. Alcohol use and its relationship to symptoms, tardive dyskinesia and illness onset. Br J Psychiatry 164: 630–636

Easton C, Meza E, Mager D, Ulüg B, Kilic C, Gögüs A, Babor TF (1997) Test-retest reliability of the alcohol and drug use disorder sections of the schedules for clinical assessment in neuropsychiatry (SCAN). Drug and Alcohol Depend 47: 187–194

Edwards G, Gross M (1976): Alcohol dependence: provisional description of clinical syndrome. Br Med J 1: 2058–2061

Edwards G, Gross MM, Keller M, Moser J, Room R (1977) Alcohol-related disabilities. WHO offset publication no. 32; Genf

Egberts EH (1993) Hepatische Enzephalopathie. In: Schüttler R (Hrsg) Organische Psychosyndrome. Tropon-Symposion Bd VIII. Berlin Springer, Heidelberg New York, S 183–194

Emrick CD (1975) A review of psychologically oriented treatment of alcoholism: II. The relative effectiveness of different treatment approaches and the relative effectiveness of treatment versus no treatment. J Stud Alcohol 36: 88–108

Ewusi-Mensah I, Saunders JB, Wodak AD, Murray RM, Williams R (1983) Psychiatric morbidity in patients with alcoholic liver disease. Br Med J 287: 1417–1419

Fagius J, Osterman PO, Wiholm B-E (1985) Guillain-Barré syndrome following zimelidine treatment. J Neurol Neurosurg Psychiatry 48: 65–69

Fawcett J, Clark DC, Aagesen CA et al. (1987) A double-blind, placebo-controlled trial of lithium carbonate therapy for alcoholism. Arch Gen Psychiatry 44: 248–256

Ferenci P, Grimm G, Meryn S et al. (1989) Successful long-term treatment of portal-systemic encephalopathy by the benzodiazepine antagonist flumazenil. Gastroenterology 96: 240–224

Fett A (1996) Finanzierungssituation der ambulanten Beratungs-, Behandlungsstellen. In: Deutsche Hauptstelle gegen die Suchtgefahren (Hrsg) Jahrbuch Sucht 1997. Gesthacht: Neulandverlag, 153–161

Feuerlein W, Küfner H (1989) A prospective multicenter study on inpatient treatment for alcoholics: 18- and 48-months follow-up (Munich Evaluation for Alcoholism Treatment, MEAT). Eur Arch Psychiatry Neurol Sci 239: 144–157

Feuerlein W, Küfner H, Soyka M (1998) Alkoholismus – Mißbrauch und Abhängigkeit. 5. Auflage, Stuttgart: Thieme

Feuerlein W, Ringer CH, Küfner H, Antons K (1977) Diagnose des Alkoholismus. Der Münchner Alkoholismustest (MALT). Muench Med Wochenschr 119: 1275–1282

Feuerlein W., Dittmar F., Soyka M. (1999): Wenn Alkohol zum Problem wird. Stuttgart. Trias Verlag.
Fichter M (1997) Epidemiologie von Alkoholmißbrauch und Abhängigkeit. In: Soyka M, Möller HJ (Hrsg) Alkoholismus als psychische Störung. Berlin Heidelberg New York: Springer: 1–11
Fichter MM (1990a) Verlauf psychischer Erkrankungen in der Bevölkerung. Berlin Heidelberg New York Tokyo: Springer
Fichter MM (1990b) Prävalenz von Alkoholabusus und -abhängigkeit in der Bevölkerung. In: Fichter MM (Hrsg): Verlauf psychischer Erkrankungen in der Bevölkerung. Berlin Heidelberg New York Tokyo: Springer: 73–83
Fichter MM, Frick U (1992) Therapie und Verlauf von Alkoholabhängigkeit. Springer, Berlin Heidelberg New York
Fichter MM, Narrow WE, Roper MT et al. (1996) Prevalence of mental illness in Germany and the United States. Comparison of the upper bavarian study and the epidemiologic catchment area program. J Nerv Ment Dis 184: 598–606
Fichter MM, Weyerer S, Dilling H (1989) The upper Bavarian studies part II: The 5-year follow-up study in the Upper Bavaria. Acta Psychiatr Scand 348: 131–140
Finelli A, Benos J, Schremmer D (1997) Medivitan (Vitamin B6, Vitamin B12, Folsäure) bei Alkoholkranken in der Rehabilitation. Sucht: 43: 430–435
Fleischhacker WW, Günther V, Barnas Ch, Lieder F, Miller C (1986) Piracetam in alcoholic organic mental disorders: a placebo controlled study comparing two dosages. Int J Psychopharmacol 1: 210–215
Fornazzari L, Carlen PL (1982) Transient choreiform dyskinesias during alcohol withdrawal. Can J Med Sci 9: 89–90
Fuller RK, Branchey L, Brightwell DR, Derman RM, Emrick CD, Iber FL, James KE, Lacoursiere RB, Lee KK, Lowenstamm I, Manny I, Neiderhiser D, Nocks S, Shaw JJ (1986) Disulfiram treatment of alcoholism: a Veterans Aministration cooperative study. JAMA 256: 1449–1455
Gallimberti L, Canton G, Gentile N et al. (1989) Gamma-hydroxybutyric acid for treatment of alcohol withdrawal syndrome. Lancet II: 787–789
Gallimberti L, Ferri M, Ferrara SD, Fadda F, Gessa GI (1992) Gamma-Hydroxybutyric acid in the treatment of alcohol dependence: A double blind study. Alcohol Clin Exp res 16: 673–676
Gastpar M et al (1998) Vortrag auf dem 8. Central European Neuropsychopharmacological Symposion. Wien, 28.8.1998
Gawin FH, Allen D, Humblestone B (1989) Outpatient treatment of crack cocaine smoking with flupenthixol decanoate. Arch Gen Psychiatry 46: 322–325
Gawin FH, Khalsa-Denison M, Jatlow P (1996) Flupenthixol-Induced aversion to crack cocaine. New Engl J Med 334: 1340–1341
George DT, Adinoff B, Ravitz B, Nutt DJ, DeJong J, Berrettini W, Mefford IN, Costa E, Linnoila M (1990) A cerebrospinal fluid study of the pathophysiology of panic disorder associated with alcoholism. Acta Psychiatr Scand 82: 1–7

Gerra G, Caccauari R, Delsignore R, Bocchi R, Fertonani G, Passeri M (1992) Effects of Fluoxetine and Ca-Acetyl-Homotagrinate on Alcohol intake in Familial and nonfamilial Alcoholic Patients. Curr Ther Res 52: 291–295

Gessa GL, Mononi F, Collo M, Vargiu L, Mereu G (1985) Low doses of ethanol activate dopaminergic neurons in the ventral tegmental area. Brain Res 348: 201–203

Gilg T, Deinl I, Grundner H, Soyka M (1995) Stellenwert von Begleitstoffanalytik (Methanol, Isopropanol) und CD-Transferrin (CDT) in der Alkoholismusdiagnostik. In: Soyka M (Hrsg): Biologische Alkoholismusmarker. Weinheim London: Chapman & Hall 45–91

Gimsing P, Melgaard B, Andersen K, Vilsstrup H; Hippe E (1989) Vitamin B12 and folate function in chronic alcoholic men with peripheral neuropathy and encephalopathy. J Nutr 119: 416–424

Gish RG, Lee AH, Keeffe EB, Rome H, Concepcion W, Esquivel CO (1993) Liver transplantation for patients with alcoholism and end-stage liver disease. Am J Gastroenterol 88: 1337–1342

Glaeske G (1992) Auf Heller und Pfennig – Kosten und Nutzen der Suchtkrankenversorgung. In: Wienberg G (Hrsg) Die vergessene Mehrheit: zur Realität der Versorgung alkohol- und medikamentenabhängiger Menschen. Bonn: Psychiatrieverlag, 69–80

Glass IB (1989a) Alcohol hallucinosis: a psychiatric enigma. 1. The development of an idea. Br J Addict 84: 29–41

Glass IB (1989b) Alcohol Hallucinosis: a psychiatric enigma – 2. Follow-up Studies. Br J Addict 84: 151–164

Glen AIM, Glen EMT, Horrobin DH, Manku MS, Miller J, Will S, MacDonell LEF (1989) Essential Fatty Acids in Alcoholic Hallucinosis and Schizophrenia. Amsterdam Oxford New York: Excerpta Medica: 778 (Abs. No 3039)

Glue P, Nutt D (1990) Overexcitement and Disinhibition. Dynamic Neurotransmitter Interactions in Alcohol Withdrawal. Br J Psychiatry 157: 491–499

Goebell H, Bode C, Bastian R, Strohmeyer G (1970): Klinische asymptomatische Funktionsstörungen des exokrinen Pankreas bei chronischen Alkoholikern. Dtsch Med Wschr 95: 808

Gooday R, Hayes PC, Bzeizi K et al. (1995) Benzodiazepine receptor antagonism improves reaction time in latent hepatic encephalopathy. Psychopharmacology 119: 295–298

Goodwin FK, Jamison KR (1990) Manic depressive illness. New York: Oxford University Press

Gorelick PB (1989) Status of alcohol as a risk factor for stroke. Stroke 20: 1907–1610

Gottesleben A, Willemsen D, Wolf C (1995) Retardiertes Carbamazepin in der Therapie des alkoholischen Prädelirs. Akt Neurol 22: 60–65

Graham JR, Woodhouse D, Read FH (1971) Massive thiamine dosage in an alcoholic with cerebellar cortical degeneration. Lancet 2:107

Grimm G, Ferenci P, Katzenschlager R et al. (1988) Improvement of hepatic encephalopathy treated with flumazenil. Lancet 17: 1392–1394

Gross MM, Halpert E, Sabot L, Polizos P (1963) Hearing disturbances and auditors hallucinations in the acute alcoholic psychoses. I. Tinnitus: incidence and significance. J Nerv Ment Dis 137: 455-465

Gross MM, Hastey JM (1975) A note on REM rebound during experimental alcohol withdrawal in alcoholics. Adv Exp Med Biol 59: 509-521

Gross MM, Hastey JM (1976) Sleep disturbances in alcoholism. In: Tarter RE, Sugerman AA (eds) Alcoholism. Addison-Wessley, London, pp 257-307

Gross MM, Rosenblatt SM, Malenowski B, Broman M, Lewis ERN (1971) A Factor Analytic Study of the Clinical Phenomena in the Acute Alcohol Withdrawal Syndromes. Toronto: Press of Addiction Res. Foundation

Grüngreiff K (1996) Zinkmangel und hepatische Enzephalopathie. Med Welt 47: 23-27

Gyr K, Meier R, Haussler P et al. (1996) Evaluation of the efficacy and safety of flumazenil in the treatment of portal systemic encephalopathy: a double blind, randomised, placebo controlled mulitcentre study. Gut 39: 319-24

Hall W, Saunders JB, Babor TF, Aasland OG, Amundsen A, Hodgson R, Grant M (1993) The structure and correlates of alcohol dependence: WHO collaborative project on early detection of persons with harmful alcohol consumption. - III Addiction, 88: 1627-1636

Helzer JD, Pryzbeck TR (1988) The cooccurence of alcoholism with other psychiatric disorders in the general population and its impact on treatment. J Stud Alcohol 49: 219-224

Helzer JE, Canino GJ, Hwu H-G et al. (1988) Alcoholism: A Cross-National Comparison of Population Surveys with the Diagnostic Interview Schedule. In Rose RM, Barrett J (eds.) Alcoholism: origins and outcome. Raven Press, New York, pp 31-47

Hendel J, Dam M, Gram L, Winkel P, Jorgensen I (1984) The effects of carbamazepine and valproate on folate metabolism in man. Acta Neurol Scand 69: 226-231

Herz A (1997) Endogenous opioid systems and alcohol addiction. Psychopharmacol 129: 99-111

Herzmann CE (1989) Zum Stellenwert des Carbamazepin bei stationärer Entzugsbehandlung von Alkoholabhängigen. In: Müller-Oerlinghausen B, Haas S, Stoll KD (Hrsg) Carbamazepin in der Psychiatrie. Thieme, Stuttgart New York: 63-68

Hietala J, West C, Syvälahti E, Någren K, Lehikoinen P, Sonninen P, Ruotsalainen U (1994): Striatal D_2 dopamine receptor binding characteristics in vivo in patients with alcohol dependence. Psychopharmacology 116: 285-290

Hillman RS, Steinberg SE (1982) The effects of alcohol on folate-metabolism. Ann Ref Med 33: 345

Hirschfeld RMA; Kosier T, Keller MB, Lavori PW, Endicott J (1989) The influence of alcoholism on the course of depression. J Affective Disord 16: 151-158

Holly A, Türk D, Nelson CB, Pfister H, Wittchen H-U (1997) Prävalenz von Alkoholkonsum, Alkoholmißbrauch und -abhängigkeit bei Jugendlichen und jungen Erwachsenen. Z Klin Psychol 26: 171-178

Howard L, Fahy T (1997) Liver-transplantation for alcoholic liver-disease. Br J Psychiatry 171: 497–500

Hrubec Z, Omenn GS (1981) Evidence of genetic disposition to alcoholic cirrhosis and psychosis: Twin concordances for alcoholism and its biological end points by zygosity among male veterans. Alcohol Clin Exp Res 5: 207–215

Hughes JC, Cook CH (1997) The Efficacy of Desulfiram: A Review of Outcome Studies. Addiction 92: 381–395

Hüllinghorst (1996) Versorgung Suchtkranker in Deutschland. In: Deutsche Hauptstelle gegen die Suchtgefahren (Hrsg) Jahrbuch Sucht. Gesthacht: Neulandverlag, 128–142

Imperato A, Di Chiara G (1986): Preferential stimulation of dopamine release in the nucleus accumbens of freely moving rats by ethanol. J Pharmacol Exp Ther 239: 219–228

Ishak KG, Zimmerman HJ, Ray MB (1991) Alcoholic Liver Disease: Pathologic, Pathogenetic and Clinical Aspects. Alcohol Clin Exp Res 15: 45–66

Ivanets NN (1995) The Use of Tianeptine in Treating Alcoholism. Alcohol Clin Exp Res 19 (Suppl.): 17A (Abstract-Nr. 80A)

Jacobi C, Brand-Jacobi J, Marquardt F (1987) Die Göttinger Abhängigkeitsskala (GABS): Ein Verfahren zur differentiellen Erfassung der Schwere der Alkoholabhängigkeit. Suchtgefahren 33: 23–36

Jellinek EM (1960) The disease concept of alcoholism. New Haven: Hillhouse

Johanson E (1961) Acute hallucinosis, paranoic reactions and schizophrenia as psychosis in alcoholic patients. Acta Societatis Medicorum Upsaliensis 66: 105–128

John U, Veltrup C, Schnofl A, Bunge S, Wetterling T, Dilling H (1992) Entwicklung eines Verfahrens zur Erfassung von Ausprägungen der Alkoholabhängigkeit aufgrund von Selbstaussagen: die Lübecker Alkoholabhängigkeitsskala (LAS). Sucht 38: 291–303

John U, Hapke U, Rumpf H-J (1997) Gesundheitsversorgung und Sekundärprävention der Abhängigkeit von psychotropen Substanzen. In: Watzel H, Rockstroh B (Hrsg) Abhängigkeit und Mißbrauch von Alkohol und Drogen. Göttingen Bern Toronto Seattle: Hogrefe: 185–199

John U, Hapke U, Rumpf H-J, Hill A & Dilling H (1996): Prävalenz und Sekundärprävention von Alkoholmißbrauch und -abhängigkeit in der medizinischen Versorgung. Band 71, Schriftenreihe des Bundesministeriums für Gesundheit. Baden-Baden: Nomos

Johnson CD, Bernard JP (1995) Pathophysiologie der alkoholinduzierten Pankreatitis. In: Handbuch Alkohol Alkoholismus Alkoholbedingte Organschäden. Leipzig Heidelberg: Johann Ambrosius Barth: 261–272

Julien (1997) Drogen und Psychopharmaka. Heidelberg Berlin Oxford: Spektrum, Akademischer Verlag

Junge B (1995) Alkohol. In: Deutsche Hauptstelle gegen die Suchtgefahren (Hrsg) Jahrbuch Sucht 96. Geesthacht, Neuland: 9–22

Juvela S (1992) Alcohol consumption as a risk factor for poor outcome after aneurysmal subarachnoid haemorrhage. Br Med J 304: 1663–1667

Kathmann N, Soyka M, Bickel M, Engel R (1996) ERP changes in alcoholics with and without alcohol psychosis. Biol Psychiatry 39: 873–881

Kawamura M, Shiota J, Yagishita T, Hirayama K (1985) Marchiafava-Bignami disease: Computed tomographic scan and magnetic resonsance imaging. Ann Neurol 18: 103

Keller MB, Lavori PW, Coryell W et al. (1986) Differential outcome of pure mania, mixed/cycling, and pure depressive episodes in patients with bipolar illness. JAMA 255: 3138–3142

Kellner R, Rada RT (1979) Pharmacotherapy of personality disorders. In: Davis JM, Greenblatt D (eds) Psychopharmacology update: new and neglected areas. New York, Grune & Stratton, pp 29–63

Kendler KS (1985) A twin study of individuals with both schizophrenia and

Kielstein U (1997) Tagesklinische Behandlung Alkoholabhängiger. Nervenheilkunde 6: 390–395

Kielstein V: Alkoholentzug unter tagesklinischen Bedingungen. In: Wagner HB, Krausz M, Schwoon DR (Hrsg) Tagesklinik für Suchtkranke (1996). Freiburg: Lambertus: 41–47

Kielstein V (1991) Indikationskriterien und Prinzipien der ambulant-tagesklinischen Therapie von Alkoholkranken. Sucht 37: 114–120

Klein C-P, Kalk J-F, Mütting D, Klein C-G (1993) Einfluß von Alkohol auf die Hämodynamik der Pfortader bei nutritiv-toxischer Leberzirrhose. Dtsch Med Wschr 118: 89–93

Knudsen P, Vilmar T (1984) Cannabis and neuroleptic agents in schizophrenia. Acta Psychiatr Scand 69: 162–174

Körkel J, Schindler C (1996) der Kurzfragebogen zur Abstinenzzuversicht (KAZ-35) – ein Instrument zur Erfassung der abstinenzorientierten Kompetenzzuversicht Alkoholabhängiger. Sucht 42: 156–166

Kranzler HR, Burleson JA, Del Boca FK, Babor TF, Korner P, Brown J, Bohn MJ (1994) Buspirone Treatment of Anxious Alcoholics. A Placebo-Controlled Trial. Arch Gen Psychiatry 51: 720–731

Kranzler HR, Burleson JA, Korner P, Del Boca FK, Bohn MJ, Brown J, Liebowitz N (1995) Placebo-controlled trial of fluoxetine as an adjunct to relapse prevention in alcoholics. Am J Psychiatry 152: 391–397

Kranzler HR, Del Boca FK, Korner P, Brown J (1990) Fluvoxamine is poorly tolerated by alcoholics. In: Naranjo CA, Sellers EM (eds) Novel pharmacological interventions for alcoholism. Berlin Heidelberg New York: Springer: 304–308

Kranzler HR, Myers RE (1989) An open trial of buspirone in alcoholics. J Clin Psychopharmacol 9: 379–380

Krasner N, Moore MR, Goldberg A, Booth JCD, Frame AH, McLaren AD (1976) A trial of fenfluramine in the treatment of the chronic alcoholic patient. Br J Psychiatry 128: 346–353

Krasney OE (1987) Sozialrechtliche Vorschriften bei der Betreuung Suchtkranker, 5. Auflage, Kassel: Nicol.

Krasney OE (1989) Rechtsgrundlagen bei der Behandlung der Suchtkrankheit. In Schied HW, Heimann H, Maier K (Hrsg): Der chronische Alkoholismus. Stuttgart New York: Gustav Fischer, S. 245-250

Krystal JH, Leaf PJ, Bruce ML, Charney DS (1992) Effects of age and alcoholism on the prevalence of panic disorder. Acta Psychiatr Scand 85: 77-82

Krystal JH, Webb E, Cooney N, Kranzler HR, Charney DS (1994) Specificity of ethanollike effects elicited by serotonergic and noradrenergic mechanisms. Arch Gen Psychiatry 51: 898-911

Küfner A (1981): Ambulante Therapie von Alkoholabhängigen. In: Keup W (Hrsg) Behandlung der Sucht und des Mißbrauchs chemischer Stoffe. Stuttgart: Thieme: 73

Küfner H, Feuerlein W, Huber M (1988) Titel? Suchtgefahren 34: 157

Kunkel E (1987) Kontrolliertes Trinken und Abstinenz – Therapieziele bei Alkoholikern. Suchtgefahren 33: 389-404

Kurella B, Heitmann A, Dormann S, Meister K (1990b) Besonderheiten des Schlafes bei abstinenten Alkoholikern. Vergleich alkohol- und altersbedingter Tiefschlafreduktion. Z EEG EMG 21: 157-160

Kurella B, Heitmann A, Dornmann S (1990a) Schlafpolygraphische Untersuchungen und subjektive Schlafeinschätzungen bei abstinenten Alkoholikern. Z Klin Med 45: 1519-1522

Kushner MG, Sher KJ, Beitman BD (1990) The relationship between alcohol problems and the anxiety disorders. Am J Psychiatry 147: 685-695

Laitinen K, Lamberg-Allard C, Tunninen R, Karonen SL, Taehtelae R, Ylikhahri R, Vaelimaeri (1991) Transient Hypoparthyroidism During Acute Ethanol Intoxication. N Engl. 9 Med 324: 721-727

Langlais PJ, Mair RG, Whalen PJ, McCourt W, McEntee WJ (1988) Memory effect of DL-threo-3,4-dihydroxyphenylserine (DOPS) in human Korsakow's disease. Psychopharmacology Berl. 95: 250-254

Langlais PJ, Mair RG (1990) Protective effects of the glutamate antagonist MK-801 on pyrithiamine-induced lesions and amino acid changes in rat brain. J Neurosci 10: 1664-1674

Längle G, Schäfer D, Mann K (1994) Der Langzeitverlauf bei Alkoholikern – 16 Jahre nach der Therapie. Vortrag auf der 10. Wissenschaftlichen Tagung der Dt. Gesellschaft für Suchtforschung und Suchttherapie. Tübingen, 06.-09.04.1994.

Langohr HD, Tröster H, Zimmermann CW (1989) Alkoholenzymopathie der Muskulatur. In: Schied HW, Heimann H, Mayer K (Hrsg) Der chronische Alkoholismus. Grundlagen, Diagnostik, Therapie. Stuttgart New York: Gustav Fischer: 229-238

Larson EW, Olincy A, Rummans TA, Morse RM (1992) Disulfiram treatment of patients with both alcohol dependence and other psychiatric disorders: A review. Alcohol Clin Exp Res 16: 125-130

Laureno R, Karp BI (1988) Pontine and extrapontine myelinolysis following rapid correction of hyponatraemia. Lancet 1: 1439

Laux G, Reimer F (1979) Zur Pathogenese des alkoholischen Eifersuchtswahns. Nervenarzt 50: 299-301

Lefebvre d'Amour M, Shahani BT, Young DR, Bird KT (1979) The importance of studying sural nerve conduction and late responses in the evaluation of alcoholic subjects. Neurology 29: 1600–1604

Lhuintre JP, Daoust M, Moore N, Chretien P, Saligaut C, Tran G, Boismare F, Hillemand B (1985) Ability of calcium bis-acetyl homotaurine, a GABA agonist, to prevent relapse in weaned alcoholics. Lancet I: 1014–1016

Lhuintre JP, Moore N, Tran G, Steru L, Langrenon S, Daoust M, Parot Ph, Ladure Ph, Libert C, Boismare F, Hillemand B (1990) Acamprosate appears to decrease alcohol intake in weaned alcoholics. Alcohol Alcohol 25: 613–622

Lindberg S, Agren G (1988) Mortality of Swedish Hospitalized Alcoholics. Br J Addict 83: 1193–1200

Littleton J (1995) Acamprosate-how does it work? Addiction 90: 1179–1188

Lôo H, Malka R, Defrance R, Barrucand D, Benard JY, Niox-Rivière H, Raab A, Sarda A, Vachonfrance G, Kamoun A (1988) Tianeptine and amitryptiline. Controlled double-blind trial in depressed alcoholic patients. Neuropsychobiology 19: 79–85

Lucey JV, Dinan TG (1992) Orofacial dyskinesia and the alcohol dependence syndrome. Psychol Med 22: 79–83

Lucey MR, Beresford TP (1992) Alcoholic liver disease: to transplant or not transplant? Alcohol Alcoholism 27: 103–108

Mair RG, McEntee WJ (1986) Cognitive enhancement in Korsakow's psychosis by clonidine: a comparison with L-dopa and ephedrine. Psychopharmacology Berl. 88: 374–80

Majumdar SK (1990) Chlormethiazole: Current status in the treatment of the acute ethanol withdrawal syndrome. Drug Alcohol Depend 27: 201–207

Malcolm R, Anton RF, Randall CL, Johnston A, Brady K, Thevos A (1992) A placebo-controlled trial of buspirone in anxious inpatient alcoholics. Alcohol Clin Exp Res 16: 1007–1013

Malec E, Malec T, Gagné MA, Dongier M (1996) Buspirone in the Treatment of Alcohol Dependence: A Placebo-Controlled Trial. Alcohol Clin Exp Res 20: 307–312

Malec E, Malec T, Dongier m (1996) Efficacy of Buspirone in Alcohol Dependence: A Review. Alcohol Clin Exp Res 20: 853–858

Malka R, Loo H, Ganry H, Souche A, Marey C, Kamoun A (1992) Long-term administration of tianeptine in depressed patients after alcohol withdrawal. Br J Psychiatry 160: 66–71

Manikant S, Tripathi BM, Chavan BS (1993) Loading dose diazepam therapy for alcohol withdrawal state. Ind J Med Res 98: 170–173

Mann K (1992) Alkohol und Gehirn, Springer, Berlin Heidelberg

Marcel LNS (1847) De la folie causée par l'abus des boissons alcooliques, thèsis. Paris, Imprimeur de la Faculté de Médecin. Rinoux

Marsano L, McCain CJ (1992) Nutritional support in alcoholic lever disease. In: Watson RR, Watzl B (eds): Nutrition and alcohol. Boca Raton: CRC Press: 385–402

Martin PR, Adinoff B, Eckardt MJ Stapleton JM, Bone GA, Rubinow DR, Lane EA, Linnoila M (1990) Effective pharmacotherapy of alcoholic amnestic disorder with fluvoxamine. Preliminary findings [see comments]. Arch Gen Psychiatry 46: 617–621

Martin PR, Adinoff B, Lane E, Stapleton JM, Bone GA, Weingartner H, Linnoila M, Eckardt MJ (1995) Fluvoxamine treatment of alcoholic amnestic disorder. Eur Neuropsychopharmacol. 5: 27–33

Mason BJ, Kocsis JH (1991) Desipramine treatment of alcoholism. Psychopharmacology Bull 27: 155–161

Mason BJ, Kocsis Jh, Ritvo EC, Cutler RB (1996) A Double-blind, Placebo-Controlled Trial of Desipramine for Primary Alcohol Dependence Stratified on the Presence or Absence of Major Depression. JAMA 275: 761–767

Mason BJ, Ritvo EC, Morgan RO, Salvato FR, Goldberg G, Welch B, Mantero-Atienza E (1994) A double-blind, placebo-controlled pilot study to evaluate the efficacy and safety of oral nalmefene HCL for alcohol dependence. Alcohol Clin Exp Res 18: 1162–1167

Maylath E, Seidel J (1997) Analyse der psychiatrischen Krankenhausfälle in Hamburg 1988, 1994 – Entwicklungstrends, Versorgungslücken und -Perspektiven. Gesundheitswesen 59: 423–433

Mayo-Smith, MF for the American Society of Addiction Medicine, Working Group on Pharmacological Management of Alcohol Withdrawal (1997) Pharmacological Management of Alcohol Withdrawal. A Meta-analysis and Evidence-Based Practice Guideline. JAMA 278: 144–151

Mc Lellan AT, Kushner H, Metzger D, Peters S, Smith I, Grissim G, Pettinati M, Argerou M (1992): The fifth edition of the addiction severity index. Substance Abuse Treatment 9: 199–213

McCaul ME (1996) Efficacy of naltrexone for alcoholics with and without comorbid opiate or cocaine dependence. Paper given at the symposion "International Update: New Findings on Promising Medications". Joint Scientific Meeting 8th ISBRA congress and RSA meeting. Washington, June 25, 1996

McEntee WJ, Mair RG (1980) Memory enhancement in Korsakow's psychosis by clonidine: further evidence for a noradrenergic deficit. Ann Neurol. 7: 466–470

McEntee WJ, Mair RG, Langlais PJ (1981) Clonidine in Korsakow disease: pathophysiologic and therapeutic implications. Prog Clin Biol Res. 71: 211–223

McGrath PJ, Nunes EL, Stewart JU, Goldman D, Agogti L, Oleder-Welikson K, Quitkin FM (1996) Imipradime Treatment of alcoholics with Primart Depression. Arch Gen Psychiarty 53:232–240

McKay JR, Alterman AI, McLellan AT, Snider EC (1994) Treatment Goals, Continuity of Care, and Outcome in a Day Hospital Substance Abuse Rehabilitation Program. Am J Psychiatry 151: 254–259

Meister P (1990) Alkohol-bedingte Kardiomyopathien. Schlägt das Münchner Bierherz noch? Münch Med Wschr 132: 22–26

Michel H, Solere NM, Granier P et al. (1980) Treatment of cirrhotic encephalopathy with L-dopa: a controlled clinical trial. Gastroenterology 9: 207–211

Miller WR, Hester RK (1986) The effectiveness of alcoholism treatment. What Research reveasl. In: Miller WR, Heather N (ed): Treating addictive behaviors. Processes of change. New York: Plenum Press: 121–174

Moak DH, Anton RF (1995) An opel-label trial of Sertraline in Depressed Alcoholic Outpatients. Alcohol Clin Exp Res 19 (Suppl.): 17A (Abstract-Nr. 82)

Moffoot A, O'Carroll RE, Murray C, Dougall N, Ebmeier K, Goodwin GM (1994) Clonidine infusion increases uptake of 99mTc-Exametazime in anterior cingulate cortex in Korsakow's psychosis. Psychol Med. 24: 53-61

Monti JM, Alterwain P (1991) Ritanserin decreases alcohol intake in chronic alcoholics. Lancet 337: 360

Mooney HB (1965) Pathologic jealousy and psychochemotherapy. Br J Psychiatry 111: 1023-1042

Moore R, Bone LR, Geller G, Momon JA, Stokes EJ & Levone DM (1989) Prevalence, detection, and treatment of alcoholism in hospitalized patients. JAMA 261: 403-407

Morel F (1939) Une forme anatomoclinique particulière dé l alcoolisme chronique. Sclerose cortical laminaire alcoolique. Rev Neurol 71: 280

Morgan J, McSharry K, Sireling L (1990) Comparison of a system of staff prompting with a programmable electronic diary in a patient with Korsakow's sysdrome. Int J Soc Psychiatry 36: 226-229

Mueller TI, Stout RL, Rudden S, Brown RA, Gordon A, Dolomon DA, Recupero PR (1997) A Double-Blind, Placebo-Controlled Pilot Study of Carbamazepine for the Treatment of Alcohol Dependence. Alcohol Clin Exp Res 21: 86-92

Mueser KT, Bellack AS, Blanchard JJ (1992) Comorbidity of schizophrenia and substance abuse: Implications for treatment. J Consult Clin Psychol 60: 845-856

Mueser KT, Yarnold PR, Levinson DF, Singh H, Bellack AS, Kee K, Morrison RL, Yadalam KG (1990) Prevalence of Substance Abuse in Schizophrenia: Demographic and Clinical Correlates. Schizophrenia Bull 16: 31-56

Mullen K, Szauter K, Kaminsky-Russ K (1990) Endogenous benzodiazepine activity in body fluids of patients with hepatic encephalopathy. Lancet 336: 81-83

Naber M, Franz W, Overbeck W (1991) Besonderheiten des Alkoholentzugsdelirs beim chirurgischen Patienten und Hinweise zur Behandlung. Chirurg 62: 133-137

Nalpas B, Feitelson M, Bréchot C, Rubin E (1995): Alcohol, Hepatotropic Viruses and Hepatocellular Carcinoma. Alcohol Clin Exp Res 19: 1089-1095

Naranjo C (1979) Psychotropic properties of the harmala alkaloids. In: Efron DH, Holmstedt B, Kline NS (eds): Ethnopharmacologic search for psychoactive drugs. Raven Press, New York, pp 385-391

Naranjo CA, Kadlec KE, Sanhuezza P, Sellers EM (1990) Fluoxetine differentially alters alcohol intake and other consumatory behaviors in problem drinkers. Clin Pharmacol Ther 47: 490-498

Naranjo CA, Poulos CX, Bremner KE, Lanctôt KL (1992) Citalopram decreases desirability, liking, and consumption of alcohol in alcohol-dependent drinkers. Clin Pharmacol Ther 51: 729-739

Naranjo CA, Poulos CX, Lanctôt L, Bremner KE, Kwok M, Umana M (1995) Ritanserin, a central 5-HT2 antagonist, in heavy social drinkers: desire to drink, alcohol intake and related effects. Addiction 90: 893-905

Naranjo CA, Sellers EM, Roach CA, Woodley DV, Sanchez-Craig M, Sykora K (1984) Zimelidine-induced variations in alcohol intake by non-depressed heavy drinkers. Clin Pharmacol Ther 35: 374-381

Naranjo CA, Sellers EM, Sullivan JT, Woodley DV, Kadlec K, Sykora K (1987) The serotonine uptake inhibitor citalopram attentuates ethanol intake. Clin Pharmacol Ther 41: 266-274

Neiman J, Borg S, Wahlund LO (1988) Parkinsonism nd dyskinesias during ethanol withdrawal. Br J Addict 83: 437-439

Neundörfer B (1986) Neurologische Folgeerscheinungen des Alkoholismus. Med Welt 23: 766-770

Nunes EV, McGrath PJ, Quitkin FM, Stewart JW, Harrison W, Tricamo E, Ocepete-Welikson K (1993) Imipramine treatment of alcoholism with comorbid depression. Am J Psychiatry 150: 963-965

O'Carroll RE, Moffoot A, Ebmeier KP, Murray C, Goodwin GM (1993): Korsakow's syndrome, cognition and clonidine. Psychol Med. 23: 341-347

O'Carroll RE, Moffoot AP, Ebmeier KP, Goodwin GM (1994) Effects of fluvoxamine treatment on cognitive functioning in the alcoholic Korsakow syndrome.Psychopharmacology Berl. 116: 85-88

Oh SJ (1976) Alcoholic myopathy, electrophysiological study. Electromyogr Clin Neurophysiol 16: 205-218

Olbrich R, Watzl H, Völter M, Siedow H (1991) Lithium in der Behandlung chronischer Alkoholkranker mit zerebralen Schädigungen - eine kontrollierte Studie. Nervenarzt 62: 182-186

O'Malley SS (1995) Integration of Opioid Antagonists and Psychosocial Therapy in the Treatment of Narcotic and Alcohol Dependence. J Clin Pychiatry 56 (Suppl. 7): 30-38

O'Malley SS, Jaffe AJ, Chang G, Rode S, Schottenfeld R, Meyer RE, Rounsaville B (1996) Six-Month Follow-up of Naltrexone and Psychotherapy for Alcohol Dependence. Arch Gen Psychiatry 53: 217-224

O'Malley SS, Jaffe AJ, Chang G, Schottenfeld RS, Meyer RE, Rounsaville BJ (1992) Naltrexone and coping skills therapy for alcohol dependence: a controlled study. Arch Gen Psychiatry 49: 881-887

Paille FM, Guelfi JD, Perkins Ac, Royer RJ, Steru L, Parot P (1995) Double-blind randomized multicentre trial of acamprosate in maintaining abstinence from alcohol. Alcohol Alcohol 30: 239-247

Palsson A (1986) The efficacy of early chlormethiazole medication in the prevention of delirium tremens. A retrospective study of the outcome of different drug treatment strategies at the Helsingborg psychiatric clinics, 1975-1980. Acta Psychiatr Scand 73 (Suppl 329): 140-145

Peachey JE, Annis HM, Bornstein ER, Maglana SM, Sykora K (1989b): Calcium carbimide in alcoholism treatment. Part 2: medical findings o a short term, placebo-controlled, double-blind clinical trial. Br J Addict 84: 1359-1366

Peachey JE, Annis HM, Bornstein ER, Sykora K, Maglana SM, Shamai S (1989a) Calcium carbimide in alcoholism treatment. Part 1: a placebo-controlled, double-blind clinical trial of short-term efficacy. Br J Addict 84: 877-887

Peiffer J (1989) Neuropathologische Aspekte des chronischen Alkoholismus. In: Schied HW, Heimann H, Mayer K (Hrsg) Der chronische Alkoholismus. Gustav Fischer, Stuttgart New York, S 103-120

Peters DH, Faulds D (1994) Tiapride. A review of its pharmacology and therapeutic potential in the management of alcohol dependence syndrome. Drugs 47: 1010-1032

Petry J (1993) Alkoholismustherapie. Weinheim: Psychologie Verlags Union, Beltz

Pettinati HM, Haag, Belden P (1996) Ambulante versus stationäre Therapie bei Abhängigkeitserkrankungen: Neue Perspektiven. In: Mann K, Buchkremer G (Hrsg) Sucht - Grundlagen, Diagnostik, Therapie. Stuttgart Jena New York: Gustav Fischer Verlag: 265-273

Pettinati HM, Meyers K, Jensen JM, Kaplan F, Evans BD (1993): Inpatient vs outpatient treatment for substance dependence revisited. Psychiatr Q 64: 173-182

Pfeiffer WE, Fahrner EM, Feuerlein W (1987): Katamnestische Untersuchung von ambulant behandelten Alkoholabhängigen. Suchtgefahren 33: 309-320

Pfizer F, Schuchardt V, Heitmann R (1988) Die Behandlung schwerer Alkoholdelirien. Nervenarzt 59: 229-236

Poldrugo F (1997) Acamprosate treatment in a long-term community-based alcohol rehablitation programme. Addiction 92: 1537-1546

Poldrugo F, Chabac S, Lehert P (1994) Acamprosate in the long-term treatment of alcoholism: is ist use recommended within the psych-social approach? Alcohol Clin Exp Res 18: 43A (Abstr. N. 9.2)

Pollock BG (1982): Successful treatment of pathological jealousy with pimozide. Can J Psychiatry 27: 86-87

Pomier-Layrargues G, Giguere J, Lavoie J et al. (1994) Flumazenil in cirrhotic patients in hepatic coma: a randomised double-blind placebo-controlled crossover trial. Hepatology 19: 32-37

Pond SM, Becker CE, Vandervoort R, Phillips M, Bowler RM, Peck CC (1981) An evaluation of the effects of lithium in the treatment of cronic alcoholism. I. clinical results. Alcoholism 5: 247-251

Preuss UW, Schröter A, Soyka M (1997) Typologien der Alkoholkrankheit - ein kritischer Vergleich. Sucht 43: 92-103

Preuss UW, Soyka M (1997) Das Wernicke-Korsakow-Syndrom; Klinik, Pathophysiologie und therapeutische Ansätze. Fortschr Neurol Psychiatr 65: 413-420

Pulvirenti L, Koob GF (1994) Dopamine receptor agonists, partial agonists and psychostimulant addiction. Trends Pharmacol Sci 15: 374-379

Regier DA, Boyd JH, Burke JD, Rae DS, Myers JK, Kramer M, Robins LN, Lin KG, Karno M, Locke BZ (1988) One-month prevalence of mental disorders in the United States. Arch Gen Psychiatry 45: 977-986

Regier DA, Farmer ME, Rae DS, Locke BZ, Keith SJ, Judd LL, Goodwin FK (1990) Comorbidity of mental disorders with alcohol and other drug abuse. Results from the Epidemiologic Catchment Area (ECA) Study. JAMA 264: 2511-2518

Ritola E, Malinen L (1981) A double-blind comparison of carbamazepine and clomethiazole in the treatment of alcohol withdrawal syndrome. Acta Psychiatr Scand 64: 254–259

Robins LN, Helzer JE, Przybeck TR, Regier DA (1988) Alcohol disorders in the community: a report from the Epidemiologic Catchment Area. In: Rose RM, Barrett JE (eds) Alcoholism: origins and outcome. Raven Press, New York, pp 15–29

Roccatagliata G, Albano C, Maffini M, Farelli S (1980) Alcohol withdrawal syndrome: treatment with trazodone. Int Pharmacopsychiatry 15: 105–110

Rogers RL, Meyer JS; Shaw TG et al. (1983) Reductions in regional cerebral blood flow associated with chronic consumption of alcohol. J Amer Geriatr Soc 31: 540–543

Rohner Hg, Berges W, Wienbeck M (1982) Clomethiazole tablets induce ulcers in the esophagus. Z Gastroenterologie 20: 469–473

Romach MK, Sellers EM, Kaplan HL, Somer G, Sobell MC, Sobell LC (1996) Efficacy of dexfenfluramine (DEX) in the traetment of alcohol dependence. Alcohol Clin Exp Res 20 (Suppl.): 90 (Abstract Nr. 520)

Rommelspacher H (1997) Neurobiologische Grundlagen der Alkoholabhängigkeit. In: Soyka M, Möller HJ (Hrsg): Alkoholismus als psychische Störung. Bayer ZNS Symposium XII. Berlin Heidelberg New York: Springer Verlag: 33–56

Rommelspacher H, Schmidt LG, May T (1991) Plasma Norharman (beta-Carboline) Levels are Elevated in Chronic Alcoholics. Alcohol Clin Exp Res 15: 553–559

Rössler W, Riecher-Rössler A, Meise U (1993) Von der stationären Langzeitentwöhnung zur ambulanten gemeindenahen Versorgung Alkoholkranker. Nervenheilkunde 12: 438–444

Roth J (1987) FTA-Fragebogen zur Klassifikation des Trinkverhaltens Alkoholabhängiger. Berlin: Psychodiagnostisches Zentrum

Rubenstein AE, Wineapel SF (1977) Acute hypokalemic myopathy in alcoholism. Arch Neurol 34: 553–555

Rubin E, Thomas AP (1992) Effects of Alcohol on the Heart and Cardiovascular System. In: Mendelson JM, Mello NK (eds): Medical Diagnosis and Treatment of Alcoholism. New York: McGraw-Hill: 263–287

Rumpf KW, Henze T, Kaiser H, Kein H, Spaar U Soballa U, Prange H, Henning HV, Scheler F (1986) Rhabdomyolyse als Komplikation des chronischen Alkoholismus. Dtsch Med Wschr 111: 379–382

Saitz R, Mayo-Smith MF, Roberts MS, Redmind HA, Bernard DR, Calkins DR (1994) Individualized treatment für alcohol withdrawal: a randomized double-blind controlled trial. JAMA 272: 519–23

Salloum I, Cornelius J, Thage EM, Daley D, Kirisci L, Spotts C (1998) Naltrexone Utility in Depressed Alcoholics. Psychopharmacol Bull 34: 111–115

Salvato FR, Mason BJ, Williams LD (1995) Sertraline Treatment of Depression concomitant with nalmefene treatment of alcoholism: a case study. Alcohol Clin Exp Res 19 (Suppl.): 17A (Abstract-Nr. 79)

Sass H, Soyka M, Mann K, Zieglgänsberger W (1996) Relapse prevention by acamprosate: results from a placebo controlled study on alcohol dependence. Arch Gen Psychiatry 53: 673–680

Sand P, Soyka M (1997) Substance Abuse in Clozapine-Treated Schizophrenics. U Neuropsychiatry Clin Neurosci 9: 626–627

Satel SL, Kosten TR, Schuckit MA, Fischman MW (1993) Should protracted withdrawal from drugs be included in DSM-IV? Am J Psychiatry 150: 695–704

Scheller R, Keller W, Funke J, Klein M (1984) Trierer Alkoholismusinventar (TAI) – Ein Verfahren zur Differentialdiagnose des Alkoholismus. Suchtgefahren 30: 12–14

Schilkrut R, Cabrera J, Morales E, Herrera L (1988) Neuroleptics in the Treatment of Drug Dependence in Schizophrenics: A Study with Flupenthixol Decanoate. Psychopharmacology 96 (Suppl): 342 (Abstract No 33.01.50)

Schmidt L (1997) Diagnostik von Alkoholmißbrauch und Alkoholabhängigkeit. In: Soyka M, Möller HJ (Hrsg): Alkoholismus als psychische Störung. Bayer-ZNS-Symposium XII. Berlin Heidelberg New York: Springer: 61–70

Schmidt LG, Kuhn S, Rommelspacher H (1997) Pharmacological effects of lisuride shorten, expectations to receive the drug prolong the latency of relapse in cleaned alcoholics. Pharmacopsychiat 30: 219

Scholz E, Diener CH (1989) Alkoholschäden an peripheren Nerven und Kleinhirn. In: Schied HW, Heimann H, Mayer K (Hrsg): Der chronische Alkoholismus. Gustav Fischer, Stuttgart New York: 141–154

Scholz H (1980) Das Ausfallsyndrom nach Unterbrechung der Alkoholabhängigkeit. Fortschr Neurol Psychiatr 50: 279

Schroth G, Mann K (1989) Computertomographie und Kernspintomographie in der klinischen Diagnostik und Erforschung der Alkoholkrankheit. In: Schied HW, Heimann H, Mayer K (Hrsg): Der chronische Alkoholismus. Gustav Fischer, Stuttgart New York: 121–140

Schuckit MA (1985) Genetics and the risk for alcoholism. JAMA 254: 2614–2617

Schuckit MA (1986) Genetic and clinical implications of alcoholism and affective disorders. Am J Psychiatry 143: 140–147

Schuckit MA (1992) Inpatient and residential approaches to the treatment of alcoholism. In: Mendelson JH, Mello NK (eds.) Medical diagnosis and treatment of alcoholism. McGraw-Hill, New York St Louis: 393–419

Schuckit MA (1992) Treatment of Alcoholism in Office and Outpatient Settings. In Mendelson Jh, Mello NK (eds): Medical Diagnosis and Treatment of Alcoholism. New York: McGraw Hill: 363–392

Schuckit MA (1994) Alcohol and depression: a clinical perspective. Acta Psychiatr Scand Suppl 377: 28–32

Schuckit MA (1995) Drug and Alcohol Abuse. A Clinical Guide to Tiagnosis and Treatment, forth edition. New York London: Plenum Medical Book Company

Schuckit MA, Irwin M, Smith TL (1994) One-Year incidence rate of major depression and other psychiatric disorders in 239 alcoholic men. Addiction 89: 441–445

Schuckit MA, Smith TL, Daeppen J-B, Eng M, Hesselbrock VM, Nurnberger JI, Bucholz KK (1998) Clinical Relevance of the Distinction Between Alcohol

Dependence With and Without a Physiological Component. Am J Psychiatry 155: 733-740
Schuckit MA, Tipp JE, Bergman M, Reich W, Hesselbrock VM, Smith TL (1997) Comparison of induced and independent major depressive disorders in 2945 alcoholics. Am J Psychiatry 154: 948-957
Schuckit MA, Tipp JE, Bucholz KK, Nurnberger JI, Hesselbrock VM, Crowe RR, Kramer J (1997) The life-time rates of three major mood disorders and four major anxiety disorders in alcoholics and controls. Addiction 92: 1289-1304
Schuckit MA, Winokur G (1971) Alcoholic hallucinosis and schizophrenia: a negative study. Br J Psychiatry 119: 549-550
Schütz H (1992) Spontane interzerebrale Blutungen. Nervenarzt 63: 63-73
Scott DF (1967) Alcoholic hallucinosis: an aetiological study. Br J Addict 62: 113-125
Scott DF, Davies DL, Malherbe MEL (1969) Alcoholic hallucinosis. Int J Addict 4: 319-330
Seitz HK, Lieber CS, Simanowski UA (Hrsg) (1995) Handbuch Alkohol Alkoholismus Alkoholbedingte Organschäden. Leipzig Heidelberg: Johann Ambrosius Barth
Sellers EM, Kalant H (1976) Alcohol intoxication and withdrawal. N Engl J Med 294: 757-762
Sellers EM, Naranjo CA, Harrison M, Devenyi P, Roach C, Sykora K (1983) Diazepam loading: simplified treatment of alcohol withdrawal. Clin Pharmacol Ther 34: 822-826
Selzer ML (1971) The Michigan Alcoholism Screening Test. The quest for a new diagnostic interview. Am J Psychiatry 128: 1653-1658
Senninger N (1997) Indikationen zur Lebertransplantationen. Klinikarzt 8: 195-199.
Shafer D, Jones A (1982) Hepatic encephalopathy and the gamma-aminobutyric-acid neurotransmitter system. Lancet I: 18-20
Shandling M, Carlen PL, Lang AE (1990) Parkinsonism in alcohol withdrawal: A follow-up study. Movement Disord 5: 36-39
Shaw GK, Majumdar SK, Waller S, MacGarvie J, Dunn G (1987): Tiapride in the long-term management of alcoholics of anxious or depressive treatment. Br J Psychiatry 150: 164-168
Shaw GK, Waller S, Majumdar SK, Alberts JL, Latham CJ, Dunn G (1994) Tiapride in the prevention of relapse in recently detoxified alcoholics. Br J Psychiatry 165: 515-523
Simon R, Zahn H, Bühringer G, Helas I, Hüllinghorst R, Schmidtobreick B (1997) Jahresstatistik 1996 der ambulanten Beratungs- und Behandlungsstellen für Suchtkranke in der Bundesrepublik Deutschland. Freiburg Hamm Kassel München (EBIS-Berichte Bd. 27)
Siris SG (1990) Pharmacological treatment of substance abusing schizophrenic patients. Schizophrenia Bull 16: 111-122
Skinner HA, Holt S, Sheu WJ, Israel Y (1986) Clinical vs. laboratory detection of alcohol abuse: the alcohol clinical index. Br Med J 292: 1703-1708

Snel HE, Lehmann E, Velikonja M (1983) Piracetam in der Behandlung des alkoholbedingten Delirs. Muench Med Wochenschr 125: 947

Sobczyk P (1983) Diagnosenwechsel im Verlauf von Alkoholdelir und Alkoholhalluzinose. Psychiat Neurol Med Psychol (Leipzig) 35: 618-622

Soni SD, Bamrah JS, Krska J (1991) Effects of alcohol on serum fluphenazine levels in stable chronic schizophranics. Hum Psychopharmacol 84: 272-276

Sonne SC, Brady KT, Morton A (1994) Substance abuse and bipolar affective disorder. J Nerv Ment Dis 182: 349-352

Soyka M (1994) Sucht und Schizophrenie. Nosologische, klinische und therapeutische Fragestellungen. 1. Alkoholismus und Schizophrenie. Fortschr Neurol Psychiat 62: 71-87

Soyka M (1995) Pathophysiologic mechanisms possibly involved in the development of alcohol hallucinosis. Addiction 90: 289-290

Soyka M (1995a) Die Alkoholkrankheit - Diagnostik und Therapie. Weinheim: Chapman & Hall

Soyka M (1995b) Psychotherapie und Pharmakotherapie der Alkoholabhängigkeit. Med Welt 47: 273-278

Soyka M (1995c) Psychotherapy and pharmacotherapy for the treatment of alcoholism in Germany. Alcohol Drug Depend 39: 9-13

Soyka M (1995d) Naltrexon in der Behandlung von Abhängigkeitserkrankungen. Psychopharmakotherapie 3: 111-114

Soyka M (1997a) Alkoholismus - eine Krankheit und ihre Therapie. Wissenschaftliche Verlagsgesellschaft

Soyka M (1997b) Ambulante Suchttherapie in Deutschland - rechtliche und gesundheitspolitische Grundlagen und neuere Ergebnisse der Therapieforschung. Recht und Politik im Gesundheitswesen (in Druck)

Soyka M (1997c) Relapse prevention in alcoholism: Recent Advances and Future Possibilities. CNS Drugs 7: 313-327

Soyka M (ed 1996) Acamprosate in Relapse Prevention of Alcoholism. Berlin Heidelberg New York: Springer

Soyka M, Ackenheil M, Sanktjohanser A (1995) Wertigkeit des Carbohydrate-Deficient Transferrin als Alkoholismusmarker: Befunde an stationären Patienten einer speziellen Entgiftungsstation. In: Soyka M (Hrsg): Biologische Alkoholismusmarker. Chapman & Hall:157-166

Soyka M, Albus M, Finelli A, Hofstetter M, Holzbach R, Immler B, Kathmann N, Sand P (1993) Prevalence of alcohol and drug abuse in schizophrenic inpatients. Eur Arch Psychiatry Clin Neurosci 242: 362-372

Soyka M, Baumgartner G, Preuss U, Wachter G, Möller HJ: Katamnestische Untersuchung zur Effizienz einer tagesklinischen Entwöhnungsbehandlung bei Alkoholabhängigkeit. Krankenhauspsychiatrie (in Druck)

Soyka M, Botschev C, Völcker A (1992) Neuroleptic treatment in alcohol hallucinosis - no evidence for increased seizure risk. J Clin Psychopharmacol 12(1): 66-67

Soyka M, De Vry J (1998) Flupenthixol in der Therapie von Suchterkrankungen. In: Glaser T, Soyka M (Hrsg): Flupentixol - Pharmakologie, antipsychotische Wirkung, neue Indikationen. Darmstadt: Steinkopff: 117-130

Soyka M, Hollweg M, Naber D (1996) Alkohol und Depression. Nervenarzt 67: 891-895

Soyka M, Kirchmayer C, Kotter G, John C, Löhnert E, Möller HJ (1997) Neue Möglichkeiten der Therapie und Rehabilitation alkoholabhängiger Patienten – Katamnestische Untersuchung zur Effizienz ambulanter Entwöhnungstherapien am Beispiel einer Modelleinrichtung. Fortschr Neurol Psychiatr 65: 407-412

Soyka M, Lutz W, Kauert G, Schwarz A (1989) Epileptic seizures and alcohol withdrawal: Significance of additional use (and misuse) of drugs and electroencephalographic findings. J Epilepsy 2: 109-113

Soyka M, Naber G, Völcker A (1991) Prevalence of delusional jealousy in different psychiatric disorders – an analysis of 93 cases. Br J Psychiatry 158: 549-553

Soyka M, Niederecker M (1992) Akute Rhabdomyolyse als lebensgefährliche Komplikation eines Delirium tremens. Nervenheilkunde 11: 400-402

Soyka M, Rothenhäußler H-B, Preuss U, Möller HJ (1997) Antidepressiva bei Alkoholabhängigkeit – neue Befunde zu Indikationen, Interaktionen und Effizienz. Psychopharmakotherapie 4: 138-144

Soyka M, Sand P (1995) Successful Treatment with Flupenthixol Decanoate of a Patient with both Schizophrenia and Alcoholism. Pharmacopsychiat 28: 64-65

Soyka M, Sass H, Völcker A (1989) Der alkoholische Eifersuchtswahn - psychopathologische Charakteristika und Versuch der Differenzierung verschiedener Verlaufstypen. Psychiat Praxis 16: 189-193

Soyka M, Wegner U, Möller HJ (1997) Risperidone in Treatment-Reractory Chronic Alcohol Hallucinosis. Pharmacopsychiatry 30: 135-136

Soyka M (1996) Die Alkoholhalluzinose – Pathophysiologie, Klinik und Therapie. Nervenarzt 67: 891-895

Soyka M (1996) Dual Diagnosis in Patients with Schizophrenia: Issues in Pharmacological Treatment. CNS Drugs 6: 414-425

Spitzer JB (1981) Auditory Effects of Chronic Alcoholism. Drug Alcohol Depend 8: 317-335

Stapleton JM, Eckardt MJ, Martin P, Adinoff B, Roehrich L, Bone G, Rubinow D, Linnoila M (1988) Treatment of alcoholic organic brain syndrome with the serotonin reuptake inhibitor fluvoxamine: A preliminary study. Adv Alcohol Subst Abuse 7: 47-51

Stapleton JM, Guthrie S, Linnoila M (1986) Effects of alcohol and other psychotropic drugs on eye movements: Relevance to traffic safety. J Stud Alcohol 47: 426-432

Stefan H (1993) Hyper- und Hypovitaminosen. Nervenheilkunde 12: 130-134

Sterns RH, Riggs JE, Schochet SS (1986) Osmotic demyelination syndrome following correction of hyponatremia. N Engl J Med 314: 1535-1542

Stolberg-Stolberg Graf zu H (1982) Die Behandlung depressiver Syndrome bei chronischem Alkoholismus mit Trazodon. Therapiewoche 32: 1397-1399

Siuppaeck Ch, Barnas C, Falk M, Guenther U, Hummer M, Oberbauer H, Dycha R, Untitworht AB, Fleischhauer UN (1994) Assessment of the Alcohol withdrawal syndrome-validity and reliability of the translated and modified clinical institute withdrawal assessment for alcohol scale (ciwa-a). Addiction 89: 1287-1242

Stuppaeck CH, Whitworth AB, Fleischhacker WW (1993) Abuse potential of carbamazepine. J Nerv Ment Dis 181: 519-520

Sullivan JT, Sykora K, Schneiderman J, Naranjo CA, Sellers EM (1989) Assessment of alcohol withdrawal: the revised clinical institute withdrawal assessment for alcohol scale (CIWA-Ar). Br J Addict 84: 1353-1357

Surawicz FG (1980) Alcoholic hallucinosis: a missed diagnosis. Can J Psychiatry 25: 57-63

Süß H-M (1995) Zur Wirksamkeit der Therapie bei Alkoholabhängigen: Ergebnisse einer Meta-Analyse. Psychol Rundschau 46: 248-266

Suter PM (1995) Alkohol-Toxizität und Ernährung. In: Seitz HK, Lieber CS, Simanowski UA (Hrsg): Handbuch Alkohol Alkoholismus Alkoholbedingte Organschäden. Leipzig Heidelberg: Johann Ambrosius Barth: 325348

Swift RM, whelihan W, Kuznetsov O, Buongiorno G, Hsuing H (1994) Naltrexone-induced alterations in human ethanol intoxication. Am J Psychiatry 151: 1463-1467

Tallaksen CME, Bohmer T, Bell H (1992) Blood and serum thiamin and thiamin phosphate esters concentrations in patients with alcohol dependence syndrome before and after thiamin treatment. Alcohol Clin Exp Res 16: 320-325

Tenner SM, Steinberg W (1993) The Admission Serum Lipase: Amylase Ratio Differentiates Alcoholic from Nonalcoholic Acute Pancreatitis. Am J Gastroenterol 87: 1755-1758

Teyssen S, Singer MV (1996) Wirkung vom Alkohol und alkoholischen Getränken auf den Magen und das Pankreas. Klinikarzt 25: 209-215

Thaler H (1977) Voraussetzungen für den alkohololischen Leberschaden. Therapiewoche 27: 6580

Thier P (1993) Alkoholfolgekrankheiten. In: Brandt Th, Dichgans J, Diener HC (Hrsg): Therapie und Verlauf neurologischer Erkrankungen, 2. Aufl. Kohlhammer, Stuttgart Berlin Köln: 841-863

Tiihonen J, Ryynänen O-O, Kauhanen J, Kauhanen J, Hakola HPA, Salaspuro M (1996) Citalopram in the Treatment of Alcoholism: a Double-blind Placebo-controlled Study. Pharmacopsychiat 29: 27-29

Tollefson GD (1989) Serotonin and Alcohol: Interrelationships. Psychopathology 22 (Suppl 1): 37-48

Tollefson GD (1991) Anxiety and alcoholism: a serotonin link. Br J Psychiatry 159 (Suppl 12): 34-49

Tollefson GD, Montague-Clouse J, Tollefson SL (1992) Treatment of comorbid generalized anxiety in a recently detoxified alcoholic population with a selective serotonergic drug (buspirone). J Clin Psychopharmacol 12: 19-26

Tsai G, Gastfriend DR, Coyle JT (1995) The glutamateric basis of human alcoholism. Am J Psychiatry 152: 332-340

Tsai GE, Ragan P, Chang R, Chen S, Linnoila MI, Coyle JT (1998) Increased Glutamatergic Neurotransmission and Oxidative Stress After Alcohol Withdrawal. Am J Psychiatry 155: 726-732

Tsuang JW, Irwin MR, Smith TL, Schuckit MA (1994) Characteristics of men with alcoholic hallucinosis. Addiction 89: 73–78

Üstün B et al. (1997) WHO Study on the reliability and validity of the alcohol and drug use disorder instruments: overview of methods and results. Drug and Alcohol Depend 47: 161–169

Veltrup C (1994) Erfassung des Craving" bei Alkoholabhängigen mit Hilfe eines neuen Fragebogens (Lübecker Craving-Risiko-Rückfall-Fragebogen): Wien Klin Wschr 106: 75–79

Verner L, Hartmann M, Seitz W (1990) Clonidinsupplementierte Analgosedierung zur postoperativen Delirprophylaxe. Anaesth Intensivther Notfallmed 25: 274–280

Victor M (1992) The effects of alcohol on the nervous system. In: Mendelson JH, Mello NK (Hrsg): Medical diagnosis and treatment of alcoholism. McGraw-Hill, New York, 201–262

Volpicelli JR, Alterman AI, Hayashida M, O'Brien CP (1992) Naltrexone in the treatment of alcohol dependence. Arch Gen Psychiatry 49: 876–880

Volpicelli JR, Watson NT, King AC, Sherman CE, 0'Brien CP (1995) Effect of Naltrexone on Alcohol "High" in Alcoholics. Am J Psychiatry 152: 613–615

Wagner HB, Krausz M, Schwoon DR (1996) (Hrsg) Tagesklinik für Suchtkranke. Freiburg: Lambertus Verlag

Walter GF (1978) Marchiafava-Bignami-disease. Arch Psychiat Nervenkr 226: 75

Wanless IR, Medline A, Phillips MJ (1981) Pathology of the hepatic vasculature including hepatic vascular tumors. In Lautt W (ed): Hepatic Circulation in Health and Disease. New York: Raven Press: 257–281

Weltgesundheitsorganisation (1991) Internationale Klassifikation psychischer Störungen ICD-10 Kapitel V (F). Dilling H, Mombour W, Schmidt MH (Hrsg): , Bern Göttingen Toronto: Verlag Hans Huber

Wessel K (1989) Symptomatologie der Alkoholfolgekrankheiten. In: Schied HW, Heimann H, Mayer K (Hrsg) Der chronische Alkoholismus. Gustav Fischer, Stuttgart New York, S 95–102

Westermann H, Wessel T (1996) Die Rolle einer Tagesklinik für Suchtkranke im Rahmen eines regionalen Versorgungsauftrages. In: Wagner HB, Krausz M. Schwoon DR (Hrsg) Tagesklinik für Suchtkranke. Freiburg: Lambertus 58–67

Wetterling T (1994) Delir - Stand der Forschung. Fortschr Neurol Psychiatr 62: 280–289

Wetterling T, Veltrup C (1997): Diagnostik und Therapie von Alkoholproblemen. Berlin Heidelberg New York: Springer

Whitworth AB, Fischer F, Lesch OM, Nimmerrichter A, Oberbauer H, Platz T, Potgieter A, Walter H, Fleischhacker WW (1996) Comparison of acamprosate and placebo in long-term treatment of alcohol dependence. Lancet 347: 1438–1442

WHO (1994) Internationale Klassifikation psychischer Störungen ICD-10 Kapitel V (F) Forschungskriterien. Herausgegeben von H. Dilling, W. Mombour, M.H. Schmidt, E. Schulte-Markwort. Bern: Huber

Wienberg G (1992) Struktur und Dynamik der Suchtkrankenversorgung in der BRD - Ein Versuch die Realität vollständig wahrzunehmen. In: Wienberg G

(Hrsg) Die vergessene Mehrheit: zur Realität der Versorgung alkohol- und medikamentenabhängiger Menschen. Bonn: Psychiatrieverlag, 12–60

Wiesbeck G (1998): Flupenthixol in der Rückfallprophylaxe der Alkoholabhängigkeit. Vortrag auf der Wissenschaftstagung der DG-Sucht in Münster 11.–13.03.1998

Wilde MI, Wagstaff AJ (1997) Acamprosate. A Review of its Pharmacology and Clinical Potential in the Management of Alcohol Dependence After Detoxification. Drugs 53: 1038–1053

Wilkins JN (1997) Pharmacotherapy of schizophrenia patients with comorbid substance abuse: Schizophrenia Bull 23: 215–228

Winokur G, Cook B, Liskow B, Fowler R (1993) Alcoholism in manic depressive (bipolar) patients. J Stud Alcohol 54: 574–576

Wise RA, Bozarth MA (1987) A psychomotor stimulant theory of addiction. Psychol Rev 94: 469–492

Wittchen HU (1990) CIDI-Manual: Einführung und Durchführungsbeschreibung. Weinheim: Beltz Test

Wittchen HU, Semler G (1990) CIDI-Composite International Diagnostic Interview. Weinheim: Beltz Test

Woelk H (1995) Folgeerkrankungen des Alkoholabusus: Psychische Veränderungen und Polyneuropathie – Therapie mit Benfotiamin. Vortrag, 5. Hohenheimer Symposion Polyneuropathien und ZNS-Schäden durch Alkoholmißbrauch 6.12.1995

Wrobel N, Thalkofer S, Koeppel C (1991) Clonidintherapie beim Alkoholentzugssyndrom bei Intensivpatienten. Intensiv Notfallbehandlung 16: 113–116

Zaretsky A, Rector NA, Seeman MV et al. (1993) Current cannabis use and tardive dyskinesia. Schizophrenia Res 11: 3–8

Ziegler B, Grub-Seyer S, Huber G (1992) Schlafstörungen bei Alkoholabhängigen. Polysomnographische und computertomographische Untersuchungen. Nervenheilkunde 11: 298–305

Ziegler H (1989): Zur Versorgung Suchtkranker in der BRD. In: Deutsche Hauptstelle gegen die Suchtgefahren (Hrsg). Jahrbuch 90 zur Frage der Suchtgefahren. Hamburg: Neuland, 23–31

Sachverzeichnis

A

AA (anonyme Alkoholiker) 26
Abbruchrate 25, 28
Abhängigkeitsskala 47
- GABS (Göttinger Abhängigkeitsskala) 47
- LAS (Lübecker Abhängigkeitsskala) 47
Abhängigkeitssyndrom 34
- ICD-10-Kriterien 36
Abstinenzergebnisse, MEAT-Studie 21
Abstinenzzuversicht, Kurzfragebogen (KAZ-35) 51
Acamprosat 206, 225, 233–242
- Abstinenzrate 239
- Blut-Liquor-Schranke 234
- „craving" 233
- Doppeldiagnosenbehandlung 206
- Interaktionen 241
- Kontraindikation 240
- Nebenwirkungsprofil 239, 240
- offene Fragen 241, 242
- Pharmakokinetik 234, 235
- theoretischer Hintergrund 233, 234
- Wirksamkeit (*Übersicht*) 235–238
- Wirkungen 234
Acetaldehyd 59, 60, 250, 256
Acetaldehyddehydrogenase-Blocker 259
Aceton 56
Acetylsalicylsäure 105
ACTH 249
Adenylatcyclase 246
Adipositas 79
β-Adrenozeptorenblocker 159, 160

affektive Erkrankungen 5, 181–198
- bipolare Erkrankungen 186
- Diagnostik 187
- Differentialdiagnose 183
- Epidemiologie 5, 186
- Impulskontrolle, Störungen 188
- klinische Studien (*Übersicht*) 185, 186
- „major depression" (*siehe auch* Depression) 3, 5, 181–186
- manische Episode, affektive Störungen 182, 183
- organisch affektives Syndrom 187
- Prävalenz 186
- primär depressive Syndrome 181
- psychovegetative Störungen (*Übersicht*) 182
- nach Schädel-Hirn-Trauma 187
- schizophrener Affekt 199
- sekundär depressive Syndrome 181
- soziale Folgestörungen 183
- Suizidalität 188
- Symptome 184
- Therapie (*siehe auch* Antidepressiva) 188–198
- Verlaufstypen (*Übersicht*) 181, 182
- Wahn (*siehe dort*) 182, 183
Agonisten, dopaminerge 248, 249
Agoraphobie 208
Albuminsynthese, gestörte 79
„alcohol-clinical-index" 42
Aldehyddehydrogenase 256
Aldosteronantagonisten 68
Alkaloid-Hypothese 249
Alkohol, Interaktionen mit Antidepressiva (*Übersicht*) 193

Alkoholabhängigkeit 28, 36, 38
- Diagnosesicherung (*siehe* Diagnostik) 41-51
- Entwicklung 38
- Kriterien 38
- Substanzabhängigkeit, DSM-IV-Kriterien 28, 36
- Typologien 38-41

Alkoholdelir (*siehe* Delir / Delirium tremens) 77, 144, 163-168, 173

Alkoholdemenz (*siehe* Demenz) 217, 225-227

Alkoholentzugssyndrom 143-163, 169
- CIWA-Skala 51, 52, 160, 161
- Diagnostik 51, 145
- Differentialdiagnose 145
- Grand-Mal-Anfälle 145
- Herz-Kreislauf-Störungen 145
- Hypoglykämie 145
- *Kindling*-Hypothese 146
- körperliche Entzugssyndrome 47
- Komplikationen 144
- Malnutrition 145, 147
- neurologische Veränderungen 145
- Pathophysiologie 146
- protrahiertes 169, 233
- Symptomatik 143, 144
- Therapie 147-163, 169

Alkoholgefährdete, Kurzfragetest für (KFA) 47

Alkoholhepatitis (*siehe* Hepatitis) 61, 63-66, 227

Alkoholintoxikation (*siehe* Intoxikation) 80, 106, 111, 217-229

alkoholische Getränke, Ethanolgehalte (*Übersicht*) 136

Alkoholismusmarker, biologische (*siehe* Marker) 54-57

Alkoholkonsum, Erfassung 31

Alkoholmißbrauch
- Definition 37
- Klassifikationskriterien (ICD-10 und DSM-IV) 37

Alkoholpsychose 163, 171-180

- Alkoholhalluzinose (*siehe* Halluzination) 171-178
- drogeninduzierte Psychosen 173
- Eifersuchtswahn, alkoholischer 178-180
- komorbide psychische Störungen (*siehe dort*) 6, 181-215
- paranoide Störungen 174, 178
- Schizophrenie (*siehe dort*) 3-7, 173, 174, 176, 198-208

Alkoholsteuer 12

Allgemeinkrankenhäuser, Versorgungssituation 9

Alprazolam 152

Alzheimer-Erkrankung 226

Amantadin, Doppeldiagnosenbehandlung 206

Amblyopie, Tabak-Alkohol- (*siehe* Tabak-) 114, 115

ambulante Entwöhnung 20-26
- Abbruchrate 25
- Behandlungsergebnisse 24
- Effizienz 20, 21, 24
- teilstationäre Entwöhnung (*siehe dort*) 27-29

Aminosäuren, verzweigtkettige 72

Aminosäurenstoffwechsel 120

Amitriptylin 169, 189, 191

Ammoniak 227

Amphetamine 195, 202

Aneurysmablutung, subarachnoidale 116

Anfälle, epileptische (*siehe auch* Epilepsie) 89-101, 117

Angehörigenarbeit 18

Angststörungen 4-6, 208-215
- Agoraphobie 208
- COGA-Studie 211
- Differentialdiagnose 210
- ECA-Study 211
- Epidemiologie 4-6, 211
- Hyperthyreose 212
- generalisierte 208, 210
- Komorbidität 211
- Leitsymptome 209, 210

- neurochemische Untersuchungen 212
- organische 210, 212
- Panikstörungen 208–212
- phobische Störungen (*siehe* Phobie) 208, 210, 211
- posttraumatische Belastungsstörungen 208
- Selbstbehandlungs- oder Streßhypothese 4
- Therapie 212
- *Übersicht*, neurotische-, Belastungs- und somatoforme Störungen 209
- Zwangsstörung 208

anonyme Alkoholiker (AA) 26
Anorexie 135
Anti-„craving"-Substanzen (*siehe auch* „craving") 231, 232
Antibiotika 255
Antidepressiva 163, 188–198, 255
- affektive Erkrankungen 188–198
- atypische 194
- „craving" 194
- Delir 163
- Interaktionen mit Alkohol (*Übersicht*) 193
- MEOS-System 193
- Serotonin-Wiederaufnahmehemmer 189, 193
- tri- und tetrazyklische (*siehe dort*) 189–193
- Vergleichsuntersuchungen 192

Antidipsotropika 205, 231
Antiepileptika (*Übersicht*) 93–99
Antikoagulanzien, orale 259
Antipsychotika, Doppeldiagnosenbehandlung 206
anxiolytischer Effekt von Alkohol 212
Arrhythmien, kardiale 86
- Holiday-heart-Syndrom 86
arterielle Hypertonie 86, 87
ASI („Addiction Severity Index") 46
Aszites 67
Ataxie 204
- Heredoataxie, Polyneuropathie 102
Atemdepression, Clomethiazol 149

AUDADIS-ADR („Alcohol Use Disorder and Associated Dissabilities Interview Schedule-Alcohol Drug Revised") 48
AUDIT („Alcohol Use Disorders Test") 44, 45
Augenbewegungsstörungen 112, 113
Ausschlußkriterien
- Entwöhnungstherapie 24, 25
- von Rehabilitationsmaßnahmen 17

B

Bagatellisierungs-, bzw. Dissimulationstendenzen 54
Barbiturate 162
Beeinträchtigungswahn 199
Begleitstoffanalytik 54
Behandlungsdauer 10
„behavioral sensitization", mesolimbisches Dopaminsystem 245
Belastungs-, neurotische- und somatoforme Störungen (*Übersicht*) 209
Belastungsstörungen, posttraumatische 208
Benfotiamin 118
Benzodiazepine 71, 93, 98–100, 110, 150–154, 167, 213
- Ausscheidung 152
- Doppeldiagnosenbehandlung 206
- Dosierung 152
- Effizienz 159, 160
- Indikationen 152
- Kombinationen 203
- Metabolisierung (*Übersicht*) 153
- Nachteile 150
- Nebenwirkungen 154
- *Übersicht* der Benzodiazepine 151
- Vorteile 150
- Wirkungen 149

Benztropine 204
Beratungsstellen 18
Beri-Beri 118, 119, 124
Betacarboline, Alkoholhalluzinose 175
Bewegungsstörungen, alkoholismusassoziierte 108–111

- Augenbewegungsstörungen (*siehe dort*) 112
- extrapyramidalmotorische Störungen 110, 111
- orofaziale Dyskinesien 111
- räumliches Sehen 111
- Tremor (*siehe dort*) 53, 69, 70, 108, 109
- Übersicht 109

BFA 14
Bier, Ethanolgehalt 136
Biperiden 163, 204, 206
- Doppeldiagnosenbehandlung 206
„blackouts" (Erinnerungslücken), Trizyklika 192
Blasenstörung 115
Blut-Hirn-Schranke, Störungen beim Alkoholdelir 166
Blutungen, intrakranielle 116
Borderline-Persönlichkeitsstörungen 7
Bromocriptin 163, 248
Bulbärparalyse 113
Bundesministerium für Jugend, Familie, Frauen und Gesundheit (BMJFFG), Versorgungssituation 9
Buspiron 213-215
- Abbau 215
- anxiolytischer Effekt 213
- Kontraindikationen 215
- Nebenwirkungen 215
- Wirksamkeitsstudien (*Übersicht*) 214

C

CAGE-Test (Kurzfragetest) 43
Cannabis 200, 204
Caput medusae 67
Carbamazepin 93-96, 100, 147, 154-159, 206
- Doppeldiagnosenbehandlung 206
- Effizienz 159
- Indikationen 154, 156
- Kombinationen 156
- Monotherapie 155

- Nebenwirkungen und Kontraindikationen (*Übersicht*) 155-159
- Übersicht 94-96
- Wirkungen 156

CCT / CT (*siehe* Computertomographie, kraniale) 90, 117, 133
CDT (Carbohydrat defizientes Transferrin) 54, 55
Child-Pugh-Kriterien zur Einteilung einer Leberzirrhose 68
Chlordiazepoxid 152, 153, 160, 258, 259
- Effizienz 159
Chloroquin 74
Cholestasen, alkoholbedingte 61
CIDI-Score 46
Citalopram 196, 197
CIWA-Skala, Alkoholentzugssyndrom 51, 52, 160, 161
- Benzodiazepineffizienz 160, 161
- psychische Symptomatik 52
- vegetative Symptomatik 52
Clomethiazol 93, 147-149, 156, 167
- Dosierung 149
- Effizienz 160
- Kombinationen 149, 156
- Nebenwirkungen 148, 149
- Vorteile 148
- Wirkungen 148
Clomipramin 212
Clonazepam 93, 98, 99, 161
Clonidin 47, 159, 168, 223-225
- Effizienz 159
Clozapin 163, 178, 204, 206, 207, 248
- Doppeldiagnosenbehandlung 206
COGA-Studie („Colaborative Study on the Genetics of Alcoholism") 187, 211
Computertomographie, kraniale (CCT)
- Alkoholdemenz 226
- epileptische Anfälle 90, 117
- Hirnatrophien 133
- Pachymeningosis haemorrhagica interna 117
Crack-Konsumenten 247
„craving" 50, 231, 232

- Alkoholhalluzinose 177
- Anti-„craving"-Substanzen 231, 232
- atypische Antidepressiva 194
- „craving"-artiger Effekt 38
- Opiat-Antagonisten (Naltrexon) 253
- Serotonin-Wiederaufnahmehemmer, selektive (SSR) 195

Crohn-Erkrankung 123
CT / CCT (*siehe* Computertomographie, kraniale) 90, 117, 133
Cyanide 115
Cytochrom P450 138

D

D_1-Rezeptoren 243
Darmerkrankungen, alkoholbedingte 83, 84
- Diarrhöen 83
- Therapie 84

Delir / Delirium tremens / Alkoholdelir 77, 144, 163-169, 173
- Begleiterkrankungen 166
- Definition (ICD-10, DSM-IV) 163
- Diagnostik 163, 166
- Differentialdiagnose (*Übersicht*) 164, 165
- Eifersuchtswahn 178
- medikamenteninduziertes Delir 163
- Mortalität 166
- Nebenwirkungen 168
- Pathophysiologie 166
- Prädelir 144
- Prophylaxe 168
- Symptome 163, 165-167
- Therapie 150, 167-169
- Verlauf 165

Demenz / Alkoholdemenz 217, 225-227
- Diagnostik 226
- Differentialdiagnose 226
- HIV-Serologie 226
- Intoxikation 217
- kognitive Beeinträchtigung 225

- Lues-Serologie 226
- M. *Alzheimer* 226

Demyelinisierung, Polyneuropathie 104
Depression / „major depression" 3, 5, 181-186
- affektive Erkrankungen (*siehe dort*) 5, 181-198
- Epidemiologie 3

De-Ritis-Quotient (GOT/GPT) 64
Desipramin 189, 191, 204, 206
- Doppeldiagnosenbehandlung 206

Deutsche
- Gesellschaft für Psychiatrie, Psychotherapie und Nervenheilkunde (*siehe* DGPPN) 3, 16
- Gesellschaft für Suchtforschung 23
- Hauptstelle gegen die Suchtgefahren (DHS) 17

Diagnostik von Alkoholmißbrauch und -abhängigkeit 31-57
- affektive Erkrankungen 187
- Alkoholabhängigkeit, Diagnosesicherung 41-51
- - Fragebogentests (*siehe dort*) 47-49
- - mehrdimensionale Untersuchungsinstrumente 50, 51
- - Screeninginstrumente (*siehe dort*) 42-45
- - standartisierte Interviews (*siehe dort*) 45, 46
- Alkoholdelir 163, 166
- Alkoholentzugssyndrom (*siehe dort*) 51, 52, 145
- Alkoholhepatitis (*Übersicht*) 65
- biologische Alkoholismusmarker 54-57
- Klassifikationssysteme ICD-10 und DSM-IV (*siehe dort*) 31-36
- Kleinhirnatrophie, alkoholische 102
- klinische Alkoholismusdiagnose 51-54
- Leberzirrhose 67
- Leitlinien, diagnostische 35, 36

- Typologien von Alkoholabhängigkeit (*siehe dort*) 38-42
- Zielsetzung, diagnostische 31
Diazepam 93, 100, 152, 153, 161, 206, 241, 258, 259
- Doppeldiagnosenbehandlung 206
Dichotomie 15
Dikaliumclorazepat 152
Disulfiram 193, 231, 232, 241, 255-259
- Disulfiram-Alkohol-Reaktion 256
- - Symptome (*Übersicht*) 257
- Gegenanzeigen 258
- Nebenwirkungen 258
- Pharmakokinetik 258
- Wechselwirkungen 259
- Wirksamkeit 256, 257
- Wirkungen 256
Donezepil 227
Dopamin / dopaminerge Pharmaka 224, 229, 242-250
- Agonisten, dopaminerge 248, 249
- „craving" 249
- L-Dopa 224, 229
- Dopamin-β-Hydroxylase 258, 259
- Dopamin-D_1-Autorezeptoren 247
- Dopamin-D_2-Rezeptoren 245
- Dopaminfreisetzung 243, 245
- Hypersensitivität der Dopaminrezeptoren 244
- „incentive stimuli" 246
- negative Reize 246
- PET (Positronen-emissionstomographische-Untersuchungen) 245
- positiver Verstärker 246
- „psychomotor stimulant theory of drug dependence" 242
- Sensitivierungsprozeß 245
- theoretischer Hintergrund 242-247
Dopaminsystem 146, 175, 245, 249
- mesolimbisches 245, 249
DOPS 223
Doxepin 133, 169, 189, 191
Drogenabhängige 28
drogeninduzierte Psychosen 173, 174
DSM-III-R, strukturiertes Interview (SKID / SCID) 45

DSM-IV-Klassifikation 31
- Substanzabhängigkeit (Alkoholabhängigkeit) 36
- Substanzmißbrauch 35
Duodenitis 83
Dynorphin 249
Dyskinesien, orofaziale 111, 204
- tardive 204
Dysthymie 3, 183, 189

E
EEG (Elektroenzephalographie)
- Alkoholdelir 166
- Alkoholentzugssyndrom 145
- epileptische Anfälle 90
- hepatische Enzephalopathie 227
- Schlaf-EEG 132
Eifersuchtswahn, alkoholischer 178-180
- Alkoholhalluzinose 178
- Delirium tremens 178
- Differentialdiagnose 179
- Symptomatik 179
- Therapie 179, 180
- Verfolgungswahn 179
Eisenmangel 141
- alkoholische Hepatopathie 141
EKG
- Alkoholdelir 166
- Alkoholentzugssyndrom 145
- tri- und tetrazyklische Antidepressiva 192
Elektrolyte, Alhoholeffekte 140, 141
- Alkoholdelir 166
- Eisen 141
- Magnesium 140
- Selen 141
- Zink 140
Embryopathie, alkoholische 233
endokrine Störungen 87
β-Endorphin 249
Enkephalin 249
- Met- und Leu-Enkephalin 249
- Präproenkephalin 249
Entgiftungstherapie 14, 15, 19-29
- Entgiftungsphase 19

- Kosten 14
Entwöhnungstherapie 14, 15, 19–29
- ambulante Entwöhnung (siehe dort) 20–26
- Ausschlußkriterien 24, 25
- Entwöhnungsphase 19
- Entwöhnungstherapie / Nachbehandlung, Projekt MATCH 25
- stationäre Entwöhnung (siehe dort) 10, 19, 20
- teilstationäre Entwöhnung (siehe dort) 27–29
Entziehungstherapie 15
Entzugserscheinungen / Entzugssymptome 47
Entzugskrampfanfälle 92
Entzugssyndrom (siehe Alkoholentzugssyndrom) 47, 143–163, 169
Enzephalitis, pathologischer Rausch 220
Enzephalopathie
- hepatische 69–73, 89, 141, 217, 227–229
- - akute Enzephalopathie 227
- - chronische Enzephalopathie 69
- - Diagnostik 227
- - Differentialdiagnose (Übersicht) 70
- - Flatter- / „flapping"-Tremor 69, 70, 227
- - Flumazenil 72, 228, 229
- - Hepatitis / Alkoholhepatitis (siehe dort) 61, 63–66, 227
- - Hypoglykämie 70, 228
- - Intoxikation 217
- - M. Wilson 227
- - neurologische Symptome 69
- - Neurotransmitter 228
- - Pathogenese (Übersicht) 71
- - Symptome 227
- - Therapie 72, 229
- - Zinkmangel 71, 73, 141, 228
- Nikotinsäuremangel-Enzephalopathie 123, 124
Enzymopathie, alkoholische 106
Epidemiologie 1–8

- affektive Erkrankungen 5
- Angststörungen 4–6
- Depression / „major depression" 3
- ECA-Studie („Epidemiological Catchment Area Study") 2, 186, 211
- Komorbidität (siehe auch dort) 6
- Manie 6
- organisch bedingte Störungen 5
- Persönlichkeitsstörungen (siehe dort) 7
- Prävalenzraten (Übersicht) 2
- Pro-Kopf-Konsum 1
- Schizophrenie / schizophrene Erkrankungen 3, 6, 7
- Studien, epidemiologische (siehe dort) 1–5
Epilepsie / epileptische Anfälle 89–101, 117, 220
- Antiepileptika (Übersicht) 93–99
- Differentialdiagnose 89, 90
- Entzugskrampfanfälle 92
- fokale / psychomotorische Anfälle 90
- Gelegenheitsanfälle 89
- genuine Epilepsie 89
- Grand-Mal-Anfälle, generalisierte 89
- Häufigkeit 89
- Klassifikation von Krampfanfällen 92
- neuronale Grundlagen von Krampfanfällen (Übersicht) 93
- pathologischer Rausch 220
- Pathophysiologie 92
- Prognose 94
- Risikofaktoren 90
- subdurales Hämatom 117
- Therapie 93, 94
- Vorgehen (Übersicht) 91
Erbrechen 135
Erfassung des Alkoholkonsums 31
Erinnerungslücken („blackouts"), Trizyklika 192
Ernährung

- Fehlernährung (leere Alkoholkalorien) 120
- Malnutrition (*siehe dort*) 59, 104, 135–140

Erythrophagozytose 74
Erythrozytenvolumen, mittleres korpuskuläres 55
extrapyramidalmotorische Störungen, alkoholbedingte 110, 111
exzessive Trinker 34

F

Fachkliniken, Versorgungssituation 9
Fahrtauglichkeit 112
Familienuntersuchungen 5
Feminisierung 87
Fettleber 53, 62, 63
- GGT (γ-Glutamyl-Transpeptidase) 54, 62
- histologische Befunde (*Übersicht*) 63
- Therapie 62

Fettstühle (Steatorrhoe), Pankreatitis 79
Flatter- / „flapping"-Tremor, hepatische Enzephalopathie 69, 70
Flumazenil 72, 228, 229
Fluoxetin 195–197
Flupentixol 177, 204–207, 247
- Doppeldiagnosenbehandlung 206

Fluvoxamin 197, 212, 224, 225
fokale / psychomotorische Anfälle 90
Folgeschäden 34
- soziale 54

Folsäuremangel 120–123
- Fehlernährung (leere Alkoholkalorien) 120
- M. Crohn 123
- Prophylaxe, parenterale 123
- Therapie 122
- Ursachen (*Übersicht*) 122

Fötor Alcoholicus 53
Fragebogentests 47–49
- AUDADIS-ADR („Alcohol Use Disorder and Associated Dissabilities Interview Schedule-Alcohol Drug Revised") 48
- FTA (Fragebogen zur Klassifikation des Trinkverhaltens Alkoholabhängiger) 50
- GABS (Göttinger Abhängigkeitsskala) 47
- KFA (Kurzfragetest für Alkoholgefährdete) 47
- LAS (Lübecker Abhängigkeitsskala) 47
- MALT (Münchener Alkoholismus-Test) 47, 49
- MAST-Test (*Michigan* Alcoholism Screening Test) 43, 47

G

$GABA_A$-Rezeptoren 234
$GABA_B$-Rezeptoren 234
GABAerge Neurone 249
GABA-Hypothese 70, 71, 145, 146, 228
- Alkoholentzugssyndrom 145, 146
- hepatische Enzephalopathie 228

GABS (Göttinger Abhängigkeitsskala) 47
Gastritis, alkoholinduzierte 81, 82, 135
gastrointestinale Störungen 80–83
- akute erosive (hämorrhagische) Gastritis 81, 82
- Magenblutung 82
- Magenkarzinom 83
- Magenmukosa, Ethanol-induzierte Schädigung (*Übersicht*) 81
- Magensäuresekretion 80
- *Mallory-Weiss*-Syndrom 82
- Ösophagogastroduodenoskopie 82

Gefäßschädigungen und -blutungen, zerebrale 116
- Hypertonus 116
- Risikofaktoren 116
- Schädel-Hirn-Trauma 89, 116
- subarachnoidale Aneurysmablutung 116

Genetik, „Colaborative Study on the Genetics of Alcoholism" 187

Geschmacks- und Geruchshalluzination 199
Gesichtszüge, vergröberte 53
Getränke, alkoholische, Ethanolgehalte (*Übersicht*) 136
GGT (γ-Glutamyl-Transpeptidase) 54, 62, 254
GHB (γ-Hydroxy-Buttersäure) 163
Glasgow-Koma-Scale, neuropsychiatrische Symptomenmessung 72
Glutamat 233, 244
GOT (Glutamat-Oxalat-Transaminase) 55
Göttinger Abhängigkeitsskala (GABS) 47
GPT (Glutamat-Pyruvat-Transaminase) 55
Grand-Mal-Anfälle, generalisierte 89
- Alkoholentzugssyndrom 145
Größenwahn 183
Grundsätze der Wirschaftlichkeit 15
Gruppentherapie 22
Gynäkomastie 87

H
Halluzination / Alkoholhalluzinose 171-178
- akustische 171, 179
- chronische 178
- „craving" 177
- Differentialdiagnose 172-174
- Eifersuchtswahn 178
- Geschmacks- und Geruchshalluzination 199
- neurobiochemische Grundlagen 175
- neurophysiologische Untersuchungen 176
- optische 171
- pathologischer Rausch 220
- Pathophysiologie 174
- Prävalenz 172
- Prognose 172, 178
- Rückfälle 178
- Schizophrenie (*siehe dort*) 173, 174, 176

- Symptome 174-176
- Therapie 177
Halluzinogene 173
Haloperidol 147, 149, 167, 168, 204, 206, 207, 221
- Clomethiazol-Kombination 149
- Doppeldiagnosenbehandlung 206
- Kombination 204
- Nebenwirkungen 168
Hämatemesis 82
hämatologische Störungen 87
Hämochromatose 62, 73, 227
Hämodialyse, *Wernicke-Korsakow-Syndrom* 222
hämorrhagische aktue erosive Gastritis 81, 82
„harm-avoidance" 40
harmlose Abhängigkeit 34
Häufigkeit der wichtigsten Krankheiten bei Alkoholismus (*Übersicht*) 61
Hautsymptomatik 53
Hepatitis / Alkoholhepatitis (*siehe auch* Leberstörungen) 53, 60-68, 227
- *De-Ritis*-Quotient (GOT/GPT) 64
- Diagnostik (*Übersicht*) 65
- Therapie (*Übersicht*) 65, 66
- Virushepatitis 227
Heredoataxie, Polyneuropathie 102
Herzerkrankungen (*siehe* kardiovaskuläre Störungen) 84-87, 145, 166, 192
Hirnatrophien 133
- CCT 133
hirnorganische Störungen (*siehe auch* Intoxikation) 217-219
HIV-Serologie, Alkoholdemenz 226
Hodenatrophie 87
„holiday-heart"-Syndrom 86
Homosexualität 179
Hörschäden, Alkoholhalluzinose 175, 176
Hypästhesie, Polyneuropathie 103
Hypertension, portale 67
Hyperthyreose, Angststörungen 212

Hypertonie, arterielle 86, 87, 116
Hypnotikum Alkohol 132
hypochondrischer Wahn 182
Hypoglykämie 70, 219, 220
- Alkoholentzugssyndrom 145
- Alkoholintoxikation 219
- hepatische Enzephalopathie 70, 228
- pathologischer Rausch 220
Hypogonadismus 87, 141
Hypovitaminosen (siehe Vitaminmangel) 59, 104, 115, 117–131

I
ICD-10-Klassifikation 31
- Abhängigkeitssyndrom 36
- Alkoholintoxikation 217
- Kodierung psychischer und Verhaltensstörungen im Zusammenhang mit Alkohol (Übersicht) 32, 33
- polythetisches System 34
- Schlafstörungen, alkoholbedingte 132
Ikterus 74
Imipramin 189–191, 193, 204, 206, 212, 241
- Doppeldiagnosenbehandlung 206
- Dosierung 189
Immunregulationsstörung der Lymphozyten 87
immunsuppressiver Effekt auf T- und B-Zellfunktionen 78
Impotenz 33, 87, 104
- Eifersuchtswahn 179
Impulskontrolle, Störungen 188
„incentive stimuli" 246
Indikationskriterien von Rehabilitationsmaßnahmen 16
Innere Medizin, alkoholbedingte Störungen 59–87
- andere Erkrankungen 87
- Darmerkrankungen, alkoholbedingte 83, 84
- gastrointestinale Störungen (siehe dort) 80–83

- Häufigkeit der wichtigsten Krankheiten bei Alkoholismus (Übersicht) 61
- kardiovaskuläre Störungen (siehe dort) 84–87
- Leberstörungen (siehe dort) 60–78
- Ösophagusvarizen (siehe dort) 67, 68, 83, 148
- Pankreasstörungen 78–80
Interview, standardisiertes 4, 45, 46
- ASI („Addiction Severity Index") 46
- AUDADIS-ADR („Alcohol Use Disorder and Associated Dissabilities Interview Schedule-Alcohol Drug Revised") 48
- CIDI-Score („Composite International Diagnostic Interview") 46
- SCAN („Schedules for Clinical Assessment in Neuropsychiatry") 46
- SKID / SCID (strukturiertes klinisches Interview für DSM-III-R) 45
Intoxikation 80, 106, 111, 217–229
- Alkoholdemenz 217
- Enzephalopathie, hepatische 217
- und hirnorganische Störungen 217–219
- ICD-10 217
- Lagennystagmus und Schwindel 111
- Magenspülung 219
- Myopathie (siehe dort) 106
- Rauschzustände 218, 219
- Schweregrade 218
- Therapie 218, 219
- Verwirrtheitszustände, alkoholbedingte 218
- Wernicke-Korsakow-Syndrom (siehe dort) 217, 221–225
„intrinsic"-Faktor (IF) 119
Isopropanol 56

J
Jahrbuch Sucht 17
Johanneskrautöl 133, 169

K

Kaliummangel / Hypokaliämie 107, 108, 114, 166
Kaliumsubstitution, Myopathie 108
Kalziumantagonisten 110
Kalziumkarbamit 256, 259
kardiovaskuläre Störungen, alkoholisch bedingte 84–87, 145, 166, 192
- Akoholdelir 166
- Alkoholentzugssyndrom 145
- Arrhythmien, kardiale (*siehe dort*) 86
- arterielle Hypertonie 86, 87
- EKG, Alkoholentzugssyndrom 145
- Herzrhythmusstörungen 84
- Kardiomyopathie 85
- tri- und tetrazyklische Antidepressiva 192
Karzinom
- hepatozelluläres 61, 74, 75, 227
- Magenkarzinom 83
- *Wernicke-Korsakow*-Syndrom 222
Katecholaminausschüttung, alkoholinduzierte 86, 168
KAZ-35 (Kurzfragebogen Abstinenzzuversicht) 51
Kernspintomographie (NMR)
- Alkoholdemenz 226
- epileptische Anfälle 90, 117
- Hirnatrophien 133
- Pachymeningosis haemorrhagica interna 117
KFA (Kurzfragetest für Alkoholgefährdete) 47
Kindling-Hypothese, Alkoholentzugssyndrom 146
Klassifikationssysteme ICD-10 und DSM-IV (*siehe dort*) 31–36
Klaustrophobie 210
Kleinhirnatrophie, alkoholische 101–103, 233
- Diagnostik 102
- Okulomotorikstörungen 111
- Sakkadenverlangsamung 111
- Symptome 102
- Therapie 102, 103
klientenzentrierte Problemberatung 21
klinische Alkoholismusdiagnose 51–54
Kokain 195, 202
- Kokainkonsumenten 247
Koma, alkoholisches 67
komorbide psychische Störungen 6, 181–215
- affektive Erkrankungen (*siehe dort*) 5, 181–198
- Angststörungen (*siehe dort*) 4–6, 208–215
- Antidepressiva (*siehe dort*) 163, 188–198, 255
- Epidemiologie 6
- MAO-(Monoaminoxidase)-Hemmer 193–195, 255
- Therapie (*siehe auch* Antidepressiva) 188–198
- Übersicht 184
Konjunktiven, gerötete / Konjunktivitis 53
Konsum
- Konsummuster 37
- Konsumverhalten 34
- Pro-Kopf-Konsum 1
Kontaktphase 19, 22
- Behandlungsarme (*Übersicht*) 22
Korsakow-Syndrom (*siehe Wernicke-Korsakow*-Syndrom) 166, 217, 221–225, 233
Kosten 11–13, 28
Krampfanfälle (*siehe auch* epileptische Anfälle) 92
Krankengymnastik 103
Krankenversicherungen
- rechtliche Grundlagen 14
- Versorgungssituation 10, 11
Kreatinkinase, Myopathie 106
Kreislaufstörungen (*siehe auch* kardiovaskuläre Störungen) 84–87, 145, 166, 192
Kurzfragetest
- CAGE-Test 43

- KFA (Kurzfragetest für Alkoholgefährdete) 47
Kurzzeittherapie, stationäre 20

L

Lagenystagmus und Schwindel (*siehe auch* Nystagmus) 111
Langzeitgedächtnisverlust 223
LAS (Lübecker Abhängigkeitsskala) 47
Lebensqualität 75
Leberenzyme, Disulfiram 258
Leberstörungen 53, 60–78
- Alkoholhepatitis 61, 63–66
- Caput medusae 67
- Cholestasen, alkoholbedingte 61
- Eisenmangel, alkoholische Hepatopathie 141
- Enzephalopathie, hepatische (*siehe dort*) 69–73, 141, 227–229
- Fettleber 53, 62, 63
- Hämochromatose 62, 73
- Hepatitis-B- und C-Infektion 75
- hepatotoxisch wirkende Stoffe 60
- Karzinom, hepatozelluläres 61, 74, 75, 227
- Leberdystrophien 227
- Leberhautzeichen 67
- Lebertransplantation bei Alkoholabhängigen (*siehe* Transplantation) 75–78
- Lebervergrößerung 53
- Leberzirrhose (*siehe* Zirrhose) 60, 61, 66–69, 116
- MEOS (mikrosomal Ethanol-oxidierendes System) 60, 138
- pathologischer Rausch 220
- Porphyria cutanea tarda 74
- Siderose, hepatische 141
- Virushepatitiden 60, 61
- *Zieve*-Syndrom 61, 73, 74
- Zinkmangel 141
Libidoverlust 87
Liebeswahn 199
Liquoruntersuchungen, Alkoholdemenz 226

Lisurid 248
Lofexidin 168
Lorazepam 152, 153, 212
Lübecker Abhängigkeitsskala (LAS) 47
Lues-Serologie, Alkoholdemenz 226
LVA 14
Lymphozytenstörung 87

M

Magenblutung 82
Magenkarzinom 83
Magenmukosa, Ethanol-induzierte Schädigung (*Übersicht*) 81
Magensäuresekretion 80
Magenspülung, Intoxikation 219
Magnesiummangel / Hypomagnesiämie 108, 140, 166
Maldigestion 83, 135
Mallory-Weiss-Syndrom 82
Malnutrition (Mangelernährung) 59, 104, 135–140, 222
- Alkoholdelir 166
- Alkoholentzugssyndrom 145, 147
- Elektrolyte (*siehe dort*) 140, 141
- Gastritis, alkoholinduzierte 81, 82, 135
- Hypovitaminosen (*siehe* Vitaminmangel) 59, 104, 115, 117–131
- Symptome 135
- Vitamine (*siehe dort*) 138–140
- *Wernicke-Korsakow*-Syndrom 222
MALT (Münchener Alkoholismus-Test) 47, 49
- Merkmalskatalog 49
Manie 6, 220
- Epidemiologie 6
- pathologischer Rausch 220
manische Episode, affektive Störungen 182, 183
- Leitsymptome 183
MAO-(Monoaminoxidase)-Hemmer 193–195, 212, 255
Maprotilin 193
Marchiafava-Bignami-Syndrom 112, 113

- Rotweintrinkerkrankheit 112
Marker, biologische Alkoholismusmarker 54–57
- Begleitstoffanalytik 54
- CDT (Carbohydrat defizientes Transferrin) 54, 55
- Erythrozytenvolumen, mittleres korpuskuläres 55
- genetische Marker 54
- GGT (γ-Glutamyl-Transpeptidase) 54, 62, 254
- GOT (Glutamat-Oxalat-Transaminase) 55
- GPT (Glutamat-Pyruvat-Transaminase) 55
- *Übersicht* 57
MAST-Test (*Michigan* Alcoholism Screening Test) 43, 47
Medikamentenabhängige 29
Megaloblastenanämie (MCV) 120
Memantine 225, 234
Membranphospholipide, Alkoholhalluzinose 175
MEOS (mikrosomales Ethanol-oxidierendes System) 60, 138, 193
Meprobamat 241
Met- und Leu-Enkephalin 249
Methanol 56
Methysergid 223
Metronidazol 255
MMPI-Persönlichkeitsfragebogen 51
Moclobemid 195
Morbus (*siehe auch* Syndrome)
- M. *Alzheimer* 226
- M. *Crohn* 123
- M. *Parkinson* 110
- M. *Wernicke* 118, 165
- M. *Wilson* 227
Motivation 246
- Motivationsbehandlung 21, 26
motorische Unruhe 53
Münchener
- Alkoholismus-Test (MALT) 47, 49
- Follow-Up-Studie 3
Muskelatrophie 53

- Myopathie, alkoholische (*siehe dort*) 105–108
Muskelkompressionssyndrom 106
muskuläre Hyperaktivität 106
Myasthenie 215
Myelinolyse, zentrale pontine 113, 114
- Bulbärparalyse 113
- Hypokaliämie 114
- Hyponatriämie 113, 114
- Sensibilitätsstörungen 113
- Serumhyperosmolalität 113
- Tetraparese 113
Myelopathie, alkoholische 115
- axonomyelotropes Schädigungsmuster 115
- Vitaminmangel 115
Myoglobinurie 105
Myopathie, alkoholische 105–108
- akute 106–108
- Alkoholdelir 166
- chronische 105, 107
- Enzymopathie, alkoholische 106
- hypokaliämische 107, 108
- Labor 106
- Muskelkompressionssyndrom 106
- Pathophysiologie 106
- Rhabdomyolyse 106, 107
- Risikofaktoren 106
- Therapie 108
- *Übersicht* 107

N
Nachsorge / Nachbehandlung 19, 25
- Entwöhnungstherapie / Nachbehandlung, Projekt MATCH 25
- Nachsorgephase 19
- Rückfallprophylaxe 25
- tagesklinische Behandlung (*siehe dort*) 25
Nahrung / Nährstoffe
- Fehlernährung (leere Alkoholkalorien) 120
- Malnutrition (*siehe dort*) 59, 104, 135–140
Nalmefen 252

Naloxon 219
Naltrexon (Opiat-Antagonisten) 206, 249–255
- „craving" 253
- Doppeldiagnosenbehandlung 206
- klinische Prüfungen 252
- Kombination mit Verhaltenstherapie 254
- Kontraindikationen 255
- Nebenwirkungen 255
- Wirkungen und Wirksamkeit 251–255
Natriummangel / Hyponatriämie 113, 114, 156, 166
Neomycin 229
Nervosität 53
Neuroleptika 147, 149, 159, 162, 167, 168, 177–180, 202–204, 221
- atypische 248
- Clomethiazol-Kombination 149
- Dosierung 203
- Effizienz 159
- Kombinationen 203
- Nebenwirkungen 168, 202–204
neurologische Folgestörungen 89–133
- Augenbewegungsstörung 112
- Bewegungsstörungen, alkoholismus-assoziierte (*siehe dort*) 108–111
- epileptische Anfälle 89–101
- extrapyramidalmotorische Störungen 110, 111
- Gefäßschädigungen und -blutungen, zerebrale 116
- Hirnatrophien 133
- Hypovitaminosen (*siehe* Vitamine) 59, 117–131
- Kleinhirnatrophie, alkoholische 101–103
- Lagenystagmus und Schwindel 111
- *Marchiafava-Bignami*-Syndrom 112, 113
- Myelinolyse, zentrale pontine 113, 114
- Myelopathie 115

- Myopathie, alkoholische (*siehe dort*) 105–108
- Pachymeningosis haemorrhagica interna 117
- Polyneuropathie, alkoholische 103–105
- Schlafstörungen 131–133
- Tabak-Alkohol-Amblyopie 114, 115
Neuropsychiatrie, SCAN („Schedules for Clinical Assessment in Neuropsychiatry") 46
neuropsychiatrische Symptomenmessung, Glasgow-Koma-Scale 72
neurotische-, Belastungs- und somatoforme Störungen (*Übersicht*) 209
Neurotransmission, gestörte 70
- Bildung falscher Neurotransmitter (Octopamin) 228
Nicotinamid 126
- Nebenwirkungen 131
Nierenerkrankungen, pathologischer Rausch 220
Nierenversagen 67
Nikotinsäure 115, 124, 139
Nikotinsäuremangel-Enzephalopathie 123, 124
- arzneimittelinduziert (*Übersicht*) 123
- *Beri-Beri* 124
- „drei D"-Leitsymptome 124
- Pellagra 123
- Symptome 124
- Therapie 124
Nimodipin 162
NMDA-Rezeptoren 222, 233
NMR (*siehe* Kernspintomographie) 90, 117, 133
Nootropika 162
Noradrenalin 250
Nucleus accumbens 243, 244
Nukleotid-Stoffwechsel 120
Nystagmus 111, 223
- Alkoholintoxikation 111
- Okulomotorikstörungen 111
- Sakkadenverlangsamung 111

- vestibulo-okulärer Reflex 111
- *Wernicke-Korsakow*-Syndrom 223

O
OCDS („Obsessive-Compulsive-Drinking-Scale") 50
Octopamin (Bildung falscher Neurotransmitter) 228
Okulomotorikstörungen 111
Olanzapin 204, 207
Opiat-Antagonisten (*siehe* Naltrexon) 206, 249–255
Opioide 200, 242, 249
Opioid-Endorphin-System 243, 250
Opioid-Rezeptoren 249
organisch-bedingte Störungen 5
- organisch affektives Syndrom 187
- Persönlichkeitsstörung, organische 187
orofaziale Dyskinesien 111, 204
Osmose, Serumhyperosmolalität 113
Ösophagogastroduodenoskopie 82
Ösophagusvarizen 67, 68, 83
- Clomethiazol 148
- Varizenblutung 67, 68
Oxazepam 152, 153, 156, 241

P
Pachymeningosis haemorrhagica interna 117
- subdurales Hämatom 117
Panikstörungen 208–212
- Panikattacken 208, 210, 211
- Therapie 212
Pankreasstörungen / Pankreasinsuffizienz 78–80
- akute reversible Pankreatitis 78
- Albuminsynthese, gestörte 79
- chronisch progressive Pankreatitis 78
- Fettstühle (Steatorrhoe) 79
- Intoxikation (*siehe dort*) 80
- Labor 79
- Sekretin-Pankreozymin-Test 79
- Therapie 80
- Vitamin-B_{12}-Mangel 119

Panthenol 126
- Nebenwirkungen 131
Pantothensäure 126, 139
- Nebenwirkungen 131
paranoide Schizophrenie 174, 178, 220
- pathologischer Rausch 220
Parkinson-Erkrankung 110
Paroxetin 197
pathologischer Rausch 220, 221
- Differentialdiagnose 220
- Simulation 220
- Symptome 220
- Therapie 221
Patientenempfehlungen 261–265
Pellagra 123
Persönlichkeitseigenschaften 40
Persönlichkeitsfragebogen, MMPI 51
Persönlichkeitsstörungen 7
- *Borderline*- 7
- antisoziale 7
- organische 187
PET (Positronen-emissionstomographische-Untersuchungen) 245
pharmakogestützte Rückfallprophylaxe 231–259
pharmakologische Meta-Analyse 159
Phenobarbital 97, 98, 241
Phenytoin 99, 161, 259
Phobie / phobische Störungen 208, 210, 211
- Klaustrophobie 210
- soziale 210, 211
Piracetam 162, 226
Polyneuropathie, alkoholische 103–105
- Demyelinisierung 104
- Differentialdiagnose 104
- Heredoataxie 103
- Hypästhesie 103
- Malnutrition 104
- Symptome 103
- Therapie 105
- toxische Polyneuropathien 104
- Vitaminmangel 104
POMC (Präproopiomelanocortin) 249

Porphyria cutanea tarda 74
Potenzstörungen 33, 87, 104, 179
Präproenkephalin 249
Präproopiomelanocortin (POMC) 249
Prävalenzraten (*Übersicht*) 2
Primidon 98
Prodynorphin 249
Promethazin 256
psychiatrische Krankenhäuser, Versorgungssituation 9
psychische und Verhaltensstörungen im Zusammenhang mit Alkohol (*Übersicht*) 32, 33
„psychomotor stimulant theory of drug dependence" 242
psychomotorische Anfälle 90
Psychopharmaka, delirante Symptome 163
Psychostimulanzien 200
Psychotherapie 22
psychotische Störungen bei Alkoholabhängigkeit (*siehe* Alkoholpsychose) 163, 171–180
psychovegetative Störungen, affektive Erkrankungen (*Übersicht*) 182
Pyramidenbahnzeichen, hepatische Enzephalopathie 227
Pyridoxin (Vitamin B_6) 126

Q
Qualifikation, Zusatzqualifikation der Mitarbeiter 19

R
Rauschzustände 218, 219
- Differentialdiagnose 219
- pathologischer Rausch (*siehe dort*) 220, 221
- Therapie 222
rechtliche Grundlagen 14–19
- Beratungsstellen 18
- Deutsche Hauptstelle gegen die Suchtgefahren (DHS) 17
- Empfehlungsvereinbarung ambulanter Rehabilitationsmaßnahmen Sucht 16

- Entwöhnungsmaßnahme 14
- Grundsätze der Wirschaftlichkeit 15
- Krankenversicherung 14
- Rehabilitationsträger 15
- Rentenversicherungsträger 14
- – BFA 14
- – LVA 14
- RVO (Reichsversicherungsordnung) 14
- SGBV 15
- Zusatzqualifikation der Mitarbeiter 19
Rehabilitation Alkoholabhängiger
- Abgrenzungskriterien teilstationärer- / vollstationärer Rehabilitation 18
- ambulante Rehabilitation 16, 17
- Ausschlußkriterien 17
- Beratungsstellen 18
- Empfehlungsvereinbarung ambulanter Rehabilitationsmaßnahmen Sucht 16
- Indikationskriterien 16
- Rehabiliationsbehandlung 21
- Rehabilitationsleistungen 11, 12
- Rehabilitationsträger 15
Rente, vorzeitige Berentung 12
Rentenversicherung 10, 13, 14
- Kosten 10, 13
- rechtliche Grundlagen, Rentenversicherungsträger 14
„reward-dependence" 40
Rhabdomyolyse 106, 107
- akute 107
- Alkoholdelir 166
Rhynophym 53
Riboflavin (Vitamin B_2) 125
Risperidon 178, 207, 248
Ro 15-4513 219
Rotweintrinkerkrankheit, *Marchiafava-Bignami*-Syndrom 112
Rückfallprophylaxe, pharmakogestützte 25, 231–259
- Acamprosat (*siehe dort*) 233–242

- Disulfiram (*siehe dort*) 193, 231, 232, 241, 255–259
- Dopamin / dopaminerge Pharmaka (*siehe dort*) 224, 229, 242–249
- Kalziumkarbamit 256, 259
- Neuroleptika, atypische 248
- Opiat-Antagonisten (*siehe* Naltrexon) 249–255
- Substanzen 233

RVO (Reichsversicherungsordnung) 14

S

Sakkadenverlangsamung im Kleinhirn 111, 112
SCAN („Schedules for Clinical Assessment in Neuropsychiatry") 46
Schädel-Hirn-Trauma 89, 116, 187, 219
- affektive Erkrankungen 187
- Alkoholintoxikation 219
- pathologischer Rausch 220
schädlicher Gebrauch von Alkohol 35
Schizophrenie 3–7, 173–176, 198–208, 220
- Affekt, schizophrener 199
- chronischer Verlauf 200
- Doppeldiagnosen 205, 206
- Epidemiologie 3–7
- Genetik 176
- Halluzinationen (*siehe dort*) 199
- Komorbidität 201
- Neuroleptika-typische Nebenwirkungen 202–204
- „non-compliance" 202
- paranoide 174
- pathologischer Rausch 220
- Prävalenzrate 198, 200
- Serotonin-Wiederaufnahmehemmer 205
- Subtypen (*Übersicht*) 200, 201
- Symptomatik 199, 200
- Therapie 201–208
- Therapierichtlinien 202

Schlafstörungen, alkoholbedingte 131–133
- affektive Erkrankungen 184
- ICD-10 132
- Schlaf-EEG 132
- Therapie 132, 133
Schuldwahn 182
Schweißneigung 53
Schwindel 111
Screeninginstrumente, Diagnosesicherung 42–45
- „alcohol-clinical-index" 42
- AUDIT (Alcohol Use Disorders Test) 44, 45
- CAGE-Test (Kurzfragetest) 43
- MAST-Test (*Michigan* Alcoholism Screening Test) 43, 47
Sehen, räumliches 111
Sehstörungen, alkoholbedingte 115
Sekretin-Pankreozymin-Test (*siehe auch* Pankreasstörungen) 79
Selbstbehandlungs- oder Streßhypothese 4
Selenmangel 141
Sensation-„seeking" 40
serotonerge Dysfunktion 213
Serotonin-Wiederaufnahmehemmer, selektive (SSRi) 189, 193, 195–198, 205, 212
- „craving" 195
- Wirkung (*Übersicht*) 195, 196
Sertindol 207
Sertralin 196, 197
sexuelle Funktionsstörung 33, 87, 104, 179
SGBV 15
Siderose, hepatische 141
Simulation, pathologischer Rausch 220
SKID / SCID (strukturiertes klinisches Interview für DSM-III-R) 45
somatoforme-, Belastungs- und neurotische Störungen (*Übersicht*) 209
soziale Folgeschäden 54
Sozialhilfekosten 12
Sozialtherapie 27
sozioökonomische Situation (*siehe* Versorgungssituation) 8–13

Spirituosen, Ethanolgehalt 136
Splenomegalie 67
Spurenelemente 136
stationäre Entwöhnung 10, 19, 20
- Effizienz 20
- Kurzzeittherapie, stationäre 20
- teilstationäre Entwöhnung
  (siehe dort) 27-29
- Versorgungssituation, stationäre
  Behandlungsfälle 10
Steuer, Alkoholsteuer 12
Streßhypothese 4
Studien / epidemiologische Verlaufsuntersuchungen 1-5
- Abstinenzergebnisse,
  MEAT-Studie 21
- COGA-Studie („Colaborative Study
  on the Genetics of Alcoholism")
  187, 211
- ECA-Studie („Epidemiological
  Catchment Area Study") 2, 186,
  211
- Effizienz, Meta-Analyse 20
- Entwöhnungstherapie / Nachbehandlung, Projekt MATCH 25
- Familienuntersuchungen 5
- Feldstudien 1
- Münchener Follow-Up-Studie 3
- Oberbayerische Verlaufsuntersuchung 1
- pharmakologische Meta-Analyse
  159
- Prävalenzraten (Übersicht) 2
- Pro-Kopf-Konsum 1
subarachnoidale Aneurysmablutung
  116
subdurales Hämatom 117
Substanzabhängigkeit (Alkoholabhängigkeit), DSM-IV-Kriterien 36
Substanzmißbrauch, DSM-IV-Kriterien 35
Suchtkrankenhilfe, Versorgungssituation 8
Suchtforschung, Deutsche Gesellschaft
  für Suchtforschung 23
Suizid 60

- affektive Erkrankungen 188
Syndrome (siehe auch Morbus)
  (nur namenbenannt)
- Mallory-Weiss- 82
- Marchiafava-Bignami- 112, 113
- Wernicke-Korsakow- 166, 217,
  221-225, 233
- Zieve- 61, 73, 74

T
Tabak-Alkohol-Amblyopie 114, 115
- Cyanide 115
- Differentialdiagnose 114
- Visusverlust 114
Tagesklinik / tagesklinische Behandlung 25, 27, 28
- Effizienz 27
- Kosten 28
- Vorteile 27
TAI (Trierer Alkoholismusinventar)
  50
Taurin 234
Tegmentum, ventrales 243, 244, 250
teilstationäre Entwöhnung 27-29
- Effizienz 27
- Tagesklinik (siehe dort) 27
Teleangiektasie 53
Therapie
- affektive Erkrankungen 188-198
- Alkoholentzugssyndrom 147-163,
  169
- ambulante Therapie (siehe dort)
  20-26
- Angststörungen 212
- Ausschlußkriterien 17, 24, 25
- Behandlungskonzepte 16
- Behandlungsphasen 19
- - Entgiftungsphase 19
- - Entwöhnungsphase 19
- - Kontaktphase 19
- - Nachsorgephase 19
- Behandlungsziele 27
- Darmerkrankungen, alkoholbedingte 84
- Delir / Delirium tremens /
  Alkoholdelir 150, 167-169

- *Diagramm* des Therapiekonzepts 23
- Eifersuchtswahn, alkoholischer 179, 180
- Entgiftungstherapie 14, 15, 19–29
- Entwöhnungstherapie 14, 15, 19–29
- Entziehungstherapie 15
- Enzephalopathie 72, 229
- Epilepsie / epileptische Anfälle 93, 94
- Ergebnisse der Therapieforschung 19–29
- Fettleber 62
- Folsäuremangel 122
- Gruppentherapie 22
- Halluzination / Alkoholhalluzinose 177
- Hepatitis / Alkoholhepatitis (*siehe auch* Leberstörungen) 65, 66
- Intoxikation 218, 219
- Kleinhirnatrophie, alkoholische 102, 103
- komorbide psychische Störungen (*siehe auch* Antidepressiva) 188–198
- Kurzzeittherapie, stationäre 20
- Motivationsbehandlung 21
- Myopathie, alkoholische 108
- Nikotinsäuremangel-Enzephalopathie 124
- Panikstörungen 212
- Pankreasstörungen / Pankreasinsuffizienz 80
- pathologischer Rausch 221
- Polyneuropathie, alkoholische 105
- Psychotherapie 22
- Rauschzustände 222
- Rehabilitationsbehandlung 17, 21
- Schizophrenie 201–208
- Schlafstörungen, alkoholbedingte 132, 133
- Sozialtherapie 27
- stationäre Therapie (*siehe dort*) 10, 19, 20
- Verhaltenstherapie 19, 20, 26

- Vitamintherapie 115, 119–121
- *Wernicke-Korsakow*-Syndrom 223–225
- Zirrhose der Leber 68

Thiamin (Vitamin B_1) 103, 125, 223
Thiamin-Hydrochlorid 119
Thiaminmangel 117, 118, 221
Thrombozytendepression 87
Tianeptin 194
Tiaprid 162, 204, 206, 248
- Doppeldiagnosenbehandlung 206
Tinnitus, Alkoholhalluzinose 176
Tips für Patienten 261–265
Todesursachen 60
toxische Begleitstoffe von alkoholischen Getränken 59
Transferrin, carbohydrat-defizientes (CDT) 54, 55
Transplantation der Leber bei Alkoholabhängigen 75–78
- Abstinenzraten 76, 77
- Abstoßungsreaktionen 78
- Immunsystem 78
- Indikation 76
- Kontraindikationen 76
- Lebensqualität 75
- psychosoziale Stabilität 78
- Risikogruppen 77
- Überlebensraten 75
Trazodon 193, 194
Tremor, alkoholischer 53, 69, 70, 102, 108, 109
- Differentialdiagnose 110
- Drei-Herz-Körper-Tremor 102
- Flatter- / „flapping"-Tremor, hepatische Enzephalopathie 69, 70, 227
- der Hände 53, 109
- Klinik 109
- M. *Parkinson* 110
- Typen 110
tri- und tetrazyklische Antidepressiva 189–193
- EKG 192
- Erinnerungslücken („blackouts") 192
- Kombinationen 203

- *Übersicht* 190
Tridhexiphenidyl 204
Trierer Alkoholismusinventar (TAI) 50
Tuberkulose, *Wernicke-Korsakow*-Syndrom 222
Typologien von Alkoholabhängigkeit 38–42
- Persönlichkeitseigenschaften (*siehe dort*) 40
- Typ-A-Alkoholiker 41
- Typ-B-Alkoholiker 41
- Typ-1-Alkoholkranke 41
- Typ-2-Alkoholkranke 41
- *Übersicht* 39, 40, 42
Tyramin 194

U
Übersterblichkeit 59, 60
Urämie, *Wernicke-Korsakow-Syndrom* 222
Uroporphyrin-II-Decarboxylase-Mangel 74

V
Valproinsäure 96, 97, 100, 101, 161, 162
- *Übersicht* 96, 97
vegetative Fehlfunktionen 53
ventrales Tegmentum 243, 244, 250
Verfolgungswahn 172, 179
Verhaltens- und psychische Störungen im Zusammenhang mit Alkohol (*Übersicht*) 32, 33
Verhaltenstherapie 19, 20, 26
- Kombination mit Naltrexon 254
Verhaltensweisen 34
Verlaufsuntersuchung, Oberbayerische, epidemiologische 1
Versorgungssituation 8–13
- Allgemeinkrankenhäuser 9
- Behandlungsdauer 10
- Fachkliniken 9
- Kosten / volkswirtschaftliche Schäden 11–13
- Krankenversicherung 10, 11

- psychiatrische Krankenhäuser 9
- Rehabilitationsleistungen 11, 12
- Rentenversicherung 10, 13
- stationäre Behandlungsfälle 10
- Suchtkrankenhilfe 8
- Struktur der Versorgung der Suchtkranken in Deutschland 10
Verwirrtheitszustände, alkoholbedingte 218
Viloxazin 194
Virushepatitiden 60, 61
Virushepatitis 227
Visusverlust 114
Vitaminmangel / Hypovitaminosen 59, 104, 115, 117–131
- B-Vitamine 105, 113, 115, 117–119, 222
- - B_1-Mangel 117, 118
- - B_{12}-Mangel 119–121
- - B_{12}-Stoffwechselstörung 113
- - B_{12}-Therapie 115
- Folsäuremangel (*siehe dort*) 120–123
- Nikotinsäuremangel-Enzephalopathie 123, 124
Vitaminpräparate 124–131
- Einzelstoffe (*Auswahlübersicht*) 125–130
- fettlösliche Vitamine, Alkoholeffekte 138, 139
- Folsäure 124
- Kombinationspräparate 124, 129, 130
- Nebenwirkungen 130, 131
- Vitamin-A 138
- Vitamin-B_1 118, 139, 223
- Vitamin-B_2 139
- Vitamin-B_6 124, 126, 139
- Vitamin-B_{12} 124, 127, 128, 139
- Vitamin-C 140, 256
- Vitamin-D 139
- Vitamin-E 139
- wasserlösliche Vitamine, Alkoholeffekte 139, 140
volkswirtschaftliche Schäden 11, 12

W

Wahn 178–182, 199
- Beeinträchtigungswahn 199
- Eifersuchtswahn, alkoholischer 178–180
- Größenwahn 183, 199
- hypochondrischer 182
- Liebeswahn 199
- Schuldwahn 182
- Verfolgungswahn 172, 179, 199

Wein, Ethanolgehalt 136

Wernicke-Erkrankung 118, 165

Wernicke-Korsakow-Syndrom 166, 217, 221–225, 233
- Alkoholintoxikation 217
- diagnostische Kriterien (*Übersicht*) 221, 222
- NMDA-Rezeptoren 222
- Pathophysiologie 221
- Therapie 223–225
- Thiaminmangel 221
- Vitamin-B-Mangel 222

Wilson-Erkrankung 227
Wirschaftlichkeitsgrundsätze 15

Z

Zieve-Syndrom 61, 73, 74
Zimeldin 196
Zinkaspartat 229
Zinkmangel 71, 73, 140, 141
- hepatische Enzephalopathie 71, 73, 141, 228
- Lebererkrankung (*siehe dort*) 141

Zirrhose der Leber 60, 61, 66–69, 116
- *Child-Pugh*-Kriterien zur Einteilung 68
- dekompensierte 66
- Diagnostik 67
- klinische Merkmale 66, 67
- kompensierte 66
- Labor 67
- Therapie 68

Zolpidem 133
Zopiclon 133
Zwangsstörung 208

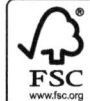

MIX
Papier aus verantwortungsvollen Quellen
Paper from responsible sources
FSC® C105338

If you have any concerns about our products,
you can contact us on
ProductSafety@springernature.com

In case Publisher is established outside the EU,
the EU authorized representative is:
**Springer Nature Customer Service Center GmbH
Europaplatz 3, 69115 Heidelberg, Germany**

Printed by Libri Plureos GmbH
in Hamburg, Germany